LES MALADIES

DE

L'ORIENTATION

ET DE L'ÉQUILIBRE

PAR

J. GRASSET

Professeur de Clinique médicale à l'Université de Montpellier
Associé national de l'Académie de Médecine
Lauréat de l'Institut

PARIS

FÉLIX ALCAN, ÉDITEUR

ANCIENNE LIBRAIRIE GERMER BAILLIÈRE ET Cⁱᵉ

108, BOULEVARD SAINT-GERMAIN, 108

—

1901

BIBLIOTHÈQUE
SCIENTIFIQUE INTERNATIONALE
PUBLIÉE SOUS LA DIRECTION
DE M. ÉM. ALGLAVE
Volumes in-8°, reliés en toile anglaise. — PRIX : 6 fr.

Blaserna et **Helmholtz.** * LE SON ET LA MUSIQUE. 1 vol. in-8, avec figures, 5ᵉ édition. . . . . 6 fr.

Rosenthal. * LES NERFS ET LES MUSCLES. *Épuisé.*

Brucke et **Helmholtz.** * PRINCIPES SCIENTIFIQUES DES BEAUX-ARTS. 1 vol. in-8, avec 39 figures. 4ᵉ édition. . . . . 6 fr.

Wurtz. * LA THÉORIE ATOMIQUE. 1 vol. in-8. 8ᵉ édition. . . . . 6 fr.

Secchi (le père). * LES ÉTOILES. 1 vol. in-8, avec 63 figures dans le texte et 17 planches en noir et en couleur hors texte, 3ᵉ édition. . . 12 fr.

Joly. * L'HOMME AVANT LES MÉTAUX. 1 vol. in-8, avec figures. 4ᵉ édition . . . . 6 fr.

A. Bain. * LA SCIENCE DE L'ÉDUCATION, 1 vol. in-8. 8ᵉ édition. . . 6 fr.

R. Thurston. * HISTOIRE DE LA MACHINE A VAPEUR, 2 vol. in-8, avec 140 figures et 16 planches hors texte. 3ᵉ édition. . . . . . 12 fr.

R. Hartmann. * LES PEUPLES DE L'AFRIQUE. *Épuisé.*

Herbert Spencer. * LES BASES DE LA MORALE ÉVOLUTIONNISTE. 1 vol. in-8. 6ᵉ édition . . . . 6 fr.

Huxley. * L'ÉCREVISSE, introduction à l'étude de la zoologie. 1 vol. in-8, avec figures. 2ᵉ édition. . . . . 6 fr.

De Roberty. * LA SOCIOLOGIE. 1 vol. in-8. 3ᵉ édition . . . . 6 fr.

Rood. * THÉORIE SCIENTIFIQUE DES COULEURS. 1 vol. in-8, avec figures et une planche en couleur hors texte, 2ᵉ édition. . . . . 6 fr.

De Saporta et **Marion.** * L'ÉVOLUTION DU RÈGNE VÉGÉTAL. *Les crypto-games.* 1 vol. in-8, avec figures. . . . . 6 fr.

Charlton Bastian. * LE CERVEAU, ORGANE DE LA PENSÉE CHEZ L'HOMME ET CHEZ LES ANIMAUX. 2 vol. in-8, avec figures. 2ᵉ édition. . . . 12 fr.

James Sully. * LES ILLUSIONS DES SENS ET DE L'ESPRIT. 1 vol. in-8, avec figures. 2ᵉ édition. . . . . 6 fr.

Young. * LE SOLEIL. 1 vol. in-8, avec figures. . . . . 6 fr.

De Candolle. * L'ORIGINE DES PLANTES CULTIVÉES. 4ᵉ édition, 1 vol. in-8 . . . . 6 fr.

Sir John Lubbock * FOURMIS, ABEILLES ET GUÊPES. 2 vol. in-8, avec 65 figures et 13 planches hors texte. . . . . 12 fr.

Edm. Perrier. * LA PHILOSOPHIE ZOOLOGIQUE AVANT DARWIN. 1 vol. in-8. 3ᵉ édition. . . . . 6 fr.

Stallo. * LA MATIÈRE ET LA PHYSIQUE MODERNE. 1 vol. in-8. 3ᵉ édition, précédé d'une introduction par Ch. Friedel. . . . . 6 fr.

Mantegazza. LA PHYSIONOMIE ET L'EXPRESSION DES SENTIMENTS. 1 vol. in-8. 3ᵉ édition, avec huit planches hors texte. . . . . . . 6 fr.

De Meyer. * LES ORGANES DE LA PAROLE ET LEUR EMPLOI POUR LA FORMATION DES SONS DU LANGAGE. 1 vol. in-8, avec 51 figures. . . . . . 6 fr.

De Lanessan. * INTRODUCTION A L'ÉTUDE DE LA BOTANIQUE. *Le sapin.* 1 vol. in-8. 2ᵉ édition, avec 143 figures dans le texte. . . . . . . 6 fr.

De Saporta et **Marion.** * L'ÉVOLUTION DU RÈGNE VÉGÉTAL. *Les phanéro-games.* 2 vol. in-8 avec 136 figures. . . . . 12 fr.

Trouessart. * LES MICROBES, LES FERMENTS ET LES MOISISSURES. 1 vol. in-8. 2ᵉ édition, avec 107 figures dans le texte. . . . . 6 fr.

R. Hartmann. * LES SINGES ANTHROPOÏDES, *et leur organisation comparée à celle de l'homme.* 1 vol. in-8, avec figures. . . . . 6 fr.

O. Schmidt. * LES MAMMIFÈRES DANS LEURS RAPPORTS AVEC LEURS ANCÊTRES GÉOLOGIQUES. 1 vol. in-8, avec 51 figures. . . . . 6 fr.

Binet et **Féré.** LE MAGNÉTISME ANIMAL. 1 vol. in-8, 4ᵉ édition. . . 6 fr.

Romanes. * L'INTELLIGENCE DES ANIMAUX. 2 vol. in-8, 2ᵉ édition . . 12 fr.

BIBLIOTHÈQUE
SCIENTIFIQUE INTERNATIONALE

PUBLIÉE SOUS LA DIRECTION

DE M. ÉM. ALGLAVE

XCV

Une longue Préface me paraît inutile pour présenter au public ces Leçons, faites à l'Université de Montpellier, en novembre et décembre 1900, dans mon service clinique de l'Hôpital Saint-Eloi, et rédigées à Paris pendant le Concours d'agrégation.

Je me contenterai donc de prévenir le Critique bienveillant qu'il aura une idée complète du livre et de son idée directrice en lisant les cinq ou six premières pages de la première Leçon et la Table des matières qui contient les sommaires détaillés des douze Leçons.

Montpellier-Paris, 1er mars 1901.

LES MALADIES

DE

L'ORIENTATION ET DE L'ÉQUILIBRE

PLAN GÉNÉRAL ET DIVISIONS.

« Il faut, dit Taine[1], voir l'horloge dérangée pour distinguer les contrepoids et les rouages que nous ne remarquons pas dans l'horloge qui va bien. »

Les choses se passent de la même manière pour l'organisme humain.

On ne connaît bien son fonctionnement normal que par l'étude de ses maladies : la Clinique complète le laboratoire et la Pathologie est nécessaire à l'édification de la Physiologie.

Vous vous rappelez la part qui revient à la Clinique dans les récentes acquisitions sur la fonction du langage, les fonctions de l'écorce cérébrale.....

La maladie réalise vraiment l'expérimentation chez l'homme et comme, pour les fonctions élevées, l'expérimentation chez les animaux ne suffit plus, on comprend l'immense importance qu'a prise en Biologie la méthode que Charcot a développée sous le nom de méthode anatomoclinique et par laquelle il est arrivé à de si magnifiques résultats[2].

1. Citation de THOMAS dans son livre sur le Cervelet.
2. Voir l'*OEuvre d'un homme* dans le premier volume de Clinique des Maladies du système nerveux de RAYMOND.

C'est cette méthode que nous allons appliquer à l'étude, encore difficile, de l'orientation et de l'équilibre. C'est par les troubles de cette grande fonction que nous arriverons à connaître ses organes et son fonctionnement régulier.

Nous allons donc faire *l'étude physiopathologique de l'appareil nerveux d'équilibration* en nous appuyant surtout sur *l'étude des maladies de l'orientation et de l'équilibre :* ceci dit pour montrer que nous ne sortons pas en réalité du but ordinaire de cet enseignement, qui est la Clinique médicale, c'est-à-dire l'étude de l'homme malade.

En consacrant ainsi un chapitre spécial aux maladies de l'orientation et de l'équilibre, nous appliquons un plan d'études qui doit devenir général en Neuropathologie.

L'ancien classement en maladies du cerveau, maladies du bulbe, maladies de la moelle... est devenu absolument suranné et presque inutile : il sépare des maladies semblables et réunit des maladies disparates.

Plus rationnel a été le classement des myélites par systèmes médullaires. Cette étude, qui a été la seule jusqu'à présent, a rendu d'immenses services. Mais aujourd'hui elle est devenue insuffisante.

Il faut adopter définitivement le *classement physiologique* complet dans toute sa rigueur.

Il faut, en Neuropathologie, prendre successivement chacun des grands appareils cérébrospinaux et en faire la physiopathologie. Chaque appareil est défini uniquement par sa fonction et non par la situation géographique de ses organes[1].

C'est ce qui est classiquement fait aujourd'hui pour les maladies du langage que l'on n'éparpille pas dans les chapitres de l'écorce frontale, puis de l'écorce pariétale, puis de la région capsulaire, puis du bulbe et de l'hypoglosse... mais qu'on

---

1. Je crois que le plan de la Pathologie entière devra être fait sur ce principe : n'est-il pas plus utile de faire la physiopathologie de la fonction glycogénique que de consacrer des chapitres distincts aux maladies du foie, aux maladies du pancréas, aux maladies du bulbe?.... Cela a été un grand progrès, quand on est arrivé à *penser anatomiquement* la Pathologie; aujourd'hui il faut la *penser physiologiquement.* L'étude du cadavre est bonne, mais combien supérieure est l'étude de l'homme vivant, malade ou bien portant !

étudie ensemble dans un grand faisceau dont le lien et l'unité sont dans la fonction.

C'est un chapitre de Neuropathologie ainsi classée et comprise que nous allons esquisser en étudiant ensemble les *ma ladies*[1] *de l'orientation et de l'équilibre.*

Le sujet est très important et on ne lui a pas encore consacré une grande place dans l'enseignement clinique. Vous n'avez pas, en Pathologie, de chapitre consacré à ces maladies. Les notions anatomophysiologiques sur le grand appareil nerveux qui préside à ces fonctions sont éparses et l'élève n'en voit pas l'unité, vraie et féconde.

Si on veut étudier un peu la fonction générale, l'un en parle à propos du cervelet, un autre à propos de l'appareil labyrinthique ; on en dit quelques mots à propos du vertige ou dans le chapitre du tabes, mais l'étude d'ensemble manque complètement.

Cette étude est cependant nécessaire. Car c'est là un sujet très clinique, beaucoup plus pratique même qu'on ne le croirait à première vue.

Il y a en effet beaucoup de maladies, plus ou moins générales, qui se localisent sur cet appareil ; il y a même une série de maladies qui se systématisent exclusivement sur cet appareil. Très nombreux et très variés sont les symptômes qui se rattachent à son fonctionnement vicié. Vous n'avez pour vous en convaincre qu'à jeter les yeux sur ce tableau[2].

Cette séméiologie touche à une série de parties de Neuropathologie et le but de notre Étude physiopathologique est précisément de trouver et d'établir le lien qui unit des symptômes comme le vertige, l'incoordination ou ataxie, la perte du sens musculaire, l'instabilité au repos ou chorée...

De même, vous verrez, rapprochées ainsi, des maladies dont la parenté réelle échappe à un premier examen et dont l'unité

---

1. Le mot *maladies* peut être critiqué. Je l'emploie comme on l'emploie quand on dit les maladies de la volonté ou les maladies de la mémoire. Il vaudrait mieux le mot *altérations,* comme on a dit les altérations de la personnalité. Mais le mot maladies est plus usuel et il suffit de savoir le sens courant que nous lui donnons ici.

2. C'est le tableau qu'on trouvera plus loin, en tête de la quatrième partie.

clinique individuelle absorbe en général exclusivement l'attention, comme le tabes et certaines lésions de l'écorce cérébrale,
les maladies du cervelet et certaines lésions de la moelle...

Pour atteindre le but que je viens de vous indiquer synthétiquement, voici le plan que nous suivrons :

I. Suivant l'usage constant de mon enseignement clinique,
nous passerons d'abord en revue les malades du service qui
appartiennent à ce cadre et qui sont le point de départ et la
base de toutes ces Leçons ; vous verrez, en fait, s'établir sous vos
yeux tout le domaine clinique de l'orientation et de l'équilibre.

II. Puis nous résumerons les notions anatomophysiologiques nécessaires sur le grand appareil nerveux qui préside à
cette double fonction de l'orientation et de l'équilibre, que l'on
peut appeler aussi d'un seul mot : la fonction de l'équilibration.

III. Nous énumérerons les maladies[1] principales dans lesquelles cet appareil est intéressé.

IV. Nous analyserons, dans une étude détaillée et clinique,
les divers symptômes qui peuvent exprimer l'altération de cet
appareil ; c'est la séméiologie : étude des symptômes et du siège
des lésions génératrices.

V. Cela fait, nous reprendrons synthétiquement (et sommai-
rement) la description du syndrome général de l'orientation et
de l'équilibre.

VI. Enfin nous déduirons de tout ce qui précède quelques
considérations thérapeutiques sur le traitement physiologique
de certains de ces symptômes.

---

1. Dans ce chapitre nous rendons au mot « maladies » son sens plus rationnel :
il ne s'agit plus d'altérations de fonctions, mais d'espèces morbides.

PREMIÈRE PARTIE

OBSERVATIONS PERSONNELLES DE MALADIES DE L'ORIENTATION ET DE L'ÉQUILIBRE.

1. Tabes fruste avec Romberg et dérobements. — 2. Tabes avec ataxie, erreurs de localisation sensitive, ataxie du tonus. — 3. Tabes avec kinanesthésie complète et lassitude rapide. — 4. Tabes avec tableau complet et ataxie du tonus. — 5. Myélite diffuse des cordons postérieurs avec chorée médullaire. — 6. Hémiplégie cérébrale ancienne avec perte du sens musculaire et conservation de la sensibilité tactile. — 7. Hémiplégie cérébrale récente avec perte du sens musculaire et erreurs de localisation sensitive. — 8. Hémiplégie cérébrale avec perte du sens stéréognostique. — 9. Lésion cérébrale (avec autopsie) : perte du sens musculaire, vertiges, mouvements d'entraînement. — 10. Lésion cérébrale (avec autopsie) : incoordination, attitudes cataleptiformes. — 11. Lésion cérébrale (avec autopsie) : mêmes symptômes. — 12. Association hystéroorganique : kinasnesthésie, astéréognosie, incoordination. — 13. Ataxie posthémiplégique (avec autopsie) : lésion de la région capsulaire. — 14. Hémichorée préparalytique (avec autopsie) : lésion de la région capsulostriée. — 15. Syphilis cérébrospinale : Romberg, perte du sens stéréognostique. — 16. Syphilis cérébrospinale : crises d'entraînement. — 17. Hystérie : astasie, puis astasie-abasie. — 18. Sclérose latérale amyotrophique à début bulbaire : vertiges. — 19. Chlorobrightisme : vertiges. — 20. Lésion du cervelet (avec autopsie) : vertiges.

Résumé des troubles d'orientation et d'équilibre, constatés dans les vingt observations précédentes.

Il y a d'abord quatorze sujets, qui sont encore dans le service ou qui y ont été récemment, que vous avez examinés avec moi et dont je vais vous résumer l'histoire, d'après les Observations prises avec beaucoup de soin par mes chefs de clinique, les docteurs Gibert et Calmette.

Chemin faisant, j'en rapprocherai six autres Observations, également personnelles, mais plus anciennes (que vos prédécesseurs ont suivies avec moi); celles-ci avec autopsie.

Ce qui fera un total documentaire de vingt Observations.

Commençons par quatre tabétiques, intéressants à des points de vue différents.

1. — Le premier est un homme de quarante-quatre ans, boulanger, salle Fouquet, nº 11 (entré le 18 septembre 1900); il présente une histoire curieuse de ce que l'on peut appeler un tabes trophique.

Sans antécédents spéciaux, pas même syphilitiques, il s'aperçoit un jour, en juillet 1900, qu'il ne peut plus se chausser du pied droit; son pied avait augmenté de volume sans qu'il en souffrît.

L'arthropathie augmente et le 8 septembre il entre en Clinique chirurgicale, dans le service de mon collègue Léon Imbert, qui pense d'abord à un ostéosarcome, mais élimine rapidement ce diagnostic pour conclure, avec mon collègue Rauzier (alors chargé de la Clinique médicale), à une arthropathie tabétique.

C'est en effet une ostéoarthropathie portant surtout sur le calcaneum et l'articulation tibiotarsienne. La radiographie, faite par mes collègues Imbert et Bertin Sans, montre des altérations tarsométatarsiennes très étendues.

Nous constatons en outre que, depuis dix ans, il a des douleurs fulgurantes dans les membres inférieurs : du genou ou de la cuisse jusqu'en bas ; elles durent quelques secondes, se répètent souvent en formant des périodes de crise. — Un peu d'acroparesthésie ; signe du cubital (engourdissement du bord interne de la main).

Il marche bien les yeux ouverts, mais a des dérobements brusques : il fléchit parfois brusquement sur les genoux au point de toucher presque terre ; il titube en se débarbouillant. Les yeux fermés, il titube légèrement et jette un peu les jambes. Immobile et debout, il se tient assez bien les yeux ouverts, mais a de fortes oscillations quand les yeux sont fermés. Sur un seul pied, la chose est encore beaucoup plus nette.

Abolition des réflexes rotuliens et du réflexe du tendon d'Achille. Réflexe plantaire nul. — Pupilles immobiles à la lumière. — Troubles urinaires : il est obligé d'attendre un moment pour commencer à uriner; miction parfois impérieuse ; arrêts pendant la miction. — Impuissance.

Le diagnostic est facile : c'est un tabes.

La particularité principale est la forme trophique de ce tabes.

Je vous ai souvent montré, en Clinique, que, comme l'a dit mon chef de clinique le Dr Gibert[1], à côté des tabes sensitifs, des tabes moteurs et des tabes mixtes sensitivomoteurs il y a des tabes trophiques, vraies *ataxies de nutrition*. « Dans ces cas, il semble que l'affection médullaire, fruste par ailleurs, s'épuise dans la lésion osteoarticulaire, rapide, intensive et indolente, à la manière de ces tabétiques amaurotiques dont la cécité marque du même coup le début et la fin des accidents nerveux. »

Chez notre malade je vous ai montré assez de signes pour établir le diagnostic ; mais, en dehors de l'ostéoarthropathie, tous ces signes sont légers, le tabes réduit à ces symptômes serait absolument fruste, passerait même inaperçu. La preuve en est que le malade ne se doutait de rien, qu'il est entré pour son seul cou de pied, qu'il a été dirigé sur un service de chirurgie et qu'on a discuté la lésion purement locale et l'intervention chirurgicale.

Voilà le point le plus curieux de ce malade.

Mais en même temps, en cherchant, on trouve chez lui quelques signes de troubles dans l'orientation et dans l'équilibre, qui nous intéressent davantage ici.

A première vue, il n'a pas perdu le sens musculaire, n'égare pas ses membres dans son lit, atteint bien un but avec son pied... Mais le Romberg[2], décelé dans la station debout et surtout sur un pied, prouve bien qu'il y a un certain degré de ce symptôme de désorientation ou d'orientation défectueuse et incomplète, que je veux retenir précisément comme objet d'étude. Notez encore dans le même ordre d'idées qu'il titube en se débarbouillant et que dans la marche l'équilibre est parfois rompu par de brusques dérobements des deux jambes.

---

1. GIBERT, Les arthropathies tabétiques et la radiographie. *Nouvelle Iconographie de la Salpétrière*, 1900, p. 145.

2. On donne le nom de « Romberg » ou « signe de Romberg » à un symptôme caractérisé par ce fait que l'occlusion des yeux fait naître ou aggrave des troubles de l'équilibre chez un sujet.

2. — Voici maintenant un second cas de tabes trophique, plus récent dans le service.

C'est un homme de quarante-cinq ans, cuisinier, entré le 7 décembre 1900 au n° 5 de la salle Barthez.

Pas de syphilis dans ses antécédents ; mais de l'alcoolisme : . par jour, 3 litres de vin, 2 absinthes, 2 petits verres de rhum, sans compter les verres de liqueur occasionnels.

Le premier symptôme constaté par lui est un mal perforant plantaire, en juin 1893, au niveau de l'articulation métatarsopha-langienne du troisième orteil. En 1895, ce premier mal per-forant persistant toujours, il s'en forme un deuxième au niveau de la tête du premier métatarsien gauche. Il entre à la Clinique chirurgicale où mon collègue Tedenat guérit la plaie gauche, tandis que la plaie droite persiste et creuse.

Cette même année, apparaissent les douleurs fulgurantes dans les membres inférieurs.

En 1896 nouveau séjour à la Clinique chirurgicale. Mon col-lègue Lapeyre enlève le troisième orteil droit; la plaie cicatrise, mais se rouvre vers la fin de 1897.

Les douleurs fulgurantes continuent; engourdissement et fourmillements dans le domaine du cubital gauche. Quelques douleurs thoraciques. Le sujet commence à avoir quelques difficultés à monter, et surtout à descendre, un escalier. Ces troubles de la marche s'accentuent: il perd l'équilibre s'il passe brusquement de la lumière à l'obscurité. Sensation de pied mort. Le pavé n'est plus nettement senti. Le malade urine lentement et mouille parfois son pantalon à la fin de la miction ; ne sent pas passer l'urine dans le canal; parfois la fin de la miction est un peu douloureuse.

Tout cela persiste actuellement : notamment le mal per-forant droit avec bords et fond insensibles, il marche sur sa plaie sans en souffrir; il y a un nouveau durillon, anesthésique et analgésique, à la partie externe du pouce (main gauche).

Le malade ne paraît pas avoir de troubles de la sensibilité. Cependant, quand, les yeux fermés, il est piqué quelque part, il localise mal la piqûre: il porte son doigt en hésitant au-dessus de la région, plane un peu, puis pose son doigt toujours à côté. Il commet ainsi des erreurs de localisation variant de 2 à 6 centimètres.

Réflexes rotuliens abolis. Réflexe plantaire nul. Réflexe du tendon d'Achille aboli. Pupilles inégales et immobiles.

Le sujet ne peut pas se tenir debout les yeux fermés. En marchant, il talonne et jette les jambes. Dans l'obscurité ou les yeux fermés, la marche devient impossible, le sujet perd complètement l'équilibre. L'écriture est très difficile.

Légers mouvements involontaires au repos ; quelques contractions musculaires, au repos, n'entraînant pas de déplacement du membre.

Laxité des articulations ; jambe de polichinelle. On peut appliquer tout le long de son tronc son membre inférieur gauche dont tous les segments sont en extension [1].

Je n'insiste pas sur le caractère remarquablement trophique qu'a pris ce tabes dès le début : c'est le mal perforant qui a paru longtemps être la seule maladie et c'est aux chirurgiens que le malade s'est exclusivement adressé pendant longtemps. A ce sujet, je ferai remarquer l'alcoolisme de cet homme, alcoolisme qui a dû altérer les vaisseaux et disposer beaucoup à cette forme de symptomatologie.

Mais le plus intéressant pour nous est de voir ici s'accentuer et se développer les symptômes de désorientation et de déséquilibre : l'ataxie avec Romberg est manifeste ; puis il y a ces troubles dans la localisation des piqûres qui constituent un symptôme nouveau et important de fausse orientation. Enfin le tonus, qui est un facteur si puissant de l'équilibre, est ici bien troublé : la preuve en est, non pas tant dans les déplacements acrobatiques que l'on peut imprimer à ses membres, mais surtout dans cette instabilité au repos (ataxie du tonus) sur laquelle nous reviendrons à propos de la quatrième Observation.

3. — Notre troisième tabétique est une femme de trente-deux ans, colporteuse, entrée le 18 octobre 1900 (salle Achard Esperonnier n° 24).

1. Ce signe a peu de valeur diagnostique chez ce sujet, parce qu'il nous dit qu'il a toujours pu faire ce genre d'exercice.

Pas d'antécédents syphilitiques nets. Seulement fausse couche de trois mois (il y a six ans), mais après une chute de voiture; et enfant mort à trois mois (il y a onze ans) après avoir eu du mal dans la bouche pendant huit jours.

Il y a huit ans, début des douleurs fulgurantes: dans les membres inférieurs sur toute leur longueur, d'une durée de quelques secondes, par crises. — Arrêts brusques dans la marche, par raidissement des jambes, dit-elle. — Sa démarche devient titubante. — Vers le 1er octobre dernier, elle a de violentes douleurs constrictives en ceinture avec vomissements.

Dans le service, nous observons tout d'abord de violentes crises gastriques avec vomissements, douleurs constrictives en ceinture avec maximum au creux épigastrique. Elles durent jusqu'au 21 octobre.

Alors nous relevons et constatons : des douleurs fulgurantes dans les membres inférieurs et un peu dans les membres supérieurs, de la constriction thoracique, le signe du cubital à gauche, des sensations de fourmillements dans les jambes qui parfois paraissent plus lourdes.

La malade perd parfois ses jambes dans son lit; elle ne sait plus, dit-elle, si ses jambes lui appartiennent. Pourtant si, les yeux du sujet étant fermés, on imprime divers mouvements et on donne diverses positions à ses membres, elle en décrit assez bien la situation.

Les yeux ouverts, dans le lit, elle croise ou décroise très bien les jambes; les yeux fermés, elle dépasse le but.

En marchant, elle talonne, écarte les jambes et les projette un peu en dehors. Parfois elle titube comme si, dit-elle, elle était ivre. Lassitude rapide. Elle sent parfois les jambes se dérober brusquement sous elle. Dès qu'elle marche depuis un moment, elle ne sent plus ses jambes. Les yeux fermés, elle titube et perd l'équilibre. De même, dans la station debout, elle oscille légèrement les yeux ouverts et perd l'équilibre les yeux fermés.

Abolition des réflexes : rotuliens, du tendon d'Achille, plantaire. Pupilles inégales, paresseuses. Réflexe plus vif à l'accommodation. — Miction lente; parfois arrêts.

En même temps, au cœur, double souffle (systolique et diastolique) à l'orifice aortique ; le souffle diastolique étant plus
fort. Pas de pouls de Corrigan : Pouls à 86, tension à 18 centim.

Le diagnostic de tabes est facile à poser : c'est une forme
surtout sensitive douloureuse.

Il y a une particularité sur laquelle j'attire votre attention
parce qu'elle me rappelle un de mes péchés de jeunesse : c'est
la coïncidence chez le même sujet du tabes et de l'aortisme
(lésion de l'orifice aortique : rétrécissement et surtout insuffisance).

En 1880, j'ai étudié[1] la coïncidence du tabes et des cardio-
pathies. Le fait, signalé par Vulpian et par Fabre (1878), avait
été analysé par Berger et Rosenbach (1879). — Depuis lors,
cette coïncidence a été étudiée de divers côtés, notamment
par Letulle, Hippolyte Martin, Teissier, Peter[2]... et, en 1896,
Barié[3] a repris l'ensemble de la question dans son étude sur
le cœur chez les tabétiques.

Ce fait de la coïncidence, comme nous le retrouvons chez
notre malade, est établi aujourd'hui comme un fait clinique
avéré ; mais je reconnais volontiers que la théorie pathogénique que j'avais proposée en 1880 doit être modifiée.

Pénétré de l'idée de rattacher l'une à l'autre les deux lésions
constatées, j'avais fait un cœur de tabétique ou plutôt un cœur
de douloureux. Cette théorie (quoique pouvant s'appliquer à
notre cas actuel) n'est pas générale, ne s'applique même pas
à un assez grand nombre de cas et en 1896 j'ai développé[4] la
théorie bien plus simple de la coïncidence fréquente du tabes
avec la sclérose multiple disséminée et plus spécialement avec
l'artériosclérose et l'aortisme : « Ce sont, le plus souvent, des

---

1. Ataxie locomotrice et lésions cardiaques. Contribution à l'étude du reten-
tissement des maladies douloureuses sur le cœur. *Montpellier médical*, 1880,
t. XLIV, p. 483.
2. On trouvera l'indication de ces divers travaux dans notre *Traité des
maladies du système nerveux*, 4ᵉ édition (avec RAUZIER), t. I, p. 547.
3. BARIÉ. Le cœur chez les tabétiques. *Journal des Praticiens*, 1896, p. 705.
4. De la sclérose multiple disséminée. Leçons recueillies et publiées (1897)
par le Dʳ VEDEL. *Leçons de Clinique médicale*, t. III, 1898, p. 272 et plus spécialement p. 330.

localisations distinctes et séparées (cœur, moelle) de la même maladie générale (sclérose multiple disséminée [1]). »

En fait, il faut évidemment chez notre malade tenir très grand compte de cet élément artériel dans l'appréciation de certains symptômes (et à ce point de vue on doit la rapprocher de notre alcoolique de l'Observation II).

En tous cas, vous retrouvez chez cette tabétique, et à un haut degré, les symptômes de désorientation et de déséquilibre déjà notés chez les autres : elle perd même ses jambes dans son lit, ce qui marque une accentuation nouvelle de la désorientation. Notons aussi la lassitude rapide, que nous retrouverons dans la symptomatologie de ce même appareil.

4. —Voici enfin un quatrième tabétique qui présente, encore à un plus haut degré, ces troubles de l'orientation et de l'équilibre.

C'est un cultivateur de trente-quatre ans, entré le 22 octobre 1900, à la salle Fouquet n° 27.

Lui, il a eu la syphilis : son chancre date de douze ans. — A ce point de vue il est beaucoup plus classique que les trois premiers malades chez lesquels il nous a été impossible de démontrer cette étiologie (qui reste cependant la plus fréquente).

Il y a deux ans, un soir, se rendant, la nuit, d'un village voisin à la campagne où il travaillait, notre homme s'aperçoit qu'il chancelle comme un homme ivre. Il en est tout étonné, n'ayant point bu ce soir-là.

A partir de ce moment, il remarque que sa démarche est titubante quand il est dans l'obscurité. Plus tard sa démarche devient vacillante, même en pleine lumière, s'il est distrait pendant la marche.

Les douleurs fulgurantes apparaissent ; il est obligé de suspendre son travail ; les phénomènes s'aggravent et il entre à l'hôpital.

A ce moment, il a des douleurs fulgurantes dans toute

. 1. Voir aussi les leçons de Pierre MARIE sur le rôle de l'artériosclérose dans les maladies de la moelle. *Leçons sur les maladies de la moelle*, 1892.

l'étendue des membres inférieurs, s'irradiant parfois vers le tronc jusqu'à la tête et venant par crises.

Il ne sent pas le sol sous les pieds : sensation de coton. — Signe du cubital très net, surtout à gauche. — Engourdissement des quatre derniers orteils à droite. — Sensation de poids sur l'abdomen. — Diminution de la sensibilité à l'esthésiomètre et à la douleur aux membres inférieurs ; perversion pour la chaleur au membre inférieur droit.

Il marche difficilement les yeux ouverts : il écarte les jambes, talonne, jette les jambes en dehors. Les yeux fermés, il s'arrête enraidi, rejette fortement les jambes ; la marche est impossible.

Debout immobile, les talons joints, les yeux ouverts, il vacille ; les yeux fermés, il perd complètement l'équilibre.

Au repos dans le lit, il a des contractions fibrillaires et des mouvements involontaires dans les cuisses et dans les jambes.

Abolition des réflexes rotuliens et du tendon d'Achille. Pupilles paresseuses à la lumière, réagissant plus rapidement à l'accommodation. Depuis un an, surdité relative, surtout à droite ; bourdonnements d'oreille, incontinence d'urine, aujourd'hui disparue ; il avait alors aussi de l'anesthésie urétrale.

Chez ce tabétique, dont le diagnostic est encore plus facile que celui des autres, la particularité à signaler est ce que j'ai appelé l'*ataxie du tonus* [1] et que nous avons déjà relevée chez notre second malade [2] (sans y insister).

Normalement les troubles moteurs du tabétique n'apparaissent que dans les mouvements. Chez un certain nombre de malades l'ataxie peut atteindre non seulement les muscles en contraction active, mais même les muscles au repos, c'est-à-dire en simple état de tonus ; il y a alors des mouvements involontaires au repos, ataxie du tonus, chez les tabétiques.

En 1877, dans une Revue sur l'Athétose [3], j'ai signalé un

---

1. Des mouvements involontaires au repos chez les tabétiques. Ataxie du tonus. Leçons recueillies (1892) et publiées par le Dr SACAZE. *Leçons de Clinique médicale*, t. II, 1896, p. 271 et SACAZE. Observation d'ataxie locomotrice avec atrophie musculaire et ataxie du tonus. *Ibid.*, p. 390.

2. Voir plus haut p. 8.

3. De l'Athétose. *Montpellier médical*, 1877, t. XXXIX, p. 161.

premier fait de ce genre dû à Rosenbach (1876). Les observations se sont multipliées depuis; je vous les ai citées dans mes
Leçons de 1892 : ce malade et celui de notre observation II en
sont de nouveaux exemples.

Mais ce que ce malade présente de plus intéressant pour
nos études d'aujourd'hui, ce sont ses symptômes d'orientation
et d'équilibre, qui chez lui ont été initiaux et assez marqués
pour qu'ils aient immédiatement attiré son attention et lui
aient révélé sa maladie.

Le premier symptôme constaté a été en effet le déséquilibre
dans l'obscurité, puis à la lumière quand il était distrait et
puis le tableau s'est développé complet des troubles de
l'orientation et de l'équilibre que je vous ai signalés.

Et cette curieuse ataxie du tonus qu'il présente et que je
viens de vous souligner appartient aussi aux troubles de
l'orientation et de l'équilibre : seulement c'est l'équilibration
au repos qui est altérée, tandis que chez les tabétiques ordinaires l'équilibration est troublée uniquement dans la station
debout ou dans la marche.

5. — Voici maintenant un malade, récemment entré dans le
service, qui n'est pas un tabétique vrai (systématisé) mais qui
présente ce même déséquilibre dans la marche et au repos,
toujours par lésion des cordons postérieurs de la moelle.

C'est un homme de trente-cinq ans, entré le 5 novembre
1900, salle Fouquet, n° 4.

Sans antécédents notables, en août 1897, il sent ses pieds
s'engourdir. Les jambes refusent de le porter et la marche devient impossible; il peut cependant remuer les jambes dans
son lit.

Dès cette époque, il aurait eu des mouvements involontaires
dans les jambes, analogues à ceux que nous observons.
« Lorsque j'étais assis, dit-il, mes jambes se mettaient parfois
à danser d'elles-mêmes sans que je pusse les en empêcher.
Ces mouvements duraient quelques minutes, mais se répétaient souvent. Je n'éprouvais aucune douleur; mais c'était
très agaçant. »

Après une saison à Balaruc, il marche avec deux cannes; en août 1899, avec un bâton; les mouvements involontaires au repos ont diminué d'intensité.

Dans nos salles, il présente de la parésie des deux membres inférieurs, marche avec une canne, lentement, en écartant les jambes. Il relève beaucoup la pointe des pieds et talonne. Sans canne, la marche est titubante, incertaine. Les yeux fermés, il n'ose plus avancer; s'il essaie, il chancelle et perd l'équilibre. De même, la station debout est possible les yeux ouverts, impossible les yeux fermés. Il ne peut pas se tenir sur un pied, même les yeux ouverts.

Les mouvements involontaires au repos persistent dans les membres inférieurs : ce sont tantôt des contractions fibrillaires dans les muscles de la cuisse ou du mollet, de rapides ondulations visibles; d'autres fois, dans les mollets ou à la partie supérointerne de la cuisse des crampes douloureuses; enfin, des crises vraies de contractions musculaires avec déplacements. Ce sont de vrais mouvements choréiformes.

Le chatouillement de la plante des pieds, une piqûre, provoquent ces crises, soit dans un membre inférieur, soit dans les deux. Le pied se fléchit, s'étend, est porté en dedans, en dehors; il y a un tremblement rapide dans la jambe et dans la cuisse.

Ces mouvements ne se produisent qu'au repos; la volonté ne peut les maîtriser; la marche les fait plutôt passer.

Abolition des réflexes rotuliens, du tendon d'Achille; réflexe crémastérien conservé.

Hypesthésie et retard dans la sensibilité dans les membres inférieurs, surtout à droite. — Surdité depuis trois ans. — Parfois lenteur dans la miction. — Eclat diastolique; tension artérielle à 19.

Ce n'est pas là un cas de tabes pur, en ce sens que les troubles des cordons postérieurs ne constituent pas tout le tableau; ce malade n'a pas une lésion *systématisée* des cordons postérieurs : il y a de la paralysie et il n'y a pas de douleurs fulgurantes; mais il y a une lésion des cordons postérieurs : reliquat d'une myélite diffuse.

De plus, signalons, chez lui comme chez notre malade[1] de l'Observation IV, des troubles de l'ouïe, qui peuvent indiquer un autre élément pathogénique de la désorientation et du déséquilibre.

En tout cas, ce malade présente des symptômes très curieux pour le chapitre que nous étudions : c'est d'abord le Romberg très net et aussi, surtout, une ataxie du tonus développée au point de constituer une véritable *chorée médullaire*.

Les cinq malades qui précèdent sont des *médullaires*. En voici maintenant six autres absolument différents, puisque ce sont des *cérébraux*.

Nous allons voir qu'ils présentent, eux aussi, des troubles très profonds d'orientation et qu'ils méritent par conséquent d'être rapprochés de nos tabétiques, malgré l'éloignement géographique des lésions dans les deux ordres de cas.

6. — La première malade de ce groupe est une femme de cinquante-deux ans, couchée au n° 6 de la salle Achard Esperonnier.

Elle a été atteinte, il y a deux ans environ, au lever, sans perte de connaissance, d'une hémiplégie gauche. Après quelques mois de paralysie flasque, classiquement la contracture est arrivée.

Actuellement elle a une hémiplégie ordinaire à gauche, avec participation des deux branches du facial (supérieur et inférieur); la sensibilité est normale et la contracture immobilise le bras en flexion, sans être invincible cependant : on peut imprimer des mouvements et des déplacements aux divers segments de ce membre supérieur gauche sans entraîner de douleur.

Sur cette hémiplégie vulgaire voici les expériences très simples et très concluantes que vous m'avez vu répéter bien souvent :

a. — Les yeux de la malade étant fermés, je prends sa main paralysée et lui donne une position quelconque autre que sa position habituelle ; je la mets par exemple en extension, puis

---

1. Voir plus haut p. 13.

je lui dis : placez votre main droite et les doigts de votre main droite dans la position où sont votre main gauche et les doigts de votre main gauche.

Immédiatement elle dispose sa main droite et ses doigts droits en flexion comme sa main gauche et ses doigts gauches sont habituellement, mais pas du tout comme ils sont actuellement.

b. — Les yeux du sujet toujours fermés, j'élève tout son bras gauche en l'air, la main dépassant la tête de la malade. Puis je lui dis : allez toucher votre main malade (gauche) avec votre main droite.

Bravement, elle envoie sa main droite là où est ordinairement sa main gauche, sur le ventre ou sur le genou (suivant qu'elle est allongée ou assise), ne l'y trouve pas, cherche, finit par attraper son épaule gauche (qui n'a pas changé de place) et remonte ainsi jusqu'à sa main.

Vous voyez qu'elle n'a dans son bras paralysé ni sensation des mouvements passifs communiqués, ni sensation de position de ce membre, sensation des attitudes... Elle n'a que le souvenir de la position habituelle de son bras qu'elle a vue et connaît de longue date.

Elle n'a plus la sensation d'orientation de son bras.

Et cependant la sensibilité de ce membre paralysé est très bonne dans tous ses modes. Quand elle ne retrouve pas sa main que je retiens en l'air, je lui demande : est-ce que je vous touche et où ? — à la main gauche, répond-elle.

Elle sent donc ma main, elle sent que je la touche ; mais elle ne peut pas orienter sa sensation et dire où est cette main gauche que je lui touche et sur laquelle elle sent le contact de ma main. *Elle localise la sensation de mon contact sur son corps, mais elle ne la localise pas dans l'espace.* Elle ne peut pas utiliser cette sensation tactile pour juger la position de son bras, pour orienter son bras dans l'espace et par rapport au reste du corps.

Elle fait cependant effort pour utiliser dans ce sens diverses impressions tactiles qu'elle peut recueillir ; mais elle se trompe, comme le prouve l'expérience suivante :

c. — Les yeux du sujet toujours fermés, je soulève sa main

gauche comme pour la mettre sur la tête de la malade ; mais
je m'arrête en route, je la tiens en l'air et un aide met sa main
à soi sur la tête du sujet. Je dis à la malade d'aller toucher sa
main gauche avec sa main droite : elle porte sa main sur sa
tête, là où elle sent une main qu'elle croit la sienne.

Dans ce cas elle commet deux erreurs d'orientation : elle
ne sent pas où est sa main que je tiens en l'air et elle
prend pour sienne la main de mon aide qu'elle sent sur sa
tête.

Son orientation est donc bien complètement troublée pour
ce bras.

Cette perte de l'orientation du bras est chez elle sous la
dépendance d'une lésion cérébrale et cette lésion cérébrale
laisse intacte la sensibilité tactile générale dans ses divers
modes.

Elle n'a donc la sensation ni des mouvements passifs communiqués ni des attitudes ; mais elle a conscience des
mouvements actifs.

Au début de son séjour à l'hôpital, nous n'avions pas pu
nous en assurer parce qu'elle ne pouvait faire volontairement
aucun mouvement avec son bras paralysé. Mais après sa cure
à Balaruc elle est revenue faisant quelques mouvements :
nous avons constaté alors très bien qu'elle a bien la conscience de la position qu'elle donne elle-même à son membre.

Ce n'est pas tout.

d. — Nous avons pu aussi mesurer chez elle la sensation
d'allègement avec le petit appareil dont j'ai parlé au dernier
Congrès de Paris et dont nous reparlerons dans la suite de ces
Leçons.

On suspend à un fil fin une petite boîte légère sur laquelle
on applique successivement des poids divers (10, 15, 20 gr.).
Le sujet, les yeux fermés, tient ce fil entre deux doigts, la
boîte étant suspendue en l'air.

Je soulève alors doucement un carton recouvert d'étoffe
au-dessous du poids suspendu et je l'élève jusqu'à la rencontre
du plateau avec les poids. Quand je l'ai rencontré, je soutiens le
poids et, si le poids suspendu est suffisant, le sujet a conscience
de l'allègement et le dit.

Je fais cette expérience avec la main droite (saine) de notre malade : elle accuse l'allègement pour un poids de 10 gr. Nous verrons que c'est le chiffre normal, pour beaucoup de personnes, à l'état physiologique.

Je refais la même expérience avec la main gauche (paralysée) : elle n'accuse aucun allègement ni pour 10 grammes, ni même pour des poids supérieurs à 15 et 20 grammes.

Voilà une cérébrale qui nous présente des troubles de l'orientation, comme nos médullaires des cinq premières Observations, et qui nous présente la désorientation sous un jour nouveau.

Elle n'oriente pas son membre paralysé par rapport au reste de son corps et dans l'espace. Elle n'a pas conscience des mouvements passifs qui déplacent son bras malade. Elle a perdu aussi la sensation d'allégement, qui est une forme de la sensation de résistance...

Et tous ces troubles de l'orientation coexistent avec une intégrité, tout à fait curieuse, de la sensibilité tactile générale : elle a les sensations tactiles générales, mais ne sait pas les utiliser par l'orientation.

En un mot, elle ne s'oriente pas plus avec sa sensibilité générale qu'avec sa sensibilité kinesthésique directe.

Ces faits-là ne sont pas des raretés et des exceptions en clinique. On en trouve très souvent de semblables, quand on se donne la peine de les rechercher.

En voici la preuve.

7. — Tout récemment (le 12 décembre 1900) est entrée au n° 24 de la salle Achard Esperonnier une servante d'auberge, âgée de quarante-neuf ans.

Pas de syphilis reconnue ; mais alcoolisme très probable.

Le 10 décembre (l'avant-veille de son entrée), elle venait de laver son linge à l'eau froide, quand elle sentit sa jambe gauche devenir faible. Ni douleur, ni fourmillement ou engourdissement ; mais la jambe s'affaiblit de plus en plus, l'oblige à s'asseoir.

Elle doit avoir perdu alors connaissance ; car elle tombe de

la chaise et se blesse à la joue gauche (attaque épileptiforme ?.
Des voisins la relèvent. Au réveil, elle est complètement paralysée du côté gauche et ne peut pas parler.

Elle retrouve l'usage de la parole quinze heures après.

Normalement les règles auraient dû arriver ce même jour et
n'ont pas paru. Quoique la malade ait quarante-neuf ans, elle a
toujours été très régulièrement réglée jusque-là. (Les règles
ont apparu à l'hôpital, le 14 décembre.) À l'hôpital, nous constatons une hémiplégie gauche complète. Elle ne peut faire
aucun mouvement volontaire dans le bras ; si je le soulève, il
retombe inerte. Avec la jambe gauche à peine peut-elle ébau-
cher un mouvement insignifiant.

La langue est déviée à gauche.

La commissure labiale gauche est abaissée, le pli nasolabial
moins marqué ; la malade ne rit et ne grimace que du côté
droit. Difficultés pour siffler ou souffler.

Les rides du front sont moins nombreuses, moins creuses,
plus rectilignes à gauche ; le sourcil est plus abaissé, moins
arqué ; la queue du sourcil se rapproche davantage de l'angle
externe de l'orbite. Si on fait froncer, relever les sourcils à la
malade, tous ces mouvements s'effectuent mieux à droite. Elle
ne peut fermer isolément que l'œil droit ; mais il paraît qu'il en
était de même chez elle à l'état normal. Les yeux de la malade
étant volontairement tenus fermés, j'éprouve beaucoup plus de
résistance pour soulever la paupière droite que pour soulever
la paupière gauche.

La parole est brève, rapide, saccadée ; certains mots et certaines lettres sont mal prononcés ou articulés. Ainsi les r de
« trente-troisième régiment d'artillerie » sont prononcés plutôt
avec le gosier qu'avec la langue. Parfois le mot est un peu bre-
douillé. En somme, il y a de la dysarthrie.

Et aussi un peu d'aphasie.

Souvent la malade ne peut pas trouver certains mots, qu'elle
connaît bien pourtant, pour exprimer sa pensée, qui est suffisamment claire dans son esprit.

Ainsi, sachant qu'elle a quarante-neuf ans, je lui demande :
« Quel âge avez-vous ? — Quarante-six ans. » Mais immédiatement elle se reprend et dit : « Non » et cherche à m'exprimer

sa pensée. — « Savez-vous bien votre âge? — Oui. — Avez-vous quarante ans? — Non. — Avez-vous cinquante ans? — Non. J'ai cinquante ans moins un. — Vous avez donc quarante-neuf ans. — Oui, 49, 49, 49. » Et elle répète le nombre, heureuse de l'avoir retrouvé.

Sans être tout à fait gauchère, la malade dit se servir, en santé, aussi bien de la main gauche que de la main droite.

Réflexes rotuliens exagérés des deux côtés. Réflexe plantaire : normal à droite (flexion), en extension à gauche (signe de Babinski).

A la face, la sensibilité est normale. Mais aux membres gauches les diverses sensibilités sont diminuées.

Elle localise mal les sensations. On lui tient les yeux fermés; je la pique en divers points et lui demande de me désigner le point où je l'ai piquée. Tant que l'expérience porte sur le côté droit du corps, la malade répond très exactement ; mais il n'en est plus de même s'il s'agit du côté gauche : elle commet alors de très grandes erreurs. Si par exemple je la pique à un doigt ou à la main, elle répond qu'on la pique au bras...

Dans une deuxième série d'expériences, les yeux de la malade étant toujours fermés, je la pique sur le côté gauche (paralysé) et lui dis de porter l'index de sa main droite (côté sain) à l'endroit piqué : mêmes erreurs de localisation qu'avec les descriptions.

Je pique à la main gauche : elle porte la main droite sur le bras ou l'avant-bras. Piquée à l'avant-bras gauche, elle porte sa main au-dessous du sein...

A la jambe gauche, les erreurs sont bien moindres. La malade ne se trompe que de deux à cinq centimètres.

Le sens de position et des mouvements passifs est également diminué à gauche.

Les yeux fermés, je lui déplace son membre supérieur gauche, le mets dans une position quelconque et lui dis de porter sa main droite sur sa main gauche. Elle est alors souvent obligée de chercher et parfois même de prendre son membre à la racine et de remonter ensuite de là jusqu'à la main.

De même, si je lui dis d'imiter avec son bras droit la position que j'ai donnée à son bras gauche (les yeux toujours fermés),

elle se trompe et met par exemple son bras droit horizontalement alors que son bras gauche est vertical.

Cette Observation est déjà intéressante par le fait de l'aphasie
coïncidant avec l'hémiplégie gauche ; ce qui est contraire à la
règle classique, mais s'explique par ce fait que la malade était
au moins ambidextre, sinon gauchère.

Elle devait se servir de son cerveau droit (comme de son
cerveau gauche) pour parler et cet hémisphère droit lui a
manqué depuis la maladie : d'où la dysphasie.

Mais ce qui nous intéresse le plus ici, ce sont les troubles
d'orientation qui sont remarquables.

Cette malade oriente mal son bras gauche, par rapport au
reste de son corps et dans l'espace, et par là se rapproche de la
cérébrale de l'Observation précédente.

De plus, elle oriente mal sur son bras les sensations qu'on y
fait naître ; et par là elle se rapproche de notre tabétique de
l'Observation IV.

Enfin notons qu'il s'agit ici d'une hémiplégie très récente ;
tandis que dans notre Observation VI il s'agissait d'une hémiplégie très ancienne. Cela complète le tableau et présente
encore plus d'intérêt. Car ici on ne peut plus invoquer la vieille
habitude qu'avait la malade de voir son membre paralysé toujours dans la même situation depuis de longs mois.

Le tableau clinique des troubles de l'orientation et de l'équilibre commence à se dessiner dans sa variété et sa complexité.

Il va se compléter et s'étendre encore avec les treize autres
faits que je dois encore vous présenter.

Les deux malades chez lesquels nous venons de constater
des symptômes de désorientation étaient des cérébraux hémiplégiques à lésion plus ou moins ancienne.

Voici une autre malade, très analogue aux deux précédents ;
elle n'est plus actuellement dans le service, mais elle y était
encore tout récemment.

8. — C'est une femme de quarante-deux ans qui était couchée au n° 12 de la salle Achard Esperonnier.

Elle présentait une hémiplégie datant de cinq mois au moment où nous l'avons observée.

Le 2 janvier dernier, étant en train de laver son linge, elle sent sa bouche se dévier et son bras gauche s'immobilise. On la porte chez elle, elle perd connaissance. Au réveil, elle était hémiplégique à gauche.

Vous voyez que c'est une histoire de début très analogue à celle de notre Observation VII : la paralysie commence, la perte de connaissance suit et l'hémiplégie est complète au réveil.

Au mois de juin (quand nous l'observons) l'hémiplégie persiste ; le bras est collé au corps, l'avant-bras en extension (ce qui n'est pas le type le plus fréquent) et en pronation, les doigts fléchis dans la main.

Ici, comme dans l'Observation VI, aucun trouble de la sensibilité sous aucune forme et dans aucun de ses modes.

Nous avons refait chez cette malade les mêmes expériences que chez notre première hémiplégique (Observation VI) et les résultats ont été les mêmes.

a. — Les yeux du sujet étant fermés, je prends le bras paralysé (qui est allongé le long du corps) et je l'élève en l'air verticalement.

Je lui dis de porter la main droite (saine) sur la main paralysée (gauche) ; elle porte immédiatement sa main droite sur le plan du lit à la place qu'elle croit toujours occupée par sa main gauche. Elle est étonnée de ne pas l'y trouver, dit : « Je l'ai perdue », va à l'épaule gauche et, avec satisfaction, retrouve son bras et sa main.

b. — Pour les poids, avec le même petit appareil dont je vous ai parlé plus haut, elle n'apprécie pas l'allégement de 20 gr. à gauche, tandis qu'elle le sent très bien à droite.

c. — De plus, on explore chez elle la conscience des mouvements actifs plus facilement que chez la première hémiplégique parce qu'ici les mouvements actifs possibles sont plus étendus.

Nous lui mettons divers objets dans la main (montre, crayon), elle les reconnaît très difficilement, elle n'apprécie pas des différences minimes dans la dimension des objets.

Voilà une hémiplégique intermédiaire pour l'ancienneté de

son mal (cinq mois) entre la VI (deux ans) et la VII (deux jours) ; elle complète bien la série à ce point de vue.

Non seulement nous constatons chez elle des symptômes appartenant à notre sujet ; mais nous la voyons compléter le tableau de ces symptômes par des formes nouvelles de troubles que nous n'avions pas notés chez les précédents malades.

D'abord le défaut d'orientation de son bras est tel qu'elle le perd dans son lit et le constate avec stupéfaction, comme un tabétique quand il perd ses jambes.

De plus, comme son bras est très incomplètement paralysé, on voit qu'elle s'oriente mal sur les objets qu'on lui met dans la main et ainsi en apprécie mal la forme et la dimension comme le poids ou la résistance.

Elle présente en un mot ce trouble de l'orientation que nous étudierons sous le nom de perte du sens stéréognostique.

9. Dans le même groupe de malades présentant des troubles de l'orientation par lésion cérébrale, je placerai un autre sujet que j'ai observé il y a bien longtemps [1] et qui est intéressant, d'abord parce qu'il présente des formes encore nouvelles de la désorientation et puis parce que nous avons eu l'autopsie ; ce qui met hors de doute l'origine vraiment cérébrale de ces symptômes.

Il s'agissait d'une vaste encéphalite, d'origine syphilitique, qui avait détruit tout le lobe pariétal droit, de la frontale ascendante (comprise) à la scissure perpendiculaire externe ; l'écorce restant seule intacte.

Né en 1827, cet homme (observé à l'Hôpital Général) a la syphilis vers 1865.

En mars 1873, première attaque : hémiplégie gauche, il guérit à peu près complètement.

Le 11 janvier 1879, deuxième attaque : tendance à tourner à gauche, à tomber de son lit de ce côté, vertiges, hémiplégie gauche.

A ce moment, il sent lentement et localise mal les sensations provoquées à gauche : il accuse une douleur au bras gauche quand on le pique à la jambe du même côté.

1. Obs. XXI, p. 342 in *Localisations dans les maladies cérébrales*, 3ᵉ édit. 1880.

A de nombreuses reprises on constate à gauche pour la sensibilité, des erreurs dans l'appréciation de l'intensité, des erreurs dans l'appréciation de la nature et des erreurs de lieu ; il ne reconnaît pas si on le pique fort ou faiblement, il accuse des tiraillements ou une brûlure, alors qu'on le pique ; il se trompe dans la localisation de la région piquée.

Plus tard, 24 janvier, le malade n'a pas conscience de la position de sa main et de son bras gauches.

Le 24 février, l'hémiplégie motrice a presque complètement disparu ; mais les troubles sensitifs persistent ; il localise même à la cuisse droite des piqûres faites à la cuisse gauche. Il perd son bras gauche.

Le 24 mars, les yeux fermés, il ne retrouve sa main gauche qu'après de laborieuses recherches ; il n'apprécie nullement la nature des objets placés dans sa main.

Le 4 juillet, encore, il localise mal les sensations provoquées, n'a pas la notion de la position de sa main gauche, la cherche avec sa main droite quand ses yeux sont fermés.

Il meurt le 28 septembre.

L'autopsie montre dans l'hémisphère droit un vaste foyer de ramollissement blanc ayant détruit tout le noyau lenticulaire, la capsule externe, l'avant-mur jusqu'à l'écorce de l'insula et en dedans jusqu'à la capsule interne et la couche optique. — Toute cette destruction apparaît surtout sur les coupes pariétale et pédiculopariétale (de Pitres).

Voilà, avec une énorme lésion cérébrale, bien constatée directement, les symptômes de désorientation, que nous connaissons déjà, portés à un très haut degré : perte du sens stéréognostique, des sensations de position ; il perd ses membres, il localise si mal les sensations provoquées qu'il peut même se tromper de côté et attribuer au côté droit l'impression qu'on développe à gauche ; c'est un trouble profond d'orientation que nous étudierons sous le nom d' « allochirie ».

De plus il présente d'autres symptômes que nous n'avons pas encore signalés chez les cérébraux précédents : des vertiges et des entraînements vers le côté gauche, tendance à tourner et à tomber du lit de ce côté.

Ce n'est pas seulement un exemple de désorientation, mais aussi de déséquilibre ; le sujet ne présente plus seulement des symptômes subjectifs que le malade ignore et que le médecin doit chercher, il présente aussi des symptômes objectifs qui s'imposent d'eux-mêmes à l'attention du malade et du médecin.

La série des troubles d'orientation et d'équilibre chez nos cérébraux devient ainsi de plus en plus complète et de plus en plus parallèle à la série des troubles du même ordre observés chez nos médullaires.

Voici encore deux de mes anciens malades [1] qui eux aussi, avec une lésion cérébrale constatée à l'autopsie, ont présenté des troubles de l'orientation et de l'équilibre assez objectivés pour se révéler d'eux-mêmes sans expérimentation médicale.

10. — C'est d'abord un homme de quatre-vingt-dix ans, frappé d'hémiplégie droite le 13 février 1879 et chez lequel l'autopsie montra une lésion immédiatement en arrière de la moitié inférieure de la pariétale ascendante, entre la scissure de Sylvius et la scissure interpariétale.

Le premier jour, la sensibilité a complètement disparu à droite et est obtuse à gauche. Cinq heures après, la sensibilité semble revenue.

Le lendemain, hémiplégie droite incomplète. Quand je mets ma main dans sa main droite en lui disant de serrer, il n'a pas conscience qu'il tient ma main et il la cherche.

Le 20 février (sept jours après le début), il remue le bras droit avec une certaine incoordination ; il ne paraît pas bien le diriger. De plus, quand je mets ma main dans la sienne, il n'a pas l'air de la sentir et cherche à la saisir. Si avec la main gauche il s'assure qu'il la tient, alors il essaie de serrer. Et cependant il sent très bien les piqûres.

Le 23, le bras droit soulevé reste en l'air (état cataleptiforme), puis il s'abaisse lentement.

---

1. Addition au mémoire de RAYMOND TRIPIER sur l'Anesthésie dans les lésions des circonvolutions cérébrales in *Revue mensuelle de médecine et de chirurgie* 1880, t. IV, p. 161.

Le 24, de même : le bras droit, soulevé, reste en l'air près de deux minutes. Si dans cette position le malade a besoin de se gratter, il le fait et puis reprend sa position.

Le 28, quand il tient un biscuit, une tasse dans la main droite, il les cherche et n'a pas conscience de les tenir...

Avec une lésion cérébrale constatée avec l'autopsie, ce malade nous présente deux troubles nouveaux d'orientation et d'équilibre : l'incoordination et les attitudes cataleptiformes.

L'incoordination, l'ataxie cérébrale est un symptôme capital de notre étude, qui complète le rapprochement des cérébraux et des médullaires, également désorientés. Nous en citerons plus loin de nouveaux exemples.

L'attitude cataleptiforme est un symptôme tout aussi curieux de désorientation : le malade oublie son bras en l'air. Comme le distrait, il n'a plus ses rapports normaux d'union entre son polygone et son centre O [1]. Mal orienté ou pas orienté du tout sur la position de son bras, il n'en corrige pas l'attitude forcée. De plus, il doit avoir une diminution de la sensation de fatigue qui fait encore partie de la même famille symptomatique.

11. — Voici enfin une autre cérébrale [2] très analogue au précédent.

C'est une femme de cinquante-cinq ans qui a eu une série d'attaques apoplectiformes.

A la troisième de ces attaques (hôpital Saint-Eloi, avril 1879), hémiparésie gauche avec hypesthésie. Elle présente alors des « espèces de phénomènes cataleptiques : garde ses membres supérieurs dans la position où on les met, mais plutôt par oubli de les remettre en place ».

Après la quatrième attaque, épilepsie jacksonienne avec déviation conjuguée de la tête et des yeux (1er juin 1879, Hôpital Général). Le 5, un peu d'incertitude dans la direction du bras gauche : elle a de la peine à saisir ma main que je lui présente pour la serrer.

1. Voir plus loin, dans la deuxième partie, ce que nous disons du centre O et du polygone de l'automatisme supérieur ou psychisme inférieur.
2. Observation XV in *Localisations dans les maladies cérébrales*, 3e édition, p. 326.

Cinquième attaque, le 13, avec chute. — Mort le 15 juin.

A l'autopsie, nous trouvons, dans l'hémisphère droit, un foyer de ramollissement rouge occupant : de haut en bas, le tiers inférieur de la première frontale et la moitié supérieure de la deuxième ; d'arrière en avant, les deux tiers postérieurs de ces deux circonvolutions ; en épaisseur, la partie superficielle des faisceaux supérieur et moyen.

Ce cas ne nous présente aucun symptôme nouveau : c'est l'incoordination et ce sont les attitudes cataleptiformes, déjà notées dans l'observation précédente.

Ce qui fait l'intérêt du cas, c'est l'autopsie et cette particularité que la lésion est plutôt en avant de la zone motrice périrolandique, qu'elle touche seulement.

Voici maintenant un nouvel exemple, plus complet, d'ataxie cérébrale, dans un cas d'association hystéroorganique.

12. — C'est une femme de cinquante-huit ans, entrée le 14 mai 1900 au n° 8 de la salle Achard Esperonnier.

Elle est diabétique, à 50 grammes par litre.

Depuis janvier 1896, elle présente une série de poussées avec une hémiparésie gauche qui persiste aujourd'hui.

Dans les mouvements de l'avant-bras et de la main gauches, apparaît une incoordination manifeste. Les mouvements du bras se font bien, si la main et l'avant-bras sont immobilisés sur un objet : elle peut porter un verre à la bouche. Mais, pour saisir une épingle, elle plane sur l'objet, hésite, oscille, puis s'abat sur lui et après des contorsions maladroites, elle ne réussit pas à s'en emparer.

En même temps que cette incoordination, il y a perte du sens kinesthésique.

Elle perd son membre supérieur gauche dans le lit ; les yeux fermés, elle va, pour le trouver, jusqu'à la racine du membre et se trompe grossièrement dans l'indication des positions successives qu'on lui donne.

A l'épreuve des poids, elle distingue très bien à droite l'absence ou la présence d'un poids de 10 grammes ; à gauche, même avec un poids de 30 grammes, elle ignore l'allégement.

Elle ne reconnait aucun des objets qu'on place dans sa main gauche.

A côté des symptômes ordinaires de désorientation kinétique (perte du sens stéréognostique, de la sensation de poids et d'allégement, de la notion de position des membres...) cette malade présente surtout un très bel exemple d'ataxie cérébrale posthémiplégique.

C'est le symptôme de l'incoordination, très comparable au premier aspect à l'ataxie des tabétiques, mais se développant, non chez un médullaire, mais chez un cérébral et consécutivement à une hémiplégie.

Seulement notre malade présentait des symptômes indéniables d'hystérie à côté de ces symptômes de lésion organique ; c'était un exemple de ces associations hystéroorganiques que l'Ecole de la Salpêtrière a si bien mises en lumière. ,

Cette particularité rend la discussion pathogénique du symptôme ataxie un peu incertaine. Il y a donc utilité à rapprocher le fait suivant, dans lequel il n'y avait pas d'hystérie, dans lequel la lésion cérébrale a été démontrée par l'autopsie et qui a été, je crois, le premier cas publié d'hémiataxie posthémiplégique.

13. — Ce malade [1] était entré en août 1877 à l'Hôpital Général où je l'examinai en avril 1879 : il avait eu une série d'attaques apoplectiformes et il lui restait de l'hémiplégie droite et de l'aphasie.

Voici le trouble posthémiplégique que j'observai (et qui avait débuté à une époque inconnue).

Pas d'instabilité au repos. Mais, dès que le sujet veut agir avec ses doigts, prendre par exemple un crayon pour écrire, ses doigts, au lieu de s'appliquer régulièrement sur le crayon, sont pris de contractions désordonnées, qui l'empêchent d'écrire et lui font souvent même projeter le crayon au loin. Il a toutes les peines du monde à bien placer le crayon, la pointe en bas, à l'assujettir ainsi et à écrire.

Les mêmes phénomènes se présentent quand il veut saisir

1. D'une variété non décrite de phénomène posthémiplégique (forme hémi-ataxique), *Progrès médical*, 1880, p. 927.

une épingle..., en un mot toutes les fois que les doigts ont besoin de s'adapter à un acte volontaire, un peu précis...

L'occlusion des yeux n'exagère pas ces mouvements.

J'observe le malade d'avril 1879 à février 1880, époque où il meurt de bronchopneumonie ; le phénomène posthémiplégique avait persisté avec les mêmes caractères jusqu'à la mort, s'aggravant plutôt.

A l'autopsie, je trouve trois foyers de ramollissement dans l'hémisphère gauche : le premier occupe, sur la coupe péduculo-frontale de Pitres, le haut du corps strié ; sur la coupe frontale, le noyau caudé et le haut de la couche optique, de la capsule interne et du noyau lenticulaire ; à ce même niveau, la partie inférieure de la capsule interne est jaunâtre ; — le deuxième foyer, beaucoup moins volumineux, occupe le tiers interne (ventriculaire) de la couche optique ; — le troisième, très petit, est à la partie inférieure de la couche optique sur la même coupe, confinant à la capsule interne qui est intacte.

Au point de vue clinique, c'est un exemple bien net et bien démontré d'ataxie cérébrale, d'hémiataxie posthémiplégique. Vous remarquerez l'absence de Romberg, c'est-à-dire que l'incoordination n'est nullement aggravée ni modifiée par l'occlusion des yeux.

Au point de vue anatomique, vous remarquerez qu'il ne s'agit plus ici, comme dans nos autres Observations avec autopsie (IX, X et XI), de lésion corticale ou immédiatement souscorticale, mais de lésion limitée à la région capsulaire et lenticulostriée.

Il est dès lors tout indiqué d'en rapprocher le fait suivant, dans lequel une lésion de siège analogue amena un trouble choréiforme, voisin de l'ataxie ; seulement ce trouble ne fut pas posthémiplégique, mais præhémiplégique.

14. — Il s'agit d'un homme [1] de cinquante-neuf ans, que j'ai observé en 1879.

1. Hémichorée præhémiplégique ; hémianesthésie. Foyer hémorrhagique dans le noyau lenticulaire et la capsule interne du côté opposé. *Gaz. hebdom. de méd. et de chir.*, 1879, p. 120 et *Des localisations dans les maladies cérébrales*, 3ᵉ édit., 1880, p. 278.

Le 17 janvier, à 6 heures du matin, il montait un petit escalier, ayant une fiole à la main; il veut mettre la fiole dans sa poche (?), perd l'équilibre, tombe, se blesse à la main gauche et a une hémorrhagie assez abondante.

A 2 heures et demie du soir, l'hémorrhagie s'est reproduite à la main gauche : le malade a l'air ahuri et ne répond pas aux questions qu'on lui adresse; il est paralysé du bras droit. On lie les artérioles de la main avec un succès complet.

A ce moment, il présente des mouvements incessants dans le membre inférieur droit; l'instabilité au repos est constante.

Le lendemain matin, il a une hémiplégie droite complète; les mouvements involontaires, incessants la veille, ont disparu...

Il meurt le 24 janvier et, à l'autopsie, nous trouvons un foyer hémorrhagique dans le noyau lenticulaire et la capsule interne à gauche.

Comme siège, la lésion anatomique ressemble beaucoup à celle du cas précédent; seulement elle est infiniment plus récente.

Quant au symptôme de déséquilibre, il ressemble au précédent, puisqu'ils sont, l'un et l'autre, constitués par des mouvements involontaires. Mais, à une analyse plus fine, il en diffère notablement.

Dans l'Observation XIII, rien au repos, pas d'instabilité, les mouvements anormaux n'apparaissent qu'à l'occasion des mouvements volontaires : c'est une ataxie.

Dans l'Observation XIV, au contraire, tout se passe au repos; c'est l'instabilité complète, ce sont d'incessants mouvements anormaux : c'est une chorée.

Si le symptôme XIII est comparable à l'ataxie ordinaire des tabétiques, le symptôme XIV est plutôt comparable à leur ataxie du tonus.

De plus, au lieu d'être posthémiplégique, ce dernier trouble a été plutôt prœparalytique : quand il s'est développé, le bras était déjà paralysé; mais la chorée ne s'est montrée que dans la jambe et cette jambe n'a été paralysée que le lendemain.

Vous pouvez dès à présent, au fur et à mesure que les exemples cliniques se multiplient, constater combien tous ces malades, séparés dans les pathologies ordinaires, ont un air de famille, combien leurs symptômes se ressemblent à certains points de vue, quoiqu'ils soient, les uns des médullaires (Observations I à V), les autres des cérébraux (Observations VI à XIV).

La comparaison est facile à établir entre les divers troubles présentés par ces malades disparates : ils sont tous rattachés ensemble par leurs troubles d'orientation et d'équilibre.

Pour compléter ces analogies et ces transitions d'un groupe à l'autre, voici un cérébrospinal chez lequel nous allons retrouver encore des symptômes très analogues dans l'appareil de l'équilibration.

15. — Cet homme de trente-huit ans était au n° 11 de la salle Fouquet avant les vacances.

C'est un syphilitique à histoire nerveuse complexe, mais qui, entre autres choses, présente certainement un syndrome tabétique.

Nous l'avons vu dans le service avec des crises très pénibles de douleurs fulgurantes et des crises gastriques; il a de la constriction thoracique, des zones d'anesthésie, de l'incontinence d'urine... le signe de Romberg très net à la jambe droite : quand il marche les yeux fermés, il dirige bien sa jambe gauche et mal sa jambe droite qui finit par l'entraver en passant devant l'autre.

Nous avons étudié la sensibilité kinétique de sa main droite et vous avez vu des preuves curieuses de la disparition de cette sensibilité.

Il ne distingue pas, avec la main droite, la forme, les dimensions et la nature d'un objet placé dans sa main; il ne distingue pas un objet pointu d'un objet rond ou carré, un disque en bois d'un disque en métal, le côté verre et le côté métal d'une montre...

Pour mesurer un peu ces divers troubles de sensibilité et pour analyser plus spécialement les sensibilités kinétiques, nous avons disposé une série de morceaux de bois en languettes, toutes de même largeur, mais différant les unes des autres d'un centimètre ou d'un demi-centimètre, en longueur.

Je lui en donne une série mesurant respectivement : 1/2 centimètre, 1 centimètre, 2 centimètres, 3 centimètres, 4 centimètres... — Je les brouille sur une tablette devant lui et je lui demande de les ranger, les yeux fermés, dans l'ordre de leur dimension.

Il réussit très bien avec la main gauche. La chose est absolument impossible avec la main droite (le malade n'est pas gaucher) : il lui faut des différences de 4 centimètres pour qu'il distingue le plus long morceau du plus court.

Voilà, chez un cérébrospinal et d'un seul côté, des symptômes très nets de désorientation et de déséquilibre qui représentent à la fois ce que nous avons constaté chez nos tabétiques (Romberg) et ce que nous avons constaté chez nos cérébraux (kinanesthésie ou perte du sens stéréognostique).

Ce cas nous conduit à un autre syphilitique cérébrospinal, qui est encore dans les salles et qui présente un symptôme nouveau de déséquilibre, que nous n'avons pas encore rencontré dans les observations précédentes : des crises d'entraînement.

16. — Cet homme, âgé de trente-neuf ans, est entré le 22 septembre 1900, salle Fouquet, n° 14.

D'un mot, il est atteint de pseudoparalysie générale syphilitique.

Il a eu la syphilis, il y a onze ans.

En 1892, il sent que ses jambes s'affaiblissent : elles se dérobent sous lui ; il a la sensation de marcher sur du coton. Céphalée et douleur au dos et à la nuque. Diplopie.

Il guérit, en trois mois, par le traitement spécifique.

En 1894, symptômes analogues : parésie des jambes ; il ne peut ni marcher ni se tenir debout ; il peut cependant remuer les jambes dans son lit. Les membres supérieurs sont un peu parésiés, surtout le gauche.

Il guérit après une cure à Balaruc.

En 1897, il est renvoyé de la Compagnie où il travaillait à Marseille, et a une nouvelle crise : il guérit en trois mois.

Le 20 septembre 1900, il se promenait sur l'Esplanade, à Montpellier, quand brusquement il se sent entraîné à droite par une force irrésistible, comme si, dit-il, quelqu'un le tirait fortement par le bras. Sous cette impulsion, il fait quelques pas et est près de tomber. On le secourt et, soutenu par un bras, il peut marcher et rentrer chez lui.

Il n'y a eu ni chute, ni perte de connaissance, ni même éblouissement : il s'est très bien rendu compte de l'entraînement.

A partir de ce jour, les douleurs dans le dos reprennent; il traîne les membres inférieurs et entre à l'hôpital deux jours après.

Céphalée vive; douleur dans le dos et dans la colonne vertébrale, sur toute la hauteur; membres inférieurs engourdis.

Parésie du membre supérieur gauche avec mouvements convulsifs parfois; parésie des membres inférieurs. Démarche spastique; le malade traîne la jambe gauche, raidie.

Aucune influence de l'occlusion des yeux.

Tremblement de la langue. Parole un peu difficile (dysarthrie). Il est obligé de parler lentement et en séparant les mots et les syllabes.

Exagération des réflexes rotuliens des deux côtés. Légère trépidation épileptoïde des deux côtés. Danse de la rotule[1], surtout à gauche. Le réflexe plantaire est normal : les orteils se fléchissent. Crémastérien normal. Réflexes très marqués aux membres supérieurs.

Immobilité des pupilles. La vue se trouble rapidement à la lecture. Parfois diplopie passagère.

Le malade perd souvent son urine au lit; il continue à uriner dans son pantalon, alors qu'il croit avoir fini. — Incontinence des matières fécales.

La mémoire a diminué depuis sept à huit mois. Il a l'air un peu hébété, comprend cependant assez bien...

Il a présenté, à plusieurs reprises, dans le service, des phénomènes qui rappellent l'incident de l'Esplanade. Ainsi, étant dans la cour de l'hôpital, brusquement il se sent entraîné avec

---

1. Nous définirons ces divers symptômes au chapitre de la Séméiologie.

force vers la droite. Il est ainsi obligé de courir de ce côté sur un espace d'environ 10 mètres. Il perd l'équilibre, se laisse tomber pour se relever tout de suite, sans avoir perdu connaissance.

Il conserve le souvenir de tout ce qui vient de se passer ; mais il reste hébété et ne peut répondre aux questions posées par l'entourage.

Il a eu sept à huit de ces crises en un mois.

Je n'insiste pas sur les mouvements convulsifs que présente cet homme dans son bras gauche ; c'est une sorte d'hémichorée posthémiplégique qui est déjà intéressante.

Mais je vous signale surtout ce nouveau trouble de l'orientation et de l'équilibre qu'il vous montre : ces crises d'entraînement qui sont presque de l'épilepsie procursive et qui représentent bien les phénomènes que nous verrons réalisés par l'expérimentation chez les animaux [1].

Tous les malades dont nous venons de parler étaient atteints d'une lésion organique. Une seule, le sujet de l'Observation XII, avait aussi de l'hystérie, mais de l'hystérie associée à une lésion organique indiscutable.

Voici maintenant une hystérique pure, sans association organique, qui nous présente des phénomènes curieux de désorientation et d'équilibre.

17. — Cette femme, entrée le 22 août 1900, salle Achard Esperonnier n° 10, est âgée de vingt-trois ans.

Son père est probablement mort tuberculeux.

A seize ans, elle a une première crise d'hystérie déterminée par une grande émotion morale : son père tombe d'un échafaudage et est très sérieusement blessé ; à sa vue, elle tombe en crise.

Au premier mois d'une grossesse ultérieure (qui a dû l'im-

1. Cette Leçon était faite quand est entré à la Clinique un apoplectique avec déviation conjuguée de la tête et des yeux : son Observation aurait pu figurer ici, à côté de la précédente. Car nous verrons que la déviation conjuguée appartient au même groupe de symptômes de déséquilibre que l'entraînement.

pressionner aussi moralement parce qu'elle n'est pas mariée), elle a une nouvelle crise. Les crises se renouvellent alors jusqu'au second mois qui suit l'accouchement.

Après cela, elles reviennent, provoquées par l'apparition des règles.

Elle tousse depuis deux ans.

A son entrée à la Clinique, elle a depuis quelque temps des vomissements alimentaires douloureux survenant bientôt après les repas, avec douleur épigastrique en broche et constipation ; céphalée.

Elle a des crises d'hystérie très nettes : aura en boule ; chute, perte de connaissance. Seulement elle a le temps de choisir le lieu de sa chute. Elle se débat avec des crises et des suffocations ; a des mouvements convulsifs désordonnés ; à la fin, larmes abondantes. — Ces crises peuvent être provoquées par la pression ovarienne.

Zones hystérogènes ovariennes, mammaires. Hypesthésie droite au membre inférieur, gauche pour le reste du corps. Réflexes pharyngé et conjonctivaux diminués ou abolis. Rétrécissement du champ visuel, surtout à gauche.

La malade ne peut pas se tenir debout, immobile ; elle est obligée de marcher pour conserver son équilibre. Si elle s'arrête, les jambes tremblent ; puis le tremblement se généralise. Elle est angoissée, se couvre de sueur. Sa vue se trouble. « Son estomac lui meurt », dit-elle. Elle s'affaisserait si elle ne s'accrochait à quelque chose, ne s'asseyait ou ne se remettait à marcher. Dès qu'elle marche, tous les phénomènes cessent.

C'est le véritable *équilibre du vélocipède*, suivant une expression que j'ai employée autrefois pour un cas de névrite du tibial antérieur [1].

Après un certain temps, le phénomène a augmenté d'intensité et a gagné même la marche, qui est devenue extrêmement difficile, impossible un moment.

En dehors de cela, la malade tousse depuis deux ans et a eu quelques crachats hemoptoïques. Au sommet droit, la respira-

---

1. Un cas de pseudotabes postinfectieux : paralysie symétrique postérysipélateuse du tibial antérieur. *Leçons de Clinique médicale*, t. II, p. 245.

tion est rude et l'expiration prolongée en avant ; submatité en
arrière avec les mêmes signes dans la fosse susépineuse.

Je n'insiste pas sur cette dernière particularité, qui m'intéresse cependant beaucoup, puisqu'elle a trait aux rapports de
l'hystérie avec la tuberculose ; le père de la malade a été
probablement tuberculeux et elle semble bien l'être.

Vous savez que j'ai beaucoup insisté autrefois [1] sur ce rapport. Je le crois toujours vrai et très compatible (quoi qu'on en
ait dit) avec les idées actuelles sur la tuberculose, puisque la
théorie infectieuse a fait de constants progrès pour l'étiologie
de l'hystérie et de toutes les névroses.

Vous auriez donc ici, chez cette malade, un nouvel exemple
et une nouvelle preuve de cette loi clinique de coïncidence
fréquente.

Mais le point sur lequel je veux attirer votre attention dans
cette Observation, c'est le trouble de l'orientation et de l'équilibre.

Vous avez là un bel exemple de cette astasie abasie que Blocq
a décrite avec Charcot en 1888 et que j'ai ensuite étudiée avec
vos prédécesseurs [2].

Quand cette malade ne pouvait pas se tenir debout, c'était
de l'astasie pure. Actuellement, le trouble a atteint aussi la
marche ; c'est de l'astasie abasie. Comme c'est la règle la plus
générale, ce syndrome se rencontre encore ici, chez une hystérique.

Un caractère curieux de ce symptôme de l'équilibre, très net
chez notre sujet, est la phobie qui le cause ou qui l'accompagne : angoisse, sueur froide, imminence de chute... c'est
tout à fait remarquable.

Vous avez actuellement, et vous avez eu récemment, dans le

---

1. Des rapports de l'hystérie avec les diathèses tuberculeuse et scrofuleuse,
1884. *Brain* et *Montpellier, médical*. Voir aussi : Deux cas d'hystérie provoquée
par une maladie aiguë (fièvre typhoïde et grippe) in *Leçons de Clinique médicale*, t. I, p. 414 et Etiologie infectieuse de l'hystérie in *Leçons de Clinique
médicale*, t. II, p. 557.
2. Un cas d'hystérie mâle avec astasie abasie. *Leçons de Clinique médicale*,
t. I, p. 131.

service un assez grand nombre d'hystériques, présentant
d'autres symptômes plus classiques de désorientation ou de
déséquilibre : convulsions, chorées, anesthésies... Je me contente de vous les indiquer. Il serait oiseux de rapporter ici
leurs Observations.

J'ai hâte de terminer cette série, un peu fastidieuse, de documents cliniques par l'histoire de trois malades qui vous présentent un nouveau trouble de l'orientation et de l'équilibre,
du vertige, symptôme que nous verrons être une illusion de
désorientation avec sensation de déséquilibre.

18. — C'est d'abord un homme de vingt-quatre ans, couché
au n° 6 de la salle Fouquet.

A la fin de février 1900, au début de la convalescence d'une
grippe, il a été pris d'une douleur dans la joue droite et la
région cervicale droite ; puis il a senti de la faiblesse dans les
mouvements du bras et de la jambe gauches ; les troubles de
la parole ont accompagné : la voix est devenue nasonnée et
bientôt il a éprouvé de la difficulté à avaler les aliments. La
douleur a augmenté et il est entré à l'hôpital le 23 octobre dernier.

Au premier examen il présente une attitude spéciale, un peu
soudée ; la tête est penchée en avant, légèrement inclinée sur
l'épaule droite, la face regarde en bas et à gauche.

Il nasonne en parlant et parle les dents serrées.

Pour bien avaler il doit mâcher longuement les aliments.
Parfois le bol alimentaire, surtout s'il est volumineux, est difficilement avalé ; le malade est obligé de faire des efforts successifs de déglutition souvent infructueux, les aliments remontent facilement dans les fosses nasales. Les liquides
passent bien. La dysphagie n'est pas douloureuse.

Il ouvre la bouche avec difficulté et écarte incomplètement
les mâchoires.

L'arc du voile du palais (luette et piliers) est plus grand à
droite qu'à gauche ; la partie droite restant presque immobile
quand le sujet émet un son.

Un peu d'hémiatrophie droite de la langue qui paraît déviée
à gauche et se meut moins facilement à droite.

Atrophie du masseter gauche. Trapèze et sternocleidomas-
toïdien bien moins volumineux, plus effacés à gauche qu'à droite.

Les mouvements de la tête sont difficiles et enraidis.

Hémiparésie gauche : de ce côté, atrophie de l'éminence thé-
nar et du mollet.

La marche est difficile, les jambes se raidissent souvent et il
ne peut plus avancer. Il marche toujours lentement, les jambes
écartées et raides.

Après un certain parcours (100 mètres environ), il est pris
de vertiges ; les objets se déplacent en tournant autour de lui,
la vue se trouble ; il tomberait s'il ne s'arrêtait et ne s'arcbou-
tait. Après trois à quatre minutes de repos il peut reprendre
sa marche.

Souvent, au repos, il est pris de tremblement généralisé,
déterminé ou augmenté par une émotion ; ce tremblement
passager est suspendu par un mouvement volontaire.

Exagération considérable des réflexes tendineux partout ;
danse de la rotule (surtout à gauche), trépidation épileptoïde,
réaction plantaire nulle, réflexe masseterin très marqué.

Abolition (sans anesthésie) du réflexe pharyngé.

Il voit mal de l'œil gauche, accuse parfois une diplopie
passagère.

Miction un peu lente ; besoin d'uriner seulement quand la
vessie est distendue par l'urine.

Le diagnostic est un peu malaisé au milieu de ces divers
symptômes.

Cependant on arrive facilement à tout réduire à trois
symptômes : symptômes bulbaires ou mésocéphaliques (qui ont
marqué le début), symptômes amyotrophiques, symptômes
pyramidaux.

Et on arrive alors au diagnostic de sclérose latérale amyotrophique à début bulbaire.

C'est là un type clinique très net : la sclérose latérale
amyotrophique, ou maladie de Charcot, a été dégagée de la
masse des atrophies musculaires progressives et est même
devenue beaucoup plus fréquente que l'ancien type Aran-
Duchenne. Puis, à côté du type classique de sclérose latérale

amyotrophique à marche ascendante, on a décrit le type, plus rare, à début bulbaire, qui était antérieurement compris dans la paralysie labioglossolaryngée de Duchenne.

Chez notre malade, retenons surtout les vertiges. Ce symptôme de désorientation est important chez lui au point de vue pathogénique, parce que notre homme a tous les signes qui permettent de diagnostiquer une lésion mésocéphalique.

Car la sclérose latérale amyotrophique répond à la lésion des cornes antérieures de la moelle et des noyaux bulbaires moteurs d'une part, du faisceau pyramidal sousprotubérantiel de l'autre.

19. — Voici maintenant une femme de trente et un ans, qui est entrée le 31 octobre 1900, dans la salle Achard Esperonnier, où elle est encore.

Ses antécédents sont chargés : fièvre typhoïde à quinze ans, fausse couche à vingt et un ; accouchement normal à vingt-deux ans, avec hémorrhagie de la délivrance et convalescence longue.

A vingt-quatre ans, fatigue générale extrême, courbatures avec douleurs lombaires, vomissements.

A vingt-neuf ans, nouvelle crise de vomissements et de diarrhée pendant deux mois.

Il y a huit mois, adénite cervicale.

En avril 1900, elle se sent beaucoup plus faible ; les forces s'en vont ; douleurs rénales intenses, céphalée, insomnie, diarrhée, vomissements ; essoufflements ; pollakiurie ; urines peu abondantes ; miction douloureuse ; règles supprimées ; leucorrhée. Crampes dans les mollets, fourmillements dans les membres inférieurs et les mains, diplopie passagère.

On constate, dès son entrée, une décoloration extrême des téguments ; la peau et les muqueuses sont très pâles. La face est bouffie, œdématée ; paupières boursouflées. Œdème généralisé aux mains, aux membres inférieurs, à la paroi de l'abdomen.

Les cheveux sont rares et courts ; les poils des sourcils très clairesmés, poils du pubis disparus.

Hypoazoturie : 6 gram. 50 d'urée par 24 heures ; hypochlorurie : 6 gram. 60 par 24 heures ; traces d'albumine.

Pouls à 80 ; léger dédoublement diastolique.

Sang pâle, décoloré ; peu riche en hémoglobine : un globule blanc pour 50 globules rouges à un premier examen ; plus tard un pour 120 ; plus tard encore, un pour 300.

Quand la malade se dresse sur son lit pour se lever, le vertige apparaît : les objets se déplacent circulairement autour d'elle comme si la salle tournait autour d'un axe perpendiculaire à son lit. — Assise sur son lit, elle a la sensation d'être sur un bateau qui se déplace et oscille.

Quand elle est allongée, ces phénomènes cessent. — Au contraire, si elle essaie de se lever et de s'habiller, le vertige augmente, la vue se trouble ; elle perd l'équilibre et tomberait si elle ne s'appuyait et ne se retenait au lit.

Le diagnostic basé sur le premier symptôme noté, a d'abord été : leucemie. Mais le symptôme leucocytaire a disparu, pendant le traitement, sans que la malade fût guérie. J'ai posé alors le diagnostic de chlorobrightisme, que je crois toujours le plus vraisemblable.

Notez en passant ce fait intéressant : c'est que dans la formule urinaire l'albumine n'a pas besoin de figurer en quantité considérable : il suffit, comme ici, d'une petite quantité d'albumine, quand il y a en même temps de l'hypoazolurie. Et nous avons eu une autre preuve de l'altération rénale et de l'insuffisance de cet organe dans ce fait qu'une stomatite terrible est survenue après un essai de traitement spécifique, alors qu'elle n'avait encore pris qu'une pilule ou deux de 5 centigrammes de protoiodure d'hydrargyre[1].

Le fait important à retenir pour notre sujet chez cette malade est le vertige.

Le chlorobrightisme et le Bright scléreux appartiennent à la famille des artérioscléroses et vous savez que nous constatons souvent dans les salles le vertige des artérioscléreux que nous avons étudié ensemble autrefois[2].

1. Je crois qu'une bonne part des cas d'intolérance médicamenteuse doit être attribuée à de l'insuffisance hépatique ou surtout rénale.
2. Le vertige cardiovasculaire ou des artérioscléreux. *Leçons de Clinique médicale,* t. I, p. 522.

Cette malade en est un nouvel exemple. Nous aurions pu les multiplier; car nous en avons toujours deux ou trois cas par trimestre.

20. Je rapprocherai enfin de ces faits un cas de lésion du cervelet, que j'ai observé autrefois [1] et dans lequel le vertige faisait presque tout le tableau symptomatique.

Un tuberculeux présente de la céphalée, du nystagmus et de fréquents accès de vertige, qui à certains moments deviennent extrêmement pénibles.

Dès que le malade se soulève ou est soulevé, il pousse des cris ; tout tourne autour de lui, tout lui manque ; il est pris de terreur et hurle. Il ne peut pas quitter l'oreiller sans être pris de ces affreux vertiges. — Vomissements.

A l'autopsie, deux foyers d'hémorrhagie, l'un dans le cervelet, à la partie antérieure du lobe moyen, l'autre dans le pédoncule cérébelleux moyen droit.

Je viens de vous résumer l'histoire de vingt malades qui, à première vue, paraissent bien disparates et dont le rapprochement étonne dans une leçon clinique.

Ce sont en effet : des maladies de la moelle, comme nos tabétiques des Observations I, II, III et IV ou le myélitique diffus de l'Observation V ; des maladies du cerveau comme dans nos Observations VI à XIV (lésions de l'écorce ou de la région sous-corticale ou lésions de la région capsulaire) ; des maladies cérébrospinales (Observations XV et XVI) ; des maladies du bulbe (Observation XVIII) ou du cervelet (Observation XX) ; des névroses (Observation XII et surtout XVII) ; des maladies artériorénales (Observation XIX).

Classiquement tous les malades appartiennent à des chapitres très divers et épars de la Pathologie.

En réalité, ils ont un lien commun qu'il est facile de dégager : chez tous il y a quelques symptômes qui se rattachent à la pathologie de cet appareil de l'orientation et de l'équilibre que

---

1. *Montpellier médical,* 1878, et Observ. XIII *bis,* p. 320 in *Localisations dans les maladies cérébrales,* 3· édit., 1880.

nous voulons étudier. C'est là ce qui en justifie le rapprochement.

Ainsi chez les uns (Observations VI, VII, VIII, IX, XII, XIV) nous constatons, à des degrés divers, des troubles du sens musculaire (sensation de position de leurs membres ou des segments de membres, sensation des mouvements actifs ou des mouvements passifs communiqués, sensation de résistance et d'allégement, sens stéréognostique) : tous ces malades, plus ou moins kinanesthésiques, s'orientent mal sur les objets environnants, orientent mal leurs membres...

Certains (Observations III, VIII, IX) arrivent à perdre leurs membres dans leur lit.

D'autres localisent mal les sensations perçues, orientent mal les impressions périphériques (Observations II, VII, IX) et cela jusqu'à l'allochirie, c'est-à-dire jusqu'à orienter à droite ce qui se passe à gauche.

Deux (IV et V) ont des troubles de l'ouïe, ce sens dont nous verrons le rôle capital dans l'orientation et l'équilibre.

Cette sensation musculaire particulière, qui est l'origine de la fatigue et qui est un facteur important de l'équilibration, est troublée en moins (diminution de la sensation de fatigue) dans l'Observation X ou en plus (lassitude rapide) dans l'Observation III.

Beaucoup éprouvent des troubles, non plus seulement de l'orientation, mais aussi de l'équilibre.

L'hystérique de l'Observation XVII ne peut pas se tenir debout immobile, conserver son équilibre au repos et plus tard dans la marche.

Nos malades V et XI présentent des attitudes cataleptiformes, qui sont des troubles bizarres de déséquilibre ou d'équilibre maladif.

Certains ont de vraies crises d'entraînement ; des mouvements de déséquilibre hyperkinétique (Observations IX et XVI) et on peut en rapprocher ceux qui ont du déséquilibre par convulsions (Observations XVI et XVII) ou par chorée (Observation XIV).

Chez un très grand nombre de ces malades nous avons noté de l'ataxie ou de l'incoordination motrice ; tels les tabétiques

(I, II, III et IV) et les cérébraux (X, XI, XII et XIII). Chez certains d'entre eux l'équilibre est aussi brusquement rompu par des dérobements subits (Observation I).

Beaucoup voient le déséquilibre naître ou s'aggraver par l'occlusion des yeux ou dans l'obscurité(Observations I, II, III, IV, V, XV).

La déséquilibration peut porter aussi sur le tonus et l'équilibre être rompu au repos. Chez nos malades II, IV et V le tonus était troublé, hypotonie ou ataxie ; chez l'un d'eux, au point de faire une vraie chorée médullaire.

Enfin chez quatre de nos malades (IX, XVIII, XIX et XX : et nous aurions pu facilement en augmenter le nombre) nous avons constaté ce trouble profond de l'orientation et de l'équilibre, que nous étudierons à fond sous le nom de vertige.

Vous voyez que la parenté est réelle entre tous ces cas.

En vous plaçant à notre point de vue spécial, vous pouvez très bien rapprocher :

Le tabétique, qui se tient mal, marche à faux, perd facilement l'équilibre, a besoin de toute son attention pour ne pas tomber, se sert de ses yeux comme de béquilles, égare ses membres dans son lit... ;

Le cérébral, qui, les yeux fermés, cherche vainement son bras paralysé que j'ai déplacé, oublie son bras en l'air, a de la véritable incoordination motrice... ;

Le cérébrospinal qui est entraîné vers un côté comme les pigeons de Flourens... ;

L'hystérique qui, comme le vélocipède, ne peut garder son équilibre qu'en marchant... ;

Le vertigineux qui a des crises de désorientation violente, qui peut aboutir au déséquilibre complet et à la chute...

Donc, tous nos malades, quelque dissemblables qu'ils puissent paraître au premier abord, appartiennent bien par leurs symptômes à la même famille.

Remarquez de plus que nous n'avons pas là des exemples de tous les symptômes de l'orientation et de l'équilibre. Nous n'avons pris que des malades actuellement ou récemment sous nos yeux. Nous n'avons que des types.

Vous pouvez donc prévoir la complexité et la variété de cette symptomatologie de l'orientation et de l'équilibre, l'importance clinique de cette séméiologie et l'utilité de l'étude, dont nous terminons là *l'Introduction documentaire*.

Il est indispensable de résumer maintenant quelques notions anatomophysiologiques sur l'appareil nerveux de l'équilibration

DEUXIÈME PARTIE

NOTIONS ANATOMOPHYSIOLOGIQUES SUR L'APPAREIL NERVEUX DE L'ORIENTATION ET DE L'ÉQUILIBRE.

« L'équilibre, dit Brissaud [1], est une fonction absolument à part. »

Rien n'est plus vrai. C'est une fonction qui ne se confond avec aucune autre, pas même avec la fonction labyrinthique, quoi qu'on en ait dit.

Cette fonction à part a un appareil nerveux à part qu'il faut connaître.

Seulement on doit bien se rappeler que cet appareil nerveux (comme tous ceux qui intéressent le clinicien) ne tire son unité et son individualité que de l'unité de sa fonction.

Vous savez combien les groupements d'anatomie topographique sont peu utiles au clinicien [2]. Le neurologue qui se baserait sur ces groupements géographiques imiterait les pathologistes arriérés qui étudieraient encore ensemble les appareils génital et urinaire.

Donc, l'appareil nerveux de l'orientation et de l'équilibre

---

1. Brissaud. Leçons sur les maladies nerveuses, t. I, 1895, p. 285.
2. Voir l'Anatomie clinique générale du système nerveux in Leçons de Clinique médicale, t. III, p. 680.

existe. Mais il n'est spécialisé que dans son groupement en vue d'une fonction.

Attendez-vous donc à voir ce groupe formé d'éléments nerveux qui peuvent appartenir aussi à d'autres groupes fonctionnels.

En d'autres termes, ce n'est pas la dissection qui pourra spécifier, caractériser et séparer les éléments constitutifs de cet appareil complexe. Il n'y a que deux voies d'analyse et de détermination de cet appareil : l'expérimentation chez les animaux et la maladie chez l'homme.

Car, comme le physiologiste chez l'animal, et souvent mieux que lui, la maladie dissèque ces éléments chez l'homme, les détruit isolément, systématiquement, apprend ainsi à les distinguer, parce qu'elle permet de constater cliniquement le trouble correspondant à la lésion réalisée.

Donc tout ce que nous savons sur le chapitre actuel vient de la méthode physiologique et surtout de la méthode anatomoclinique.

Cela posé, voyons successivement ce qu'il faut entendre par *orientation* et par *équilibre*.

L'*orientation* est une faculté complexe qu'on ne peut comprendre qu'en l'analysant.

1. — Nous avons d'abord la faculté de reconnaître la position respective des diverses parties de notre corps, les unes par rapport aux autres ; nous pouvons dire si notre jambe est fléchie ou étendue, si nous étendons un bras ou un pied.

C'est le *sens des attitudes segmentaires* de Pierre Bonnier [1].

2. — Nous avons, en second lieu, la faculté de reconnaître la position dans l'espace de notre corps entier : savoir si nous sommes couchés, debout, en mouvement, en rotation...

C'est l'*orientation subjective directe* de Pierre Bonnier.

3. — Enfin nous avons la faculté d'orienter les objets qui nous

---

1. On consultera avec grand fruit (comme je l'ai beaucoup fait moi-même) l'œuvre entière de Pierre BONNIER. Voir plus spécialement les trois publications suivantes : *Vertige*. Bibliothèque CHARCOT-DEBOVE, 1894 ; *L'Orientation*. Scientia, Série biologique, n° 9, 1900 ; *L'Oreille*. 5 volumes de l'Encyclopédie des Aide-Mémoire de Léauté. Sect. a du Biologiste.

entourent, soit entre eux, les uns par rapport aux autres, soit par rapport à notre corps : savoir les dimensions, la forme, la distance des objets, leur éloignement de notre corps...

C'est l'*orientation objective* de Pierre Bonnier.

A cette faculté se rattache ce que, plus ou moins improprement, on appelle *sens de l'espace,* qu'il ne faut donc pas confondre avec le sens de l'équilibre dont il est simplement une partie, et encore moins avec le sens musculaire qui répond à l'orientation subjective.

Je ne veux pas vous parler ici de l'*orientation lointaine,* celle des pigeons voyageurs.

C'est une partie de l'orientation objective (sens de retour) qui n'intéresse que peu la physiopathologie humaine [1]. Chez l'homme, cette faculté est représentée seulement par l'emmagasinement et la mémoire (dans les centres que nous étudierons) des images d'orientation subjective et objective.

En somme, l'orientation est une sorte de jugement, conscient ou non, résultant d'une série de sensations qui nous renseignent sur la position des diverses parties de notre corps les unes par rapport aux autres, sur la position de notre corps dans l'espace, sur la position des objets environnants les uns par rapport aux autres et par rapport à notre corps.

Il est indispensable de vous faire remarquer ici, que c'est là une question de *physiopathologie* et pas de *philosophie,* pas même de *psychophysiologie.*

Il y a un côté philosophique de la question ; c'est la formation de l'idée d'espace, l'importance des divers sens dans la formation de cette idée abstraite... Nous laissons cela aux philosophes [2] et serions du reste incompétents. Nous ne nous occupons ici que de la question vraiment physiologique de l'orientation du corps.

Ce n'est pas à dire que ces études biologiques n'intéressent pas le philosophe. Je crois, au contraire, qu'elles font partie de ces chapitres introductifs à la psychologie que les philosophes

---

1. Voir : Pierre Bonnier. *L'orientation,* p. 75.
2. Voir : Dunan. *Théorie psychologique de l'espace.* (Félix Alcan, 1895.)

d'aujourd'hui ne peuvent plus ignorer et que je voudrais voir enseigner dans les Facultés de lettres [1].

Mais enfin retenez que nous n'empiétons en rien, dans ces Leçons, sur le domaine réservé de la philosophie : nous faisons uniquement œuvre de biologiste et rien de plus.

L'équilibre est la conséquence et la résultante de l'orientation.

D'après les sensations d'orientation, des ordres (conscients ou automatiques) vont influencer les contractions, les relâchements et le tonus musculaire. Le résultat de l'exécution de ces ordres est l'équilibre, soit des diverses parties du corps les unes par rapport aux autres, soit du corps entier dans l'espace environnant.

Cet équilibre, qui est une fonction constante, doit être maintenu, que le corps soit au repos ou qu'il soit en mouvement.

Il y a donc là, à vrai dire, deux fonctions différentes qui se complètent : une fonction *centripète* d'orientation et une fonction *centrifuge* d'équilibre, l'ensemble des deux formant une fonction plus complexe que l'on peut appeler la fonction *d'équilibration*.

Je vous dois, en passant, quelques mots d'explication sur ces expressions, d'apparence un peu surannée, de fonction ou d'appareil *centripète* et de fonction ou d'appareil *centrifuge*.

Autrefois c'était très simple : il y avait des appareils nerveux centripètes et des appareils nerveux centrifuges. Ainsi les appareils de sensibilité générale et tous les appareils sensoriels étaient dits appareils centripètes ; l'appareil moteur était dit appareil centrifuge.

Aujourd'hui les choses apparaissent beaucoup plus compliquées.

Tout appareil nerveux, quel qu'il soit, est formé de voies dans les deux sens, centripète et centrifuge. Chaque appareil, réductible à une colonie ou à un système de neurones, est construit comme le neurone lui-même. Or, le neurone a toujours ses prolongements protoplasmatiques ou voies centri-

---

1. Voir mon Etude sur le Vertige ; Etude physiopathologique de la fonction d'orientation et d'équilibre. *Revue philosophique,* 1901.

pètes et ses prolongements cylindraxiles ou voies centrifuges.

Ainsi, dans l'appareil nerveux de la motilité, à côté des voies centrifuges motrices, il y a les voies kinesthésiques centripètes tout aussi importantes que les premières pour le bon fonctionnement de l'appareil.

De même, tous les appareils sensoriels ont, à côté des voies sensorielles centripètes, des voies centrifuges motrices de première importance. Ainsi celui de la vue, par exemple, a des nerfs directeurs du regard, des nerfs de l'accommodation, des nerfs de protection de l'œil... sans lesquels la vision ne s'exercerait pas normalement.

Donc, tous les appareils nerveux ont des voies dans les deux sens ; donc, à proprement parler, ils sont tous à la fois centripètes et centrifuges.

Seulement chaque appareil a, malgré tout, une fonction finale qui, elle, est centripète ou centrifuge.

Ainsi l'appareil de la vision a évidemment pour aboutissant fonctionnel final l'arrivée au cerveau (centre) d'une impression lumineuse venue de l'extérieur (périphérie). Donc, quoiqu'il ait des voies dans les deux sens, c'est un appareil à fonction finale centripète.

De même, l'appareil de la motilité a évidemment pour aboutissant fonctionnel final l'exécution à la périphérie d'un ordre venu du centre. Donc, quoiqu'il ait des voies dans les deux sens, c'est un appareil à fonction finale centrifuge.

Donc, et sous le bénéfice de ces observations indispensables, nous pouvons conserver pour les appareils nerveux l'ancienne classification en appareils centrifuges et en appareils centripètes — en spécifiant que cela veut dire appareil à fonction finale centripète et appareil à fonction finale centrifuge (quoique chacun de ces appareils contienne à la fois des voies centripètes et des voies centrifuges).

C'est dans ce sens que nous disons que l'appareil d'orientation est un appareil centripète (à fonction finale centripète) et l'appareil d'équilibre est un appareil centrifuge (à fonction finale centrifuge).

Il y a donc un appareil d'équilibration formé de *voies cen-*

tripètes d'orientation, de *voies centrifuges d'équilibre* et de *centres.*

La fonction d'équilibration peut, suivant les cas, être consciente et volontaire ou automatique et réflexe. Il y aura donc des centres de plusieurs ordres : centres supérieurs corticaux pour les actes conscients et volontaires, centres automatiques et réflexes (à diverses hauteurs) pour les actes inconscients et involontaires.

Nous devons, par suite, étudier successivement les voies centripètes de l'orientation, les voies centrifuges de l'équilibre et les centres de l'équilibration.

1. — Voies centripètes d'orientation.

A. Voies kinesthésiques et sensitives générales; leur séparation dans la moelle; leur double trajet, direct et indirect (cérébelleux) ; leur aboutissant cortical.

B. Voies labyrinthiques : nerfs cochléaire (auditif) et vestibulaire (kinesthésique de la tête).

C. Voies optiques : visuelles et kinesthésiques.

Résumé et voies accidentelles (pathologiques) d'orientation (pneumogastrique...).

Les voies centripètes d'orientation sont nombreuses. Nous en distinguerons trois principales : les voies kinesthésiques et de la sensibilité tactile, les voies de l'appareil labyrinthique et les voies optiques.

Chez l'homme, dont nous nous occupons exclusivement, l'odorat et le goût interviennent peu. Il n'en est pas de même chez d'autres animaux; notamment pour l'odorat.

A. — *Voies kinesthésiques et sensitives générales.*

Les voies kinesthésiques sont celles de la fonction que, depuis Charles Bell, on appelle *sens musculaire*.

Les mots pour désigner cet appareil et cette fonction sont nombreux et variés; il faut que vous les connaissiez pour ne pas vous égarer dans la lecture des divers auteurs.

Je vous citerai les suivants : sens musculaire (Charles Bell, 1826), conscience musculaire (Duchenne, 1854), sensation ou sentiment d'activité musculaire (Gerdy, 1837, Landry, 1852), sens des attitudes (Cherechewsky, 1897), sens du mouvement (Bain, 1855, Bastian, 1869), sens stéréognostique (Hoffmann, 1883), sens de la force (Weber, 1834), sens de l'innervation

(Wundt, 1862), faculté locomotrice ou sens de l'énergie mentale motrice (Hamilton, 1870), toucher actif (Dana, 1894)...

Pour ma part, j'aime mieux l'expression *fonction kinesthésique* et *appareil nerveux kinesthésique.*

Cependant on peut, en langage courant, continuer à employer le mot très habituel de *sens musculaire,* à la condition formelle d'enlever à ce terme toute signification étymologique. Car ce n'est pas là un *sens* spécial (ou du moins c'est une notion fort discutable) et l'origine des impressions kinesthésiques n'est pas exclusivement *musculaire.*

Que faut-il donc entendre par fonction et appareil kinesthésiques?

L'appareil nerveux de la motilité comprend des voies centripètes, tout aussi nécessaires au fonctionnement régulier de l'appareil kinétique que les voies centrifuges, vraiment motrices. Ces voies centripètes (appareil nerveux kinesthésique) ont pour fonction de transmettre les impressions kinesthésiques (Bastian) aux neurones moteurs des divers étages.

L'appareil kinesthésique renseigne donc, sur l'état de la motilité au-dessous, soit les neurones des réflexes bulbomédullaires, soit les neurones des réflexes supérieurs (polygone inférieur) soit les neurones de l'automatisme psychologique (polygone cortical ou supérieur), soit les neurones du psychisme supérieur O [1].

Et, à chaque étage, les neurones kinesthésiques reçoivent aussi les impressions des neurones moteurs du même étage et les transmettent en haut comme les impressions reçues de plus bas.

Les voies kinesthésiques sont distinctes des voies de sensibilité générale, mais très voisines sur une grande partie de leur trajet.

Par ces voies kinesthésiques et de sensibilité générale nous avons une série d'impressions utiles pour l'orientation : la no-

1. Voir, sur tous ces mots, le troisième paragraphe de cette même seconde partie.

tion de position des diverses parties de notre corps, l'état des muscles en contraction ou en relâchement, l'état du tonus (ce que Pierre Bonnier appelle l'attitude segmentaire)... et aussi l'existence, la distance, l'étendue, la forme, le poids, la résistance... de tous les objets environnants, à portée de notre main, qui sont par là les points de repère de notre orientation générale.

Ces voies[1] sont : les nerfs sensitifs, venus du tronc et des membres, les ganglions spinaux rachidiens (protoneurone sensitif direct); — les racines postérieures, les cordons postérieurs (faisceaux de Goll et de Burdach), le faisceau cérébelleux ascendant; — les cornes grises postérieures, la colonne de Clarke, les noyaux bulbaires de Goll et de Burdach (premiers neurones de relais).

Vous suivrez facilement toute cette géographie de la moelle sur le schéma 1 qui représente une coupe transversale.

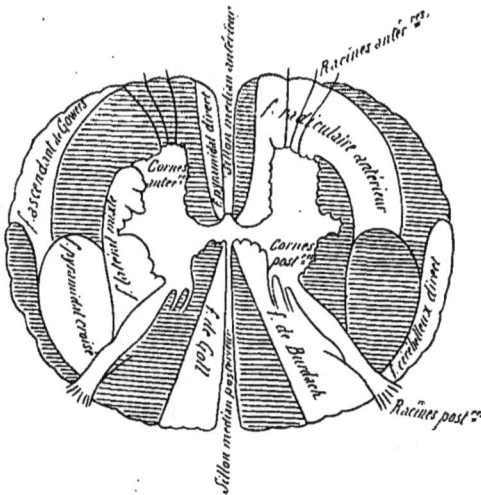

Schéma 1.
Coupe transversale de la moelle (d'après TESTUT).

Les voies kinesthésiques se confondent-elles, dans la moelle, avec les voies sensitives générales?

1. Voir notre Anatomie clinique des centres nerveux. *Actualités médicales*, p. 17 et le tableau IV, p. 72.

L'Anatomie est muette, la Physiologie hésite, la Clinique répond nettement : non.

La Clinique s'appuie, pour répondre ainsi, sur les faits de lésion médullaire (et ils sont nombreux) dans lesquels non seulement les troubles sensitifs et les troubles kinesthésiques ne sont pas parallèles, mais dans lesquels, de ces troubles, les uns existent, les autres n'existent pas. Tels sont certains tabétiques qui ont la sensibilité générale très bien conservée et la sensibilité kinétique plus ou moins profondément altérée.

Bien plus, on décrit depuis Brown Sequard, sous le nom d'hémiparaplégie spinale croisée, des faits dans lesquels une lésion d'une moitié (transverse) de la moelle, entraîne de la paralysie motrice d'un côté et de l'anesthésie de l'autre.

Eh bien ! chez ces malades le sens musculaire est aboli, non pas du côté où la sensibilité générale est supprimée, mais du côté opposé, c'est-à-dire du côté où la motilité est abolie. Donc les voies kinesthésiques et les voies sensitives générales sont distinctes dans la moelle.

Une lésion unilatérale de la moelle entraîne, en somme, des troubles de sensibilité générale *croisés* et des troubles kinesthésiques *directs* (comme les troubles moteurs). Donc les voies sensitives générales s'entre-croisent dans la moelle même, tandis que les voies kinesthésiques s'entre-croisent plus haut, au niveau des pyramides ou du bulbe (comme les voies motrices).

Voilà la conclusion nette et ferme contre laquelle toutes les expériences physiologiques ne peuvent rien prouver.

On a cependant accumulé de très nombreuses et très sérieuses objections contre cette manière de voir, depuis Vulpian jusqu'à Déjerine ; au point qu'elles ont ébranlé les convictions de Brown Sequard lui-même qui, à la fin de sa vie, a abandonné ses premières idées [1].

Mais les expériences physiologiques les plus contradictoires (et je reconnais qu'il y en a) sont, dans l'espèce, passibles de deux objections : 1° Rien ne prouve que chez les animaux les

---

1. Voir, pour cette discussion, notre Diagnostic des maladies de la moelle. *Actualités médicales*, p. 54.

choses se passent comme chez l'homme, pour une fonction aussi élevée et aussi perfectionnée que la kinesthésie et la sensibilité tactile ; 2° Il faut se méfier des suppléances : quand je dis que les impressions kinétiques et les impressions sensitives suivent les voies indiquées ci-dessus, je veux dire qu'elles les suivent *habituellement*, normalement. Mais anormalement, *pathologiquement,* il peut se créer des voies différentes.

Ainsi, il y a une fameuse expérience qu'on objecte classiquement à tous les essais de localisation des voies sensitives dans la moelle : on sectionne successivement à diverses hauteurs des fragments de moelle, de sorte que toutes les parties d'une tranche de moelle sont atteintes, à un étage ou à un autre ; dans ces conditions les impressions sensitives continuent à passer, suivant une sorte de chemin en zigzag. De là, on induit avec quelque vraisemblance, que les voies médullaires de transmission sensitive sont *quelconques,* qu'il n'y a pas de voies spéciales pour la conduction sensitive intra-médullaire.

La conclusion n'est pas rigoureuse. Cette expérience prouve que la transmission quelconque et que la voie en zigzag sont *possibles ;* mais elle ne prouve pas du tout que les choses se passent ainsi *habituellement*, physiologiquement, avant tout traumatisme expérimental, même chez l'animal qui est en observation.

Pour le clinicien, il n'y a qu'une Anatomie et une Physiologie ; c'est celle qui est établie sur ce fait : tant que telle région est intacte, une fonction donnée est normale ; dès que cette même région est détruite, cette fonction est supprimée.

Appliquez cette loi, qui est la base de la méthode anatomo-clinique, à la question qui nous occupe ; la conclusion sera formelle : la lésion d'une moitié transverse de la moelle abolit la sensibilité kinétique du même côté et la sensibilité générale de l'autre côté ; donc, à ce niveau, les voies kinesthésiques sont distinctes des voies sensitives, les premières ne sont pas encore entre-croisées, tandis que les secondes le sont.

Donc, voici le trajet dans la moelle des impressions sensitives et kinesthésiques.

Du protoneurone sensitif (ganglion rachidien), elles vont au

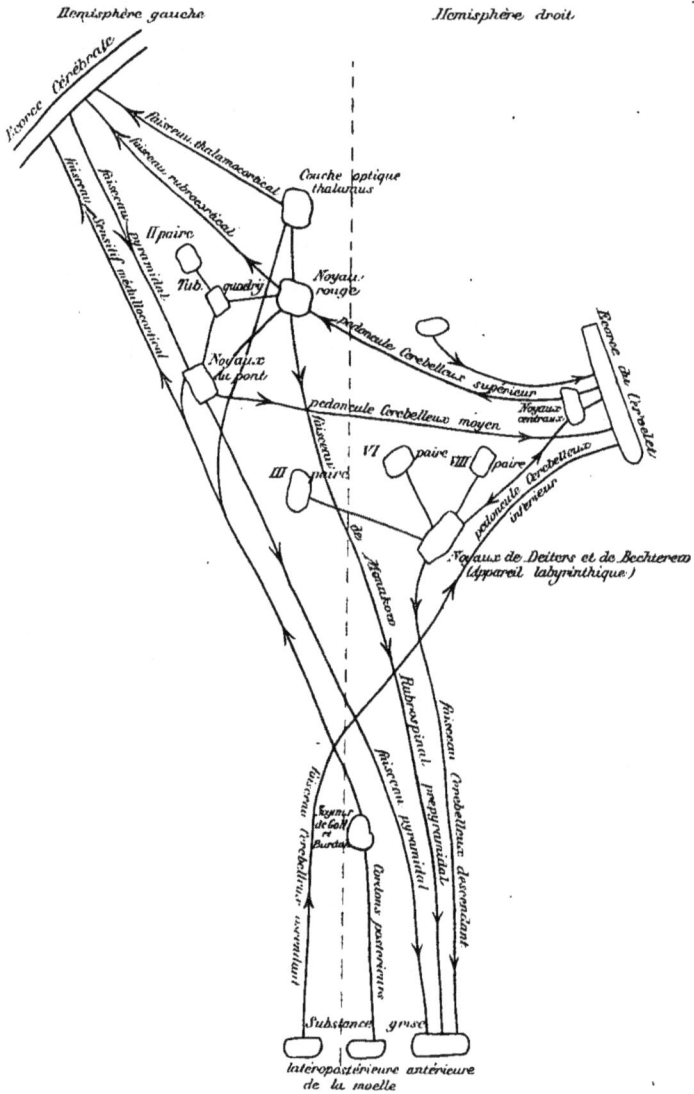

Schéma 2.

Appareil nerveux de l'orientation et de l'équilibre.

premier neurone de relais formé sur toute la hauteur de l'axe médullobulbaire par la substance grise postérieure et la colonne de Clarke, plus haut par les noyaux de Goll et de Burdach (terminaison bulbaire des colonnes grises postérieures).

Les communications, soit entre les protoneurones de réception et les premiers neurones de relais, soit entre les divers premiers neurones de relais, se font par les cordons postérieurs (faisceaux de Burdach et de Goll, entre le sillon longitudinal postérieur et les cornes grises postérieures) et par le faisceau cérébelleux ascendant ou direct (à la partie postero externe du cordon latéral, en dehors du faisceau pyramidal croisé et en arrière du faisceau de Gowers [1]).

Toutes ces voies s'entre-croisent : les unes dans la moelle (impressions tactiles), les autres dans le bulbe (impressions kinesthésiques).

Que deviennent-elles ensuite ?

Les premières (venues des cordons postérieurs [2]) trouvent un deuxième neurone de relais dans la protubérance. Puis, constituant le ruban de Reil médian, elles passent dans le pédoncule et ensuite dans la partie postérieure du bras postérieur de la capsule interne [3].

A ce niveau, on discute beaucoup (Déjerine) pour savoir si les fibres vont directement à l'écorce cérébrale ou passent par la couche optique.

Il est probable qu'il y a des voies des deux genres : une partie va directement à l'écorce et constitue le faisceau médullocortical, l'autre partie trouve un troisième neurone de relais dans la couche optique et va ensuite à l'écorce par le faisceau thalamocortical : tout cela est représenté sur le schéma 2.

Dans ce trajet (mésocéphale, pédoncule et capsule), les voies sensitives générales et les voies kinesthésiques paraissent confondues ou tellement voisines que l'on ne peut pas les

1. Voir le schéma 1, p. 55.
2. Voir le schéma 2, ci-contre.
3. Voir plus loin le schéma 4.

dissocier et la maladie ne paraît pas pouvoir les altérer séparément.

A l'écorce, au contraire, et dans la partie du centre ovale,
immédiatement sous-corticale, la dissociation reparaît : les
centres de kinesthésie sont très voisins des centres de sensibilité
générale ; mais ils sont distincts.

Je vous ai cité en effet plus haut des cérébraux (Observations
VI et VIII notamment) chez lesquels la sensibilité générale
étant très bien conservée, la sensibilité kinesthésique était
profondément troublée.

Nous citerons plus loin les faits physiologiques et les faits
cliniques, avec autopsie, qui établissent que la zone corticale
de sensibilité générale est la zone périrolandique (circonvolutions frontale ascendante et pariétale ascendante, lobule
paracentral : lèvres du sillon de Rolando) et que la zone
corticale kinesthésique occupe la même région et, en plus, en
arrière de cette zone, une assez grande partie du lobe
pariétal.

A cette zone corticale arrivent le faisceau médullocortical et
le faisceau thalamocortical qui sont croisés.

Voilà pour les cordons postérieurs.

L'autre voie, faisceau cérébelleux direct ou ascendant, est
plus compliquée et forme une voie indirecte médullocérébello-
corticale.

La colonne de Clarke [1] forme plus spécialement, dans la
moelle, le premier neurone de relais de ce faisceau.

Au-dessus de la moelle il s'entre-croise et va au cervelet par
le pédoncule cérébelleux inférieur. Le cervelet en constitue le
deuxième neurone de relais.

Du cervelet, les impressions vont, par le pédoncule cérébelleux supérieur, à un troisième neurone de relais, le noyau
rouge dont nous reparlerons tout à l'heure, quand nous ferons
l'étude des centres.

De ce noyau rouge, une partie va directement à l'écorce
cérébrale par le faisceau rubrocortical ; une autre partie passe

---

1. Suivre toujours tout cela sur les schémas 1 et 2. p. 55 et 58.

par la couche optique qui constitue un quatrième neurone de relais et va de là à l'écorce par le faisceau thalamocortical.

C'est à la même zone périrolandique et pariétale, comme les impressions venues par les cordons postérieurs, que vont les impressions venues par cette voie détournée.

Un coup d'œil sur le schéma 2 montre que cette voie est directe, entre la périphérie et l'écorce, avec une anse ou boucle (dans le cervelet) du côté opposé.

On sait aujourd'hui que ces boucles de voies nerveuses de l'autre côté de la ligne médiane constituent une disposition fréquente.

On m'a autrefois beaucoup reproché d'avoir supposé une boucle semblable dans un schéma optique (que j'ai d'ailleurs abandonné). Landouzy et tout le monde avec lui en admettent une analogue pour les rotateurs de la tête. Brissaud en a supposé aussi pour la sensibilité. .

D'ailleurs aujourd'hui la chose est bien plus facile à comprendre qu'autrefois : il ne s'agit plus d'admettre un faisceau unique, allant ainsi successivement de gauche à droite pour revenir encore de droite à gauche.

En somme il y a là une série de neurones à la suite les uns des autres.

Ainsi pour les voies indirectes de la sensibilité (médullocérébellocorticales) il y a : un protoneurone de réception direct ganglion spinal), un premier neurone de relais (colonne de Clarke) dont les prolongements traversent la ligne médiane pour aller rencontrer ceux du deuxième neurone de relais (cervelet), les prolongements de ce deuxième neurone traversent aussi la ligne médiane pour aller rencontrer ceux du troisième neurone de relais (noyau rouge), les prolongements de ce dernier allant directement à l'écorce du même côté.

Donc, pas de boucle, mais une série de neurones ayant deux par deux des relations directes ou croisées. Ceci n'a rien d'extraordinaire et n'a pas la bizarrerie apparente que certains critiques avaient objectée.

B. — Voies labyrinthiques.

Le nerf de la huitième paire, dit nerf auditif, n'a aucune unité pour le physiologiste et pour le clinicien.

C'est la réunion, par simple voisinage géographique, de deux nerfs différents : le nerf cóchléaire qui vient du limaçon et est vraiment un nerf sensoriel (nerf de l'ouïe) et le nerf vestibulaire qui vient du vestibule et des ampoules des canaux semi-circulaires et est un nerf kinesthésique ; il donne la notion des positions et des mouvements de la tête (par l'action de l'endolymphe sur les extrémités nerveuses).

Ces deux nerfs servent l'un et l'autre à l'orientation : le premier en permettant de constater l'existence, la direction, la distance des objets sonores, c'est le nerf de l'orientation par rapport aux objet sonores ; — le second, en donnant la notion des positions et des mouvements de la tête qui, dans l'équilibre humain, joue un grand rôle, à cause de la station debout : c'est le nerf de l'orientation de la tête.

Le nerf cochléaire [1] (nerf sensoriel auditif), venu du limaçon, passe par les ganglions de Corti et de Bœtscher (protoneurone sensoriel) et, par une série de neurones de relais, va à l'écorce de la partie moyenne des première et deuxième circonvolutions temporales, des deux côtés et surtout du côté opposé.

Le nerf vestibulaire (nerf kinesthésique de la tête, le plus important pour l'orientation, le seul figuré sur notre schéma 2) vient du vestibule et des ampoules des canaux semicirculaires et, par le ganglion de Scarpa (protoneurone sensoriel), va aux noyaux de Deiters et de Bechterew (premier neurone de relais).

Nous verrons plus loin les connexions de ces noyaux importants avec les autres centres d'orientation.

C. — Voies optiques.

L'appareil de la vision est aussi un appareil à la fois sensoriel et kinesthésique ; et il nous intéresse ici à ce double point de vue.

---

1. Voir notre *Anatomie clinique des centres nerveux*, p. 59 et les tableaux des p. 60 et 63.

Par la vision, on peut juger l'existence, la forme, les dimensions, dans certains cas la distance des objets.

Par les sensations kinesthésiques (de l'accommodation, des mouvements et de la statique oculaires) on complète fortement ces mêmes renseignements sur les objets qui sont à portée du regard.

Ce sont les voies d'orientation de notre corps par rapport aux objets qui nous enveloppent dans notre champ visuel.

Pour mettre en évidence le rôle de l'appareil visuel dans l'orientation, il suffit de rappeler les cas dans lesquels l'orientation tactile ou kinesthésique est troublée ; on voit alors l'occlusion des yeux entraîner le déséquilibre le plus complet.

C'est ce que présentaient tous ceux de nos malades chez lesquels je vous ai montré le signe de Romberg ; leur équilibre dépendait absolument de leur orientation visuelle ; ce qu'Althaus a exprimé en disant que ces malades se servent de leurs yeux comme de béquilles.

Physiologiquement, Goldscheider rend un doigt insensible par la faradisation. Quand le sujet ne regarde pas son doigt, s'il veut le déplacer, le mouvement est irrégulier, saccadé, ataxique. S'il le regarde, au contraire, le mouvement est régulier et ne diffère que très peu du mouvement exécuté normalement (Victor Henri).

Les voies optiques générales sont bien connues [1] depuis la rétine (protoneurone sensoriel et premier neurone de relais) jusqu'à l'écorce de la scissure calcarine (neurone cortical croisé), en passant par les corps genouillés et les tubercules quadrijumeaux (deuxième neurone de relais).

Les communications de ces voies optiques avec les centres de l'orientation paraissent moins définitivement établies.

Brissaud [2] admet des fibres opticocérébelleuses dans le pédoncule cérébelleux supérieur (schéma 2). L'existence de ces fibres ne paraît pas démontrée anatomiquement [3].

---

1. Voir notre *Anatomie clinique des centres nerveux*, p. 35 et tableau IV, p. 72.
2. BRISSAUD, *Leçons sur les maladies nerveuses*, t. I, 1895, p. 290.
3. THOMAS, *Le Cervelet*, Etude anatomique, clinique et physiologique, 1897. Travail du laboratoire de DÉJERINE, p. 343.

Pavlow [1] vient de décrire des relations opticocérébelleuses plus vraisemblables : les fibres de la bandelette optique pénètrent dans le tubercule quadrijumeau supérieur, qui est lui-même en connexion avec les noyaux du pont (faisceau tectoprotubérantiel), ces noyaux du pont communiquant eux-mêmes avec l'écorce cérébelleuse par le pédoncule cérébelleux moyen.

Cela créerait des voies de communication entre l'appareil optique et tout l'ensemble des centres de l'orientation.

Quant aux voies kinesthésiques oculaires, elles doivent suivre les voies oculomotrices.

On a beaucoup étudié à ce point de vue les relations croisées de la troisième paire (oculomoteur commun) et les relations directes de la sixième paire (oculomoteur externe) avec les noyaux de Deiters et de Bechterew (appareil labyrinthique).

En somme, chacun des grands appareils d'orientation comprend des voies sensorielles (tactilité, ouïe, vision) et des voies kinesthésiques (générales, de la tête, des yeux).

On peut donc dire, en résumé, que les voies centripètes d'orientation se groupent en deux catégories : *a.* des voies extrinsèques transmettant les impressions venues de l'extérieur ; ce sont les cinq sens et spécialement la vue, l'ouïe et le toucher ; *b.* des voies intrinsèques, transmettant les impressions venues de l'intérieur, ce sont l'appareil kinesthésique général, le nerf vestibulaire (kinesthésique de la tête) et les nerfs kinesthésiques du globe oculaire.

Certains cas pathologiques obligent à joindre à ce dernier groupe les nerfs sensitifs viscéraux comme le pneumogastrique.

Ce sont là des voies accidentelles de l'orientation, que crée la maladie. C'est à dire qu'à l'état physiologique les impressions parties de l'estomac, par exemple, n'influent pas sur l'orientation et l'équilibre. Mais, dans certains états pathologiques, cette influence est manifeste, notamment pour produire le vertige stomacal, la désorientation du mal de mer ou de l'escarpolette.

---

1. Pavlow, Quelques points concernant le rôle physiologique du tubercule quadrijumeau supérieur, du noyau rouge et de la substance réticulaire de la calotte. *Le Névraxe*, 1900, p. 331.

Il va sans dire que cette analyse des voies d'orientation est artificielle et nécessitée par les exigences de l'étude et de l'exposition.

Mais à l'état normal toutes les sources d'orientation, que nous avons analytiquement séparées et décrites, chacune indépendamment des autres, se superposent et s'associent, intriquent même leurs effets.

Ainsi la vue et le toucher, la kinesthésie des yeux et la kinesthésie de la tête... collaborent pour nous orienter, dans l'état physiologique.

Ces connexions et cette solidarité des diverses voies d'orientation sont telles que nous les verrons plus tard [1] se suppléer mutuellement, quand une ou plusieurs d'entre elles sont altérées par la maladie, les autres restant intactes.

1. Voir la sixième partie.

2. — Voies centrifuges d'équilibre.

Faisceau pyramidal, faisceau cérébelleux descendant, faisceau rubrospinal.

Les voies centrifuges d'équilibre sont plus simples et plus faciles à indiquer que les voies d'orientation.

D'un mot, ce sont toutes les voies centrifuges qui vont, de l'écorce cérébrale ou des centres de la base aux cellules des cornes antérieures du bulbe et de la moelle (schéma 1); et, de là, aux muscles des diverses parties du corps.

Ce sont les voies de la contraction et du relâchement volontaires des muscles et les voies du tonus.

Nous trouvons là tout d'abord et surtout le *faisceau pyramidal*.

Ce faisceau part de l'écorce de la région périrolandique (circonvolutions [1] frontale et pariétale ascendantes, lobule paracentral et opercule rolandique [2]), traverse la substance blanche du centre ovale, les deux tiers antérieurs du bras postérieur de la capsule interne [3] (c'est-à-dire les deux tiers antérieurs de la partie comprise entre la couche optique et le noyau lenticulaire du corps strié, au niveau et immédiatement en arrière du genou de la capsule).

De là, le faisceau pyramidal passe dans le pied du pédoncule, dont il occupe les trois cinquièmes moyens, traverse la protubérance, forme la pyramide antérieure [4], s'entre-croise (au

1. Voir le schéma 3, p. 69.
2. Ce sont les lèvres de la scissure de Rolando et leur prolongement commun : en haut à la face interne (lobule paracentral), en bas (opercule rolandique).
3. Voir le schéma 4, p. 69.
4. Voir le schéma 5, p. 70.

moins pour la plus grande partie de ses fibres) avec celui du côté opposé et forme dans la moelle le faisceau pyramidal croisé (schéma 1) dans le cordon latéral, tandis qu'une partie de ses fibres ne s'entre-croise pas et forme le faisceau pyramidal direct ou de Türck dans le cordon antérieur.

Ce dernier faisceau s'entre-croise à son tour avec l'opposé, à la fin de son trajet, par la commissure blanche de la moelle.

Et ainsi, en définitive, l'entier faisceau pyramidal arrive aux cellules radiculaires de la corne antérieure de la substance grise de la moelle, du côté opposé à celui des cellules corticales d'où il est parti.

Ce faisceau pyramidal entre en communication, dans son trajet, avec les noyaux du pont (schéma 2).

En second lieu, il y a le *faisceau cérébelleux descendant* (schéma 2) qui aboutit aussi aux cellules antérieures de la moelle et vient des noyaux centraux du cervelet du côté opposé, en passant partiellement par les noyaux de Deiters et de Bechterew.

Ce même faisceau cérébelleux descendant complète une voie centrifuge indirecte, dont voici les voies et les étapes principales : écorce cérébrale de la région périrolandique, faisceau pyramidal (portion cérébrale déjà décrite), noyaux du pont, pédoncule cérébelleux moyen, cervelet, faisceau cérébelleux descendant, cellules antérieures de la moelle. C'est un faisceau croisé entre le cerveau d'une part, le cervelet et la moelle de l'autre ; il est direct du cervelet à la moelle (schéma 2).

Enfin, du noyau rouge part un troisième faisceau descendant centrifuge ; c'est le *faisceau* de Monakow, *rubrospinal* ou prépyramidal (schéma 2).

C'est un faisceau croisé qui va, lui aussi, à la substance grise antérieure de la moelle.

Nous venons d'étudier et de décrire les voies centripètes d'orientation et les voies centrifuges d'équilibre.

Il faut maintenant aborder une question plus importante et plus difficile. C'est la question des connexions qui unissent les deux groupes de conducteurs nerveux. C'est l'étude des centres.

3. — CENTRES D'ORIENTATION ET D'ÉQUILIBRE.

Le cervelet et les pédoncules cérébelleux. — Le noyau rouge et ses connexions.
— Autres centres d'orientation et d'équilibre (appareil labyrinthique, noyaux
du pont, écorce cérébrale...).
Fonctionnement de ces centres. — Centres de l'orientation inconsciente et de
l'équilibre automatique ; centres de l'orientation consciente et de l'équilibre volontaire.
Polygone cortical de l'automatisme supérieur : faits de divers auteurs à l'appui,
objections et réponses.
Polygone inférieur de l'orientation et de l'équilibre ou de l'équilibration.

Le *cervelet* [1] constitue certainement un de ces centres les
moins discutés : il est naturel de commencer notre étude par
cet organe.

Il est formé de deux groupes principaux de neurones : l'é-
corce cérébelleuse et les noyaux centraux (noyau dentelé ou
olive cérébelleuse et noyau du toit ou de Stilling).

Il est en rapport, par des voies afférentes et des voies efférentes, avec les diverses parties de l'appareil nerveux de l'orientation et de l'équilibre (schéma 2 [2]). Ces connexions sont établies
par les trois pédoncules cérébelleux, dits inférieur, moyen et
supérieur.

Dans chacun de ces pédoncules, les fibres ont une direction
principale ; c'est celle qui est indiquée par les flèches du
schéma 2. Mais il faut se rappeler que le sens, ainsi indiqué
sur la figure, est le sens de *la plupart* des fibres de chaque
faisceau, mais non de la totalité. Le plus souvent il y a,
dans un faisceau, des fibres dans les deux sens, mais en pro-
portion inégale.

1. Voir THOMAS travail déjà cité et van GEHUCHTEN, *Anatomie du système
nerveux de l'homme*, 3ᵉ édit., 1900.
2. On trouvera à la p. 334 du travail cité de THOMAS un schéma, beaucoup
plus complet que le nôtre, des connexions du Cervelet.

Par le *pédoncule cérébelleux inférieur*, qui est surtout *afférent*, et plus spécialement par le *segment externe* de ce

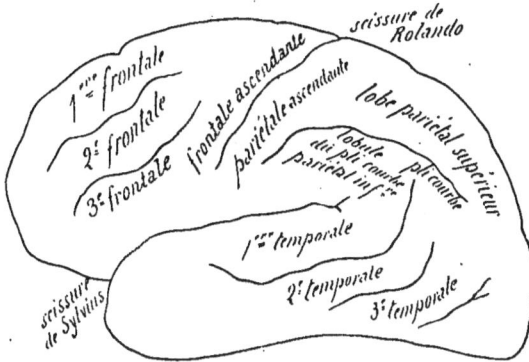

Schéma 3.
Circonvolutions de la face externe de l'hémisphère gauche.

pédoncule (corps restiforme), l'écorce cérébelleuse reçoit les impressions venues de la substance grise latéropostérieure de la moelle par le faisceau cérébelleux direct ou ascendant.

Le cervelet reçoit par là les impressions d'orientation, tactiles et kinesthésiques des membres et du tronc.

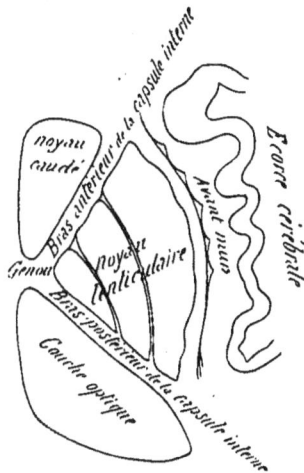

Schéma 4.
Capsule interne (d'après van GEHUCHTEN).

C'est une connexion croisée entre la moelle et le cervelet.
Par le *segment interne* de ce même pédoncule cérébelleux

inférieur, les noyaux centraux du cervelet reçoivent, des
noyaux de Deiters et de Bechterew, les impressions labyrinthiques (huitième paire), auditives et kinesthésiques de la
tête, et aussi les impressions kinesthésiques oculomotrices,
troisième paire (oculomoteur commun) du côté opposé et
sixième paire (oculomoteur externe) du même côté.

C'est le faisceau acoustico-cérébelleux de Cajal, le faisceau
cérébellovestibulaire de Thomas.

Ce même segment interne du pédoncule cérébelleux inférieur
contiendrait aussi le faisceau cérébelleux sensoriel direct
d'Edinger, formé par des fibres de l'auditif, du trijumeau, du
pneumogastrique et du glossopharyngien [1].

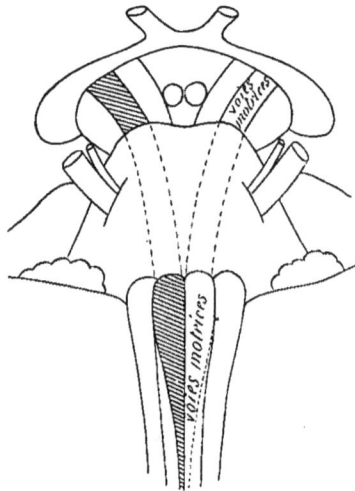

Schéma 3.
Pédoncules, mésocéphale, moelle allongée (d'après van GEHUCHTEN).

En somme, le pédoncule cérébelleux inférieur conduit au
cervelet la plupart des impressions d'orientation.

Le pédoncule cérébelleux inférieur contient aussi des fibres
efférentes, qui partent des noyaux centraux du cervelet, vont
aux noyaux de Deiters et de Bechterew et, de là, par le fais-

1. THOMAS, *loc. cit.*, p. 86.

ceau cérébelleux descendant (schéma 2), dans la substance grise antérieure de la moelle du même côté: connexions directes entre le cervelet et la moelle.

D'après certains auteurs (Thomas), le corps restiforme contiendrait aussi des fibres descendantes allant dans l'olive bulbaire du côté opposé (Cajal) ou dans le noyau de Monakow (noyau externe du faisceau de Burdach) et dans le noyau du cordon latéral (noyau antérolatéral du bulbe).

Nous n'avons pas fait figurer ces dernières voies efférentes sur notre schéma, parce qu'elles sont contestées [1].

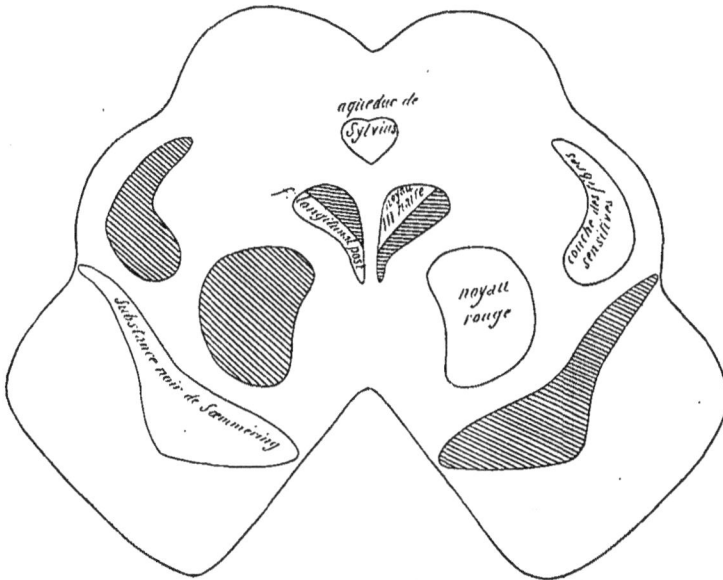

Schéma 6.
Coupe du cerveau moyen au niveau des éminences des tubercules
quadrijumeaux ; le noyau rouge (d'après van Gehuchten).

Par le *pédoncule cérébelleux moyen*, l'écorce du cervelet reçoit, par l'intermédiaire des noyaux du pont du côté opposé, les incitations venues de l'écorce cérébrale par le faisceau pyramidal (schéma 2).

Ainsi s'établissent des relations croisées entre chaque hémisphère cérébral et l'hémisphère cérébelleux opposé.

1. Voir notamment van Gehuchten, *loc. cit.*, p. 182.

Ce même pédoncule cérébelleux moyen conduit aussi au cervelet les impressions optiques d'orientation venues par les tubercules quadrijumeaux et les noyaux du pont.

Le *pédoncule cérébelleux supérieur*, surtout efférent, contient les fibres qui unissent les noyaux centraux du cervelet au noyau rouge.

Il faut dire ici quelques mots de ce *noyau rouge* qui est un centre important de l'équilibration et qui a pris, depuis les derniers travaux, une réelle importance clinique.

Ce noyau rouge (schéma 6) est situé dans le mésencéphale : on donne ce nom [1] au cerveau moyen, formé des tubercules quadrijumeaux et de la plus grande partie des pédoncules cérébraux.

Là, dans la région de la calotte (tegmentum) le noyau rouge occupe une position dont vous vous rendrez très bien compte en regardant une coupe transversale passant par le milieu des éminences antérieures des tubercules quadrijumeaux.

C'est cette coupe que représente notre schéma 6 d'après une figure de van Gehuchten.

On le voit aussi très bien sur les planches murales VI et XI de Strumpell et Jakob, que vous avez là sous les yeux [2].

En dehors des fibres qui lui viennent du cervelet par le pédoncule cérébelleux supérieur, le noyau rouge reçoit aussi des impressions optiques par le tubercule quadrijumeau supérieur et le faisceau tectobulbaire (Pavlow).

Il a, de plus, des communications dans les deux sens avec les noyaux du pont.

De ce noyau rouge, les impressions, venues du cervelet et d'ailleurs, peuvent suivre trois voies (schéma 2) :

1. Elles peuvent aller directement à l'écorce cérébrale (région périrolandique) par le faisceau rubrocortical et redescendre à la périphérie par le faisceau pyramidal : relations→

---

1. Voir, p. 10 de notre *Anatomie clinique des centres nerveux*, le tableau I (développement et dénominations embryologiques des centres nerveux) que nous avons reproduit plus loin en étudiant le polygone de l'équilibration.
2. Nous ne les avons pas reproduites ici.

directes entre le noyau rouge et le cerveau, croisées entre le noyau rouge et la substance grise de la moelle;

2. Elles peuvent aller à la couche optique par le faisceau thalamocortical et du thalamus à l'écorce cérébrale par le faisceau thalamocortical pour redescendre à la périphérie, toujours par le faisceau pyramidal;

3. Elles peuvent descendre directement par le faisceau de Monakow, faisceau prépyramidal de Thomas, faisceau mésencéphalospinal latéral de van Gehuchten, faisceau rubrospinal de Monakow : connexions croisées du noyau rouge avec la substance grise antérieure de la moelle.

Par une quelconque de ces trois voies, les excitations parties du noyau rouge aboutissent ainsi toujours aux cellules des cornes antérieures de la substance grise de la moelle (cellules ganglionnaires motrices) du côté opposé.

Considérées comme partant du cervelet, les impressions qui passent par le noyau rouge, sont directes par rapport à la moelle, avec une boucle dans le côté opposé (schéma 2).

En somme, et quoiqu'il y ait encore bien des points à éclaircir et à préciser au point de vue anatomique, il est certain que le cervelet a toutes les connexions (afférentes et efférentes) nécessaires pour centraliser les impressions d'orientation et présider à l'équilibre du corps.

Comme le dit Thomas, en concluant son important travail sur cet organe, « c'est un centre réflexe de l'équilibration ».

Nous verrons que cette notion est confirmée par l'expérimentation des physiologistes (depuis Flourens [1]) et par les observations cliniques.

Mais il ne faudrait pas conclure de tout cela que le cervelet est le seul centre de l'équilibre, qu'il préside seul à cette fonction complexe. C'est peut-être le plus important des centres de l'équilibration. Mais l'appareil labyrinthique, le noyau rouge, les noyaux du pont, l'écorce cérébrale... jouent aussi un rôle considérable.

1. Voir Jules Soury. Système nerveux central, p. 518 et suivantes. — Au lieu de rapporter ici les expériences physiologiques, j'ai mieux aimé les rapprocher des symptômes cliniques correspondants dans chaque paragraphe du chapitre de séméiologie.

Le rôle de l'*appareil labyrinthique* dans l'orientation et l'équilibre est devenu classique depuis les expériences et les observations de Flourens (1824), Menière (1861)...

On en a même peut-être exagéré l'importance exclusive, mais on ne peut pas la nier[1].

Je n'ai pas besoin d'insister pour montrer le rôle des *noyaux du pont* et de l'*écorce cérébrale* dans l'équilibre.

Quant au *noyau rouge,* il « représente, dit Pavlow[2], un centre réflexe pour transmettre les impressions de lumière aux muscles de notre corps et pour maintenir nos muscles en une contraction constante, laquelle concourt à l'équilibre du corps sans l'intermédiaire de la volonté ».

Pour compléter l'idée que vous devez vous faire de l'importance de ce noyau rouge j'ajouterai qu'au dernier Congrès de Paris, van Gehuchten[3] a développé la pensée que cet organe préside aux réflexes tendineux.

Ceci nécessite un mot d'explication.

Vous savez qu'aujourd'hui la conception du réflexe a complètement changé et s'est, en somme, beaucoup compliquée. Au début, c'était l'acte nerveux le plus élémentaire ne nécessitant qu'une voie centripète, une cellule et une voie centrifuge. Aujourd'hui on sait que la chose est moins simple.

Dans cet arc réflexe la cellule ne joue pas un simple rôle de transmetteur, elle intervient avec son activité propre et cette activité propre est soumise à d'autres influences nerveuses.

Donc, en dehors de l'arc réflexe proprement dit, il y a des centres plus élevés, d'autres centres supérieurs qui influencent l'activité de la cellule réfléchissante soit dans le sens dynamogène, soit dans le sens inhibiteur et qui agissent par suite sur le réflexe lui-même pour le réfréner ou pour l'accroître.

Donc, au-dessus de l'arc réflexe, il y a des centres supérieurs,

---

1. Voir les publications déjà citées de Pierre Bonnier ; Jules Soury, *loc. cit.,* p. 1522; Landenbach, *Journal de Physiologie et de Pathologie générales,* t. 1, p. 946. Anal. in *Revue neurologique,* 1900, p. 74.

2. Pavlow, *loc. cit.,* p. 333.

3. Van Gehuchten, Congrès de Paris, 1900. Section de Neurologie. *Revue neurologique,* 1900, p. 737 et aussi Réflexes cutanés et Réflexes tendineux. Le *Névraxe,* 1900, t. I, p. 247. Voir aussi, sur ce point : Laureys. *Journal de Neurol.,* 1900, p. 469 et van Gehuchten, *ibidem..* p. 471.

les uns frénateurs, les autres excitateurs, qui interviennent puissamment dans la réalisation d'un acte réflexe donné.

Cela dit sur les réflexes en général, la clinique démontre tous les jours une grande indépendance, vis-à-vis de la maladie, des réflexes cutanés et des réflexes tendineux. Ainsi dans certaines maladies, comme le tabes, les réflexes tendineux sont abolis alors que les réflexes cutanés sont conservés ou exagérés, dans d'autres, comme certaines apoplexies, la dissociation pathologique peut être inverse.

Cela s'expliquerait par ce fait que si, dans la moelle, les centres de réflexion sont bien voisins pour ces deux ordres de réflexes dans la même région, les centres supérieurs, modificateurs de l'arç réflexe médullaire, seraient entièrement différents pour les réflexes cutanés et pour les réflexes tendineux.

Pour les réflexes tendineux seuls (et pas pour les réflexes cutanés), l'influence supérieure viendrait du noyau rouge : l'influence excitatrice passant directement par le faisceau rubrospinal (schéma 2), l'influence inhibitrice passant par le pont et le faisceau pyramidal.

On comprend dès lors encore bien mieux le rôle du noyau rouge dans le tonus et les réflexes de l'équilibre, au repos ou dans la marche.

Ceux d'entre vous qui ont suivi mes Leçons sur les contractures et le faisceau pyramidal peuvent même prévoir l'importance que tous ces récents travaux ont pour la théorie des contractures, pour la physiologie pathologique et les analogies de l'hypertonus et de l'exagération des réflexes tendineux.

Nous retrouverons ces idées et ces discussions plus loin [1] quand nous étudierons les symptômes de déséquilibre par contractures.

Voilà donc une chose démontrée. Les centres de l'orientation et de l'équilibre sont multiples : cervelet, noyau rouge, appareil labyrinthique, noyaux du pont, écorce cérébrale...

La physiologie expérimentale et la maladie rompent et dissocient la collaboration habituelle et normale de ces centres

---

1. Voir la quatrième partie.

et l'unité de l'appareil. De là les symptômes constatés avec des lésions limitées.

Mais à l'état normal la solidarité de ces divers centres est si complète et si étroite que nous les verrons plus loin[1] se suppléer mutuellement d'une manière curieuse, après les destructions limitées de quelqu'un d'entre eux.

L'appareil de l'équilibration forme donc un grand tout synthétisé dans notre schéma 2. Dans la vie physiologique l'équilibre est la résultante de la collaboration de tous ces divers organes.

Mais il y a encore une importante distinction à faire entre ceux de ces centres qui président à l'*orientation consciente* et à l'*équilibre volontaire* d'une part et d'autre part ceux qui président à l'*orientation inconsciente* et à l'*équilibre automatique*.

Quand l'orientation est perçue par la conscience et quand la volonté intervient dans l'équilibre, l'écorce cérébrale est comprise dans l'arc nerveux utilisé et actif. Quand, au contraire, l'orientation reste inconsciente et l'équilibre automatique, l'arc va directement des appareils sensoriels aux centres automatiques (cervelet, noyau rouge...) et des centres automatiques aux cellules motrices bulbomédullaires : alors l'écorce cérébrale n'intervient pas.

Dans les deux cas, les centres automatiques reçoivent les impressions kinesthésiques et sensorielles et les transforment en excitations pour la contraction, le relâchement et le tonus musculaires, nécessaires à l'équilibre du corps.

Pour exprimer tout cela simplement, on peut remplacer notre schéma 2 par le schéma 7, analogue à celui que nous avons adopté[2] pour toutes les fonctions qui peuvent, suivant les cas, être automatiques et inconscientes ou conscientes et volontaires.

Je crois utile de revenir en quelques mots sur mon schéma

---

1. Sixième partie.
2. Voir mes Leçons sur l'Automatisme psychologique (psychisme inférieur; polygone cortical) à l'état physiologique et pathologique. *Leçons de Clinique médicale*, t. III, 1898, p. 122 et *Anatomie clinique des centres nerveux*, p. 6.

de l'automatisme supérieur, d'abord pour diminuer l'inquiétude
que certaines objections pourraient avoir fait naître dans votre
esprit et ensuite pour vous montrer en quoi le schéma de
l'orientation et de l'équilibre en diffère.

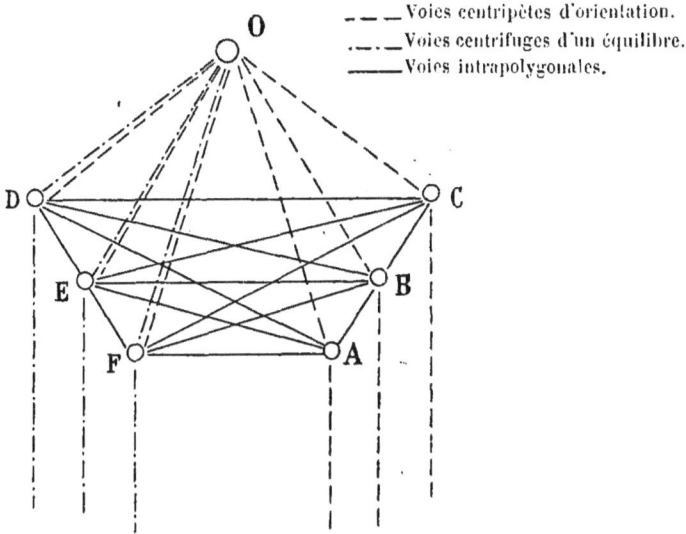

Schéma 7.

Polygone (inférieur) de l'équilibration automatique.

O : *écorce cérébrale.*

A B C D E F : *cervelet, noyau rouge, tubercules quadrijumeaux, noyaux
de Deiters et de Bechterew, noyaux du pont...*

Le schéma 8 vous rappelle ce schéma général de l'*automatisme psychologique* ou supérieur (psychisme inférieur).
C'est ce que j'ai appelé le *polygone cortical.*

O est le centre du psychisme supérieur *conscient* et *libre.*

Le *polygone* est formé des centres de *réception* A (auditif),
V (visuel), T (de sensibilité générale)... et des centres d'*émis-
sion* E (écriture), M (parole articulée), K (mouvements généraux)...

Dans les actes automatiques, par exemple, quand on lit à
haute voix sans faire attention à ce qu'on lit, quand on copie
ou qu'on écrit sous la dictée, toujours en pensant à autre

chose, dans la distraction, dans les rêves... tout se passe dans le polygone, sans intervention de O.

Dans les actes conscients, volontaires et réfléchis, O intervient et est compris dans l'arc.

Ce schéma, qui n'est au fond qu'une constatation et un mode

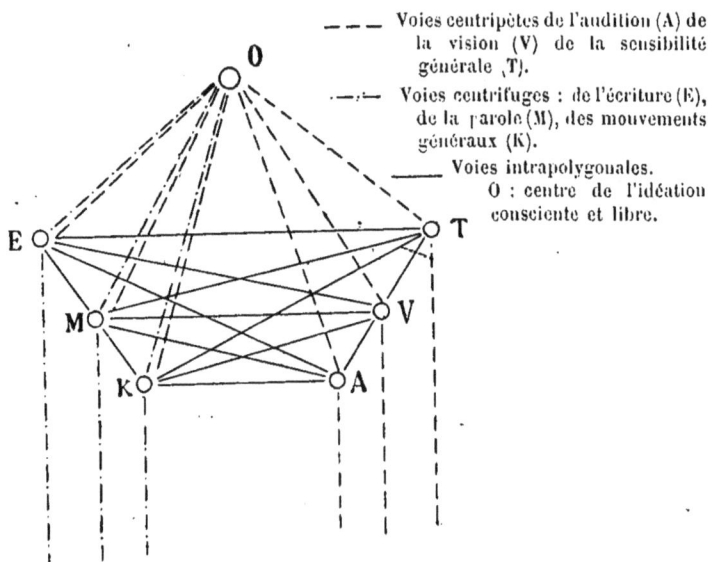

Voies centripètes de l'audition (A) de la vision (V) de la sensibilité générale (T).

Voies centrifuges : de l'écriture (E), de la parole (M), des mouvements généraux (K).

Voies intrapolygonales.
O : centre de l'idéation consciente et libre.

Schéma 8.

Polygone (supérieur) de l'automatisme psychologique
Écorce cérébrale :

O *du lobe préfrontal (?)*
A *des circonvolutions temporales*
V *de la région calcarinienne*
T *de la région périrolandique*
E *du pied de la 2ᵉ frontale gauche*
M *du pied de la 3ᵉ frontale gauche*
K *de la région périrolandique.*

d'enseignement, exprime en réalité une manière de voir qui ne m'est en rien personnelle et que beaucoup d'auteurs partagent avec moi.

D'abord il est bien entendu que chacun des centres représenté par un point sur le schéma ne représente, en réalité, ni un point mathématique ni un neurone isolé.

Ainsi le centre visuel est toute la région calcarinienne, le centre sensitif général la région périrolandique, le centre de la parole le tiers postérieur de la troisième circonvolution frontale gauche (au moins)...

De même, notre centre O n'est pas plus que les autres un point mathématique ni un neurone isolé. Il est certainement formé par une réunion, un complexus de neurones plus ou moins espacés ou concentrés sur des régions, encore inconnues, dont l'existence physiologique seule semble démontrée.

Cela dit et bien posé une fois pour toutes, on voit que notre centre O répondrait à la zone d'association antérieure (prérolandique) de Flechsig.

« C'est dans les centres d'association, dit van Gehuchten, que toute sensation perçue laisse une empreinte ineffaçable, qui constitue le souvenir. C'est là que se rencontrent, se réunissent et se fusionnent en des centres supérieurs les sensations tactiles, visuelles, olfactives et acoustiques. C'est là que les sensations sont comparées entre elles et comparées à des sensations ultérieures. C'est là que l'esprit trouve tous les éléments indispensables à tous les actes de la vie intellectuelle ou psychique. Ces centres sont, en définitive, dans le cerveau de l'adulte, le substratum anatomique de ce qu'on appelle l'expérience humaine, savoir : connaissance, langage, sentiments esthétiques, moraux... »

Il y a trois zones d'association : la moyenne et la postérieure constituent notre polygone, la moyenne comprenant les centres du langage, la postérieure comprenant les centres sensoriels.

Dans la zone antérieure, Flechsig localise la conscience et la personnalité : c'est notre centre O.

Je sais que les idées de Flechsig ont été très ardemment discutées depuis leur apparition. Notamment au dernier Congrès de Paris elles ont été l'objet d'une critique profonde et très sérieuse, vous consulterez avec fruit sur ce point le Rapport de Flechsig lui-même d'une part et d'autre part les Rapports de von Monakow et d'Hitzig présentés à la Section de Neurologie de ce Congrès.

On ne peut donc pas regarder encore la conception de Flechsig comme absolument et définitivement démontrée.

Mais il n'en reste pas moins toujours, dans l'œuvre de Flechsig, un effort d'étude anatomique précise, dans le sens que nous étudions, effort qu'on doit signaler, vu la valeur de l'homme qui l'a entrepris et qui le continue [1].

Voici maintenant un autre document dans un genre différent.

A la fin de son Etude remarquable sur les paraphasies [2], Pitres sépare ce qu'il appelle les aphasies nucléaires de ce qu'il appelle les aphasies d'association.

Les aphasies nucléaires de Pitres sont nos aphasies par lésion des centres polygonaux [3].

Quant à ses aphasies d'association, Pitres les subdivise en aphasies psychonucléaires et aphasies internucléaires. Les aphasies psychonucléaires sont nos aphasies suspolygonales et ses aphasies internucléaires sont nos aphasies transpolygonales.

Et alors Pitres dit nettement à ce sujet : il y a nécessairement « des communications entre les neurones servant à la psychicité et ceux qui entrent dans la composition des centres moteurs corticaux ».

Ces neurones servant à la psychicité sont notre centre O et voilà bien l'idée de deux étages physiologiques de centres dans l'écorce cérébrale : les centres polygonaux et le centre O.

Et plus loin, Pitres ajoute : « La paraphasie nous apparaît comme le syndrome révélateur de la perte de certaines des associations par lesquelles les centres sensoriels et moteurs du langage sont unis aux centres psychiques et reliés entre eux. » Ce sont là absolument nos aphasies suspolygonales (liens entre

---

1. BIANCHI (*Ann. d. neurol.*, 1900, p. 169-191; *Revue neurol.*, 1900, p. 1079) « discute la théorie de FLECHSIG et donne la plus grande importance aux lobes frontaux qui recevraient les produits élaborés dans les centres de perception et transmettraient la synthèse directrice des actes à la zone motrice ». Voir aussi une observation de Gliome des deux lobes frontaux de FRANCESCO BURZIO (*Ann. di fren. e sc. affini*, 1900, t. X, p. 280) dont DELENI (*Revue neurol.*, 1901, p. 96) dit qu'elle « donne une nouvelle confirmation à la théorie qui localise dans les lobes frontaux les processus psychiques les plus élevés ».

2. PITRES, *Revue de médecine*, 1899, p. 337.

3. Voir mes leçons sur la Classification clinique des aphasies in *Leçons de Clinique médicale*, t. III, 1898, et ma dernière *Actualité médicale*, Diagnostic des maladies de l'encéphale. Siège des lésions, 1901.

les centres du langage et les centres psychiques) et nos aphasies transpolygonales (liens des centres du langage entre eux).

. Et ce n'est pas là une opinion isolée.

Ce que Pick[1] appelle aphasies transcorticales appartient
également à ces mêmes aphasies transpolygonales.

Ce sont encore les aphasies dont Brissaud[2] dit que dans ces
cas « le déficit intéresse non pas les fibres de projection de la
troisième frontale; mais certaines fibres qui réunissent le
champ de Broca à des régions de l'écorce où l'on place provi-
soirement et hypothétiquement le centre de l'idéation ». Ces
dernières fibres sont nos voies suspolygonales, tandis que les
fibres de projection de la troisième frontale sont nos voies
sous-polygonales.

C'est encore dans nos aphasies transpolygonales qu'il faut
classer l'aphasie optique de Freund ; le sujet ne peut pas pro-
noncer le nom d'un objet qu'il voit, mais bien d'un objet qu'il
touche ou flaire. « L'image visuelle de l'objet est incapable de
réveiller l'image motrice d'articulation correspondante ; au
contraire, les mémoires tactile, olfactive, gustative réveillent
facilement cette image[3]. » C'est la lésion en V M sur notre
schéma 8.

D'ailleurs les divers centres polygonaux ont, les uns sur les
autres, soit une action excitatrice soit une action frénatrice
(Hughlings Jackson). Ainsi Wernicke, Broadbent ont étudié
l'action du centre auditif sur le centre moteur du langage et
Pick[4] a insisté sur son action frénatrice. Déjerine[5] et Mirallié[6]
ont également insisté sur ce contrôle sensoriel des centres
polygonaux.

De là des types curieux et bien observés de lésion intrapoly-
gonale, dans lesquels le malade devient un verbeux, a de la
logorrhée ou même de la jargonaphasie ; il prononce des
syllabes sans suite, des mots créés de toutes pièces[7].

---

1. Pick, *Archiv. für Psychiatrie und Nervenkrankheiten*, 1899 (*Revue neurologique*, 1900, p. 323).
2. Brissaud, *Leçons sur les maladies nerveuses*, t. I, p. 535.
3. Déjerine, *Traité de Pathologie générale de Bouchard*, t. V, p. 407.
4. Pick, Rapport au Congrès de Paris. Section de neurologie. Août 1900.
5. Déjerine, *loc. cit.*, p. 407.
6. Mirallié, Thèse de Paris, 1896, p. 102.
7. Voir notre Diagnostic des maladies de l'encéphale 1901.

Nombreuses sont les observations d'aphasie qui ne peuvent être comprises et facilement classées qu'avec cette idée des centres polygonaux séparés du centre O.

Ainsi dans le Mémoire de Touche [1] vous trouverez des aphasies idéoauditives : lésion en A O (schéma 8).

Le malade de Brown Sequard, qui était aphasique à l'état de veille et parlait dans le sommeil chloroformique, avait une lésion suspolygonale ; il parlait quand son polygone, émancipé de O par le chloroforme, présidait seul à la fonction du langage ; il ne parlait pas quand O voulait envoyer au polygone des ordres volontaires de langage.

C'est ainsi que Crocq [2], dans un travail très bienveillant et confirmatif, a adopté nos schémas de l'aphasie (qui procèdent d'ailleurs entièrement des idées de Charcot sur la matière) et a montré leur supériorité au point de vue de la concordance avec les faits actuellement connus.

Si les maladies du langage donnent ainsi un puissant appui à l'idée de la séparation des centres polygonaux et du centre O, ce ne sont pas les seules.

Des faits intéressants ont été publiés sur les troubles moteurs, ont montré l'analogie de certains de ces troubles avec certaines aphasies et ont nécessité pour leur interprétation l'application de ces idées de centres polygonaux.

Tels sont notamment les troubles décrits par de Bück [3] sous le nom de parakinésies ; ce sont des troubles idéomoteurs, leur lésion siège dans les faisceaux suspolygonaux, en O K (schéma 8).

« Au-dessus de cet étage (notre polygone [4]), nous plaçons, dit-il, un autre ordre de neurones d'association (notre centre O) qui sont les neurones psychiques, les neurones évocateurs des images sensoriomotrices, le véritable organe différencié des facultés purement psychiques... C'est donc dans la transmission de la sphère mentale à la sphère des images de motilité

1. Touche, *Archives générales de médecine*, 1899, t. II, p. 641, Observ. III.
2. Crocq, *Journal de neurologie* et *Société belge de neurologie*.
3. De Bück, *Journal de Neurologie*, 1899, p. 361.
4. J'ajoute aux phrases mêmes de de Bück tout ce qui est entre parenthèses.

(nos voies suspolygonales idéomotrices O K) que se produit la perturbation qui donne lieu à la parakinésie. »

N'est-ce pas là textuellement la séméiologie même et en quelque sorte la définition de nos lésions suspolygonales ou idéopolygonales ?

D'autre part, Déjerine et Long[1] ont observé un malade dont les mouvements volontaires sont très gênés à droite et chez lequel « par contre la motilité inconsciente est normale ; lorsque le malade s'anime en parlant, il fait des gestes qu'il ne pourrait pas exécuter comme mouvements volontaires ; toute raideur disparaît en ce moment, mais aussitôt après le malade ne peut plus sans difficulté exécuter le même mouvement si on le lui ordonne ».

C'est encore l'intégrité relative de la fonction polygonale tandis que la transmission des ordres est impossible entre O et le polygone : lésion suspolygonale, en O K.

Au dernier Congrès de Paris, Friedel Pick[2] a cité à la Section de neurologie, un malade chez lequel, le mouvement volontaire étant impossible, le mouvement imitatif était conservé ; c'est-à-dire qu'avec le membre paralysé il pouvait imiter un mouvement fait avec le membre symétrique sain.

Friedel Pick n'a trouvé ce symptôme décrit nulle part, dit-il, et il ne voit qu'un moyen pour le comprendre, c'est de le rapprocher de l'aphasie motrice transcorticale. Bruns et Pick ont observé des cas analogues.

Pour nous, ce sont là simplement des lésions suspolygonales, idéomotrices (en O K), laissant relativement intacte la fonction purement polygonale (mouvements d'imitation), troublant ou rendant impossibles les mouvements volontaires, ordonnés par O.

Je vous ai montré dans le temps[3] un homme qui dormait les yeux fermés comme tout le monde et qui ne pouvait pas fermer ses yeux volontairement.

Une autre fois je vous ai raconté l'histoire de ce malade très

---

1. Long, thèse citée, Observation XXXIX, p. 155.
2. Friedel Pick. *Revue de neurologie,* 1900, p. 729.
3. Leçons sur la Séméiologie de la vision, *Leçons de clinique médicale,* t. III, 1898.

curieux qui, faisant sa promenade quotidienne au Peyrou, rentrait automatiquement chez lui pour déjeuner sans se tromper de chemin. Mais si on lui disait: par où allez-vous passer pour rentrer chez vous? s'il essayait de retrouver sa route consciemment et volontairement, il se perdait. Il pouvait rentrer chez lui avec son polygone; il ne le pouvait plus quand son centre O intervenait.

Analogue était le malade de Bernheim [1] qui, incapable de se rappeler la topographie des rues et places de Nancy, ne sachant plus quels monuments contient la place Stanislas, trouvait cependant son chemin...

Claparède rapproche de ces malades certains faits normaux. « Nous serions, dit-il, bien incapables de décrire en détail une ville ou un hôtel que nous avons habité il y a cinq ou dix ans. Où aboutit telle rue? Où est situé le salon de l'hôtel? Nous l'ignorons et cependant, de retour dans cette ville ou dans cet hôtel, nous y circulons sans difficulté. »

Nous allons revenir sur ces cas qui tiennent bien à l'orientation polygonale. Pour le moment, nous nous contenterons de les enregistrer comme preuves de la dissociation possible et par suite de l'existence séparée des centres polygonaux et du centre O.

Tous les derniers travaux sur la perception [2] obligent à en admettre deux degrés, qui correspondent, l'un aux centres polygonaux, l'autre au centre O.

Aux centres polygonaux appartient la perception au premier degré ou perception simple, « l'identification primaire qui produit la reconnaissance sensorielle » (Claparède); c'est l'assimilation de Herbart, le sinnliches Wiedererkennen de Müller.

Au centre O appartient la perception au second degré ou perception compliquée (Claparède): reconnaissance intellectuelle, identification secondaire. C'est la complication de Herbart, le begriffliches Erfassen de Müller.

1. Bernheim, Contribution à l'étude de l'aphasie et de la cécité psychique des choses. *Revue de médecine*, 1885, p. 625. Cit. Claparède.
2. Tout ce paragraphe, inspiré par une Revue toute récente de Claparède sur l'Agnosie (*Année psychologique*, t. VI, p. 74), a été ajouté au moment de la rédaction de ces Leçons.

Claparède rapproche de cette analyse la définition de la perception de Sully, adoptée par James et Binet: la perception est le processus par lequel l'esprit complète une impression des sens par une escorte d'images. — C'est-à-dire que O reçoit et unifie les impressions associées des divers centres polygonaux et la perception n'est complète que quand elle dépasse le polygone pour arriver ainsi jusqu'en O.

Et le même auteur ajoute cette remarque très sage et très juste: « Ces deux degrés de la perception sont d'ailleurs dans une dépendance réciproque et il est souvent impossible de les délimiter. *Leur distinction nous paraît cependant propre à faciliter l'étude des cas pathologiques*[1], mais à condition qu'on se souvienne qu'il ne s'agit que d'une division tout artificielle. »

En effet, rien de plus *artificiel* que cette division en physiologie, dans la vie normale; mais rien de plus *réel* que cette même division en Pathologie et en Clinique, dans la vie morbide.

C'est du reste la pensée que Claparède exprime lui-même quand il dit plus loin: Ces observations « montrent que l'identification implique bien deux termes (sinon anatomiques, du moins physiologiques) qui peuvent exister l'un à l'exclusion de l'autre, ou qui, présents tous les deux, peuvent ne pas se fusionner, ou se superposer, comme cela doit avoir lieu normalement».

Notre schéma 8 n'a jamais eu la prétention que d'exprimer et de résumer cette vérité clinique.

Nous reviendrons sur plusieurs de ces faits à propos de l'asymbolie et de l'agnosie qui appartiennent plus directement à notre sujet.

Je vous ai cité tous ces faits et surtout j'ai réuni les opinions de divers auteurs pour vous montrer (ce qui me paraît être maintenant bien net) que ce schéma du polygone n'est pas une chimère de mon seul esprit, qu'il peut encore être défendu malgré les critiques dont il a été l'objet.

J'aurais pu vous citer d'autres observations encore, notam-

---

1. C'est moi qui ai souligné ce membre de phrase, trouvant qu'il résume admirablement ma propre pensée.

ment l'application qu'en a faite le docteur Pansier [1] d'Avignon à l'étude de l'amaurose hystérique et à ce qu'il appelle la vision polygonale des hystériques.

Maïs, en choisissant mes exemples, j'ai tenu surtout à vous montrer que nous ne nous servons pas seulement des hystériques pour établir l'existence de ce schéma.

Cependant, à la fin d'une critique d'ailleurs fort bienveillante, A. Binet [2] dit : « Ce sont là encore des questions bien obscures et il faudra bien, un jour, se décider à mettre de côté les hystériques et à étudier ces phénomènes sur des individus normaux sachant s'analyser exactement.»

L'analyse psychologique la plus fine des sujets normaux dissociera difficilement les centres de la vie automatique et les centres de la vie psychique supérieure. Chez l'homme sain, il faut la distraction intense touchant à la névrose pour opérer cette dissociation; il faut l'hypnotisé ou le médium... et alors ce n'est plus de l'état normal.

D'autre part, l'expérimentation chez les animaux n'est guère possible à cause de l'élévation des fonctions à étudier.

Il n'y a donc qu'un moyen d'étudier cette dissociation et par suite de prouver l'existence séparée des deux ordres de centres physiologiques, c'est l'expérimentation chez l'homme par la maladie, c'est la méthode anatomoclinique.

Tous les faits cités plus haut et empruntés à divers auteurs rentrent dans ce groupe d'arguments et de preuves : ce ne sont pas des hystériques; ce sont des cas de lésion organique scientifiquement étudiés.

Je n'admets pas non plus qu'on puisse objecter avec Binet que mon centre O « ressemble un peu trop à la glande pinéale dans laquelle Descartes logeait l'âme ».

Je n'ai jamais eu une idée semblable, ni de près ni de loin.

Mon centre O est une zone d'écorce, encore mal définie comme siège anatomique, quelque chose comme la zone d'as-

1. Pansier, *Annales d'oculistique*, décembre 1897.
2. A. Binet, *Année psychologique*, t. III, 1897, p. 640.

sociation prérolandique de Flechsig. Et cela n'a rien de métaphysique.

Je n'ai voulu établir qu'une chose, c'est l'existence indépendante de deux ordres de centres *physiologiquement distincts:* j'appelle les uns centres polygonaux, les autres O.

Un autre reproche que je crois aussi n'avoir jamais mérité est celui que me fait Duprat [1] quand il m'accuse de « réduire tout trouble mental à l'automatisme ». Et pour développer et mieux accentuer sa pensée il dit plus loin: « On ne peut pas ramener tous les troubles de l'esprit à l'automatisme; car d'abord on constate des faits pathologiques sans automatisme et ensuite il est un automatisme normal. »

Je n'ai jamais rien nié de tout cela.

Mes Leçons de 1896 portent ce titre de l'automatisme psychologique à l'état physiologique et pathologique. Je n'ai donc jamais nié l'automatisme normal, puisque j'ai essayé de l'étudier.

D'autre part, j'ai si peu voulu réduire tout trouble mental à l'automatisme que je place en O (c'est-à-dire en dehors des centres de l'automatisme) les altérations vraiment pathogènes des troubles mentaux.

Dans ces mêmes Leçons que je viens de citer, je dis textuellement: « La définition des maladies mentales est parfois difficile; avec notre schéma, la chose devient relativement simple; ce sont les maladies de O [2] »; et plus loin [3]: « A l'état pathologique, quand O est malade, c'est la pathologie mentale. Mais quand O est simplement désagrégé, séparé de son polygone, il y a une série de maladies dans lesquelles on doit étudier l'état du psychisme inférieur, l'automatisme psychologique, l'activité polygonale. »

Les objections de tout ce premier groupe me paraissent donc avoir peu de consistance.

1. Duprat, L'instabilité mentale. Essai sur les données de la psychopathologie. (Félix Alcan, 1899), p. 70.
2. *Leçons de Clinique médicale*, t. III, 1898, p. 184.
3. *Ibid.*, p. 247.

La vraie, grosse, sérieuse, objection des philosophes à notre schéma est celle-ci : « Il n'y a point de séparation nette entre la vie automatique et la vie psychique supérieure, au moins à notre avis, dit Binet. La vie automatique, en se compliquant et en se raffinant, devient de la vie psychique supérieure, et par conséquent nous pensons qu'il est inexact d'attribuer à ces formes d'activité des organes distincts. »

Duprat reproduit cette objection de Binet et ajoute, à l'appui, que Salomons et Gert. Stein ont « montré l'existence de faits d'automatisme capables de servir de transition entre l'activité supérieure et l'activité psychologique inférieure ».

Cette objection est fondamentale : elle porte sur l'essence même de la question.

A cette objection capitale je répondrai tout d'abord (et à la rigueur cette réponse pourrait suffire) que si telles sont les conclusions de l'analyse psychologique des philosophes, cela montre précisément l'utilité et l'importance de la méthode anatomoclinique, qui nous conduit sur ce point à des conclusions différentes et nouvelles et prouve absolument, par les faits, l'existence d'organes différents pour l'automatisme et pour le psychisme supérieur. Et les faits cliniques ne prouvent pas seulement la distinction *physiologique* nécessaire entre ces deux groupes de centres, mais même leur distinction *anatomique* puisqu'ils peuvent être atteints par la maladie, altérés ou détruits, isolément, séparément l'un de l'autre.

En d'autres termes, les philosophes montrent que l'analyse psychologique de l'homme normal ne prouve pas la distinction des deux ordres de centres. Les cliniciens, de leur côté, montrent que l'analyse anatomoclinique de l'homme malade prouve la distinction de ces deux ordres de centres [1].

---

1. Binet a renouvelé ses mêmes objections dans son dernier livre sur la *Suggestibilité* (*Biblioth. de pédagogie et de psychol.*, 1900] : « Un clinicien bien connu, M. Grasset a, du reste, montré récemment l'inconvénient que peut présenter la schématisation à outrance des phénomènes de suggestion..... il n'y a point de séparation nette entre la vie psychique supérieure et la vie automatique au moins à notre avis ; la vie automatique, en se compliquant, en se raffinant, devient de la vie psychique supérieure, et par conséquent nous pensons qu'il est inexact d'attribuer à ces formes d'activité des organes distincts » (p. 11 et 12). Je crois avoir répondu à cela plus haut et je remercie vivement Albert Phieur qui a bien voulu prendre ma défense dans sa critique du livre de Binet (*Mercure de*

Les deux assertions ne sont pas contradictoires. Elles collaborent à établir cette proposition : *il y a chez l'homme des centres différents pour l'automatisme et pour le psychisme supérieur ; à l'état physiologique l'intrication fonctionnelle de ces deux ordres de centres est telle qu'il est impossible de démontrer leur indépendance et leur existence séparée par l'analyse psychologique de l'homme sain ; à l'état pathologique, la maladie, en altérant séparément, suivant les cas, tel ou tel de ces centres, permet d'en faire la dissociation fonctionnelle et d'en établir l'existence anatomique séparée.*

Cette réponse, qui me paraît péremptoire, n'est pas la seule à faire aux objections des philosophes.

La constatation de transitions plus ou moins insensibles entre divers groupes de phénomènes ne prouve pas, par elle-même, l'identité des organes, qui sont le siège de ces phénomènes.

L'existence de ces transitions prouve que tous ces phénomènes sont de même nature : ceci, personne ne le conteste. Cela prouve encore que les organes point de départ sont tous de même nature : c'est encore vrai, il s'agit toujours de neurones. Mais cela ne prouve pas que les neurones qui président à certains des termes de l'échelle sont les mêmes que ceux qui président à d'autres termes de la même échelle. Or, c'est là qu'est la question.

S'il y a une grande famille de phénomènes nerveux pour lesquels l'échelle des transitions est complète, c'est l'échelle des phénomènes réflexes. Depuis le réflexe rotulien jusqu'au réflexe de l'équilibre du danseur de corde, il y a une série de termes qui rendent les transitions insensibles. Cela veut-il dire que ce sont les mêmes neurones qui président aux

France, 1901, p. 499) : « ... Où je ne suis plus d'accord avec M. Binet, c'est quand il reproche à M. Grasset d'avoir schématisé *à outrance* les phénomènes de suggestion. Il dit lui-même que le premier caractère de la suggestion est de supposer une opération dissociatrice. Or, qu'a fait M. Grasset, si ce n'est clairement schématiser cette dissociation elle-même ? ..... Après ces déclarations si nettes du professeur de Montpellier, on s'étonne de voir M. Binet écrire en parlant du centre O et du polygone... » Je ne veux que mentionner la chose en passant, n'ayant pas ici à étudier la suggestion et la suggestibilité : ce que je ferai peut-être ailleurs.

réflexes tendineux et aux réflexes complexes de l'équilibration?

Les centres peuvent être divers pour des phénomènes de même nature, appartenant à une échelle formée de nombreux termes de transition. Donc, quels que soient les termes de transition, les centres de l'automatisme *peuvent* être distincts des centres du psychisme supérieur. Le sont-ils réellement? La psychologie physiologique répond qu'elle n'en sait rien, ne pouvant constater que leur collaboration inextricable dans la vie normale. Mais la Clinique répond nettement : oui, ils sont distincts, puisqu'ils peuvent être séparément atteints et détruits et que leur fonction peut ainsi être frappée isolément.

C'est une pure question de faits.

Il y a des aphasiques qui ont conservé tout le langage automatique et qui n'ont plus le langage conscient et volontaire; ces malades ne sont pas des hystériques; ils ont une lésion anatomique. Donc les organes sont distincts pour l'automatisme et pour le psychisme supérieur.

Je n'ai jamais voulu dire autre chose.

Maintenant il va sans dire, mais je tiens à répéter, que mon schéma ne vise que la question physiologique et nullement la question philosophique.

Il y a des centres de psychisme supérieur (O) que je sépare des centres de l'automatisme supérieur (polygone cortical) puisqu'il y a des lésions qui dissèquent ces centres.

Mais la question philosophique de la nature intime des fonctions de O ne nous regarde pas ici. En O siège la fonction des actes que nous appelons volontaires et libres. Tout le monde sait ce que cela veut dire, en fait. Mais la question de l'existence du libre arbitre est absolument indépendante du problème physiologique que nous avons seul en vue ici.

Les diverses écoles doivent renoncer à trouver dans notre exposé un argument pour ou contre une solution métaphysique quelconque.

Ces réserves, je les ai toujours faites : « La conception de ce centre physiologique supérieur O, ai-je dit ailleurs [1], est

---

1. Anatomie clinique des centres nerveux, p. 6.

indépendante des théories métaphysiques et religieuses de chacun. » Cela seul réfute la plaisanterie qui voudrait me faire chercher le centre anatomique de l'âme.

Sous le bénéfice de ces réflexions et de ces réserves, je crois que vous pouvez conserver le schéma du polygone de l'automatisme supérieur, non pas à titre de « métaphore » comme le voudrait Duprat, ni à titre d'explication, mais à titre d'expression synthétique des faits démontrés par la Clinique.

Je me suis laissé entraîner, plus que je ne l'aurais voulu, à vous parler du polygone cortical de l'automatisme supérieur.

Je tenais à répondre aux objections que vous aviez pu lire contre ce schéma et à vous montrer que l'opinion qu'il résume ne m'est pas personnelle et qu'au fond il synthétise la manière de voir d'un grand nombre de neurologistes divers.

D'ailleurs cette parenthèse sur l'automatisme supérieur et son polygone était nécessaire pour vous permettre de comprendre maintenant ce que j'ai à vous dire sur le *polygone de l'équilibration*.

Dans l'appareil de l'orientation et de l'équilibre, il y a en effet aussi un appareil polygonal de l'automatisme (schéma) 9.

Seulement, il faut se bien garder de confondre ce polygone de l'équilibration avec le polygone de l'automatisme supérieur dont nous avons parlé dans les pages qui précèdent. Il y a entre eux une différence importante.

Le polygone de l'automatisme supérieur a son siège dans l'écorce cérébrale; le polygone de l'équilibration a son siège beaucoup plus bas : il est dans les parties du cerveau qui viennent de la vésicule cérébrale moyenne et de la vésicule cérébrale postérieure, c'est-à-dire dans le mésencéphale et le rhombencéphale, tandis que le polygone de l'automatisme supérieur est dans le télencéphale.

Pour que vous saisissiez bien le sens des mots que je viens d'employer et qui sont aujourd'hui d'un usage courant, je reproduis ici un tableau[1] qui résume le développement et les dénominations embryologiques des centres nerveux[2].

TABLEAU I. — DÉVELOPPEMENT ET DÉNOMINATIONS EMBRYOLOGIQUES DES CENTRES NERVEUX.			
Vésicule cérébrale antérieure *prosencéphale*	Cerveau antérieur *télencéphale*	Ventricule latéral.	Hémisphères cérébraux (pallium ou manteau). Corps striés. Bulbe olfactif.
		TROU DE MONRO.	Corps mamillaires, tubercule cendré, chiasma des nerfs optiques, recessus optique et lame terminale.
	Cerveau intermédiaire *diencéphale*	Troisième ventricule	Couches optiques, corps pinéal, région de l'habenula, corps genouillés.
Vésicule cérébrale moyenne *mésencéphale*	Cerveau moyen *mésencéphale*	Aqueduc de Sylvius	Tubercules quadrijumeaux, pédoncules cérébraux (la plus grande partie).
	Isthme du rhombencéphale	Quatrième ventricule	Valvule de Vieussens, pédoncules cérébelleux supérieurs, partie des pédoncules cérébraux.
Vésicule cérébrale postérieure *rhombencéphale*	Cerveau postérieur *métencéphale*	Quatrième ventricule	Protubérance. Cervelet.
	Arrière-cerveau *myelencephale*	Quatrième ventricule	Moelle allongée.
Canal neural.		Canal de l'épendyme	Moelle épinière.

Donc, pour bien comprendre la différence entre le schéma de l'équilibration et le schéma de l'automatisme supérieur, il faut se rappeler que si le schéma 9 (de l'équilibration) voulait

1. C'est le tableau I (p. 10) de mon Anatomie clinique des centres nerveux.
2. Voir van GEHUCHTEN, Anatomie du système nerveux de l'homme, 2ᵉ édit., p. 9.

être complet il devrait comprendre entre O et ABCDEF le schéma 8 de l'automatisme supérieur, qui est interposé.

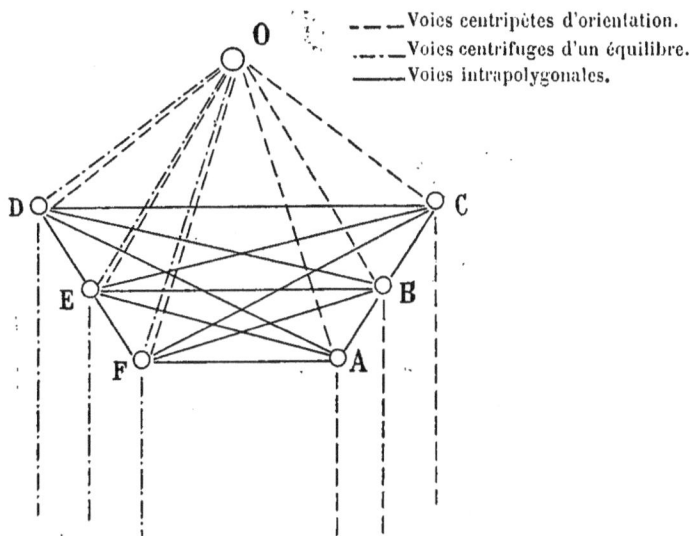

Schéma 9.

Polygone (inférieur) de l'équilibration automatique.

O : *écorce cérébrale.*
A B C D E F : *cervelet, noyau rouge, tubercules quadrijumeaux, noyaux de Deiters et de Bechterew, noyaux du pont...*

Ces réserves préliminaires faites, dans notre schéma 9 qui résume l'appareil d'équilibration, le centre O garde la même signification que dans le schéma 8 : c'est toujours le centre cortical des actes conscients et volontaires.

Quant aux centres automatiques qui forment le polygone ABCDEF, ce sont : le cervelet, le noyau rouge, les tubercules quadrijumeaux, les noyaux de Deiters et de Bechterew, les noyaux du pont... tous les centres de l'orientation et de l'équilibre décrits plus haut (schéma 2).

Les impressions périphériques viennent en ABC et y constituent l'impression complexe de l'orientation : à ce moment cette impression est inconsciente, mais utilisable pour l'équilibre automatique. Si cette impression est transmise en O, elle est alors perçue par le sujet, devient consciente et peut actionner l'équilibre voulu.

Les excitations centrifuges nécessaires à l'équilibre partent vers la périphérie des centres polygonaux DEF. Si l'impulsion première vient de O, elle est volontaire. Si, au contraire, l'équilibre est automatique, les impressions ne dépassent pas le polygone : elles vont directement de ABC en DEF.

L'orientation inconsciente et l'équilibre automatique restent des fonctions polygonales. Dans l'orientation consciente et l'équilibre volontaire le centre O intervient et fait partie active de l'arc nerveux utile.

D'ailleurs, si les centres polygonaux de l'orientation ABC ne sont reliés à O que par des voies ascendantes ou centripètes, le même centre O est relié aux centres polygonaux de l'équilibre DEF par des voies dans les deux sens, ascendantes et descendantes, centripètes et centrifuges.

Et ainsi non seulement O peut envoyer des ordres à ses centres polygonaux d'équilibre; mais aussi il est renseigné sur cet équilibre, même quand cet équilibre n'est actionné que par le polygone.

Il y a là une kinesthésie supérieure qui permet à O d'avoir la sensation de son équilibre automatique.

Je ne crois pas avoir besoin d'insister pour établir par des exemples le rôle de ce polygone dans l'équilibre général du corps. Nous en trouverons tout à l'heure de nombreuses applications pathologiques.

En physiologie, son rôle est plus difficile à mettre en lumière. Cependant voici tout un groupe de phénomènes curieux qui rentrent dans son fonctionnement.

« Lorsque nous sommes mis en rapport avec un objet extérieur, dit Claparède [1], que ce soit par la vue ou par un autre sens,... notre corps tout entier prend une certaine attitude qui n'est pas la même selon l'objet auquel nous avons affaire. Nous ne nous comportons pas du tout de même vis-à-vis d'un animal qu'en face d'une plante ou d'une pierre, etc. Les divers

---

1. CLAPARÈDE, *loc. cit.*, p. 93.

objets provoquent chez nous des réactions diverses, selon leur nature. Notre attitude est différente lorsque nous entrons dans une chambre, selon que celle-ci est grande ou petite, meublée, élégante ou non; lorsque nous parlons à une personne, selon qu'il s'agit d'un supérieur, d'un ami, d'un enfant, etc... Chez les enfants, on remarque bien ces diverses attitudes qui, lorsqu'on leur montre des images, par exemple, se modifient selon ce que celles-ci représentent. Bastien Lepage (cité par Arréat) écrit à propos des Arabes : il semble que chacun d'eux, à tout moment, donne à son vêtement, par la façon de le draper, la situation de sa pensée... L'attitude des personnes avec lesquelles nous avons affaire tend à se reproduire chez nous-mêmes, ainsi que leurs gestes, leur démarche.... »

Tout cela est de la fonction polygonale, comme la marche de mon malade et du malade de Bernheim, dont j'ai parlé plus haut.

Une dernière remarque est encore nécessaire.

L'action de O sur le polygone d'équilibration peut s'exercer aussi bien sur l'équilibre au repos que sur l'équilibre dans les mouvements

Pour l'équilibre dans les mouvements, c'est classique et facile à comprendre. Pour l'équilibre au repos, c'est tout aussi exact quoique moins généralement analysé.

Nous pouvons contracter nos muscles stérilement, c'est-à-dire mettre nos muscles en action volontairement, mais sans les raccourcir. C'est la fameuse expérience de Milon de Crotone, contractant ses doigts sur une orange, les immobilisant de manière à ne pas écraser l'orange, mais avec assez de force cependant pour que personne ne pût lui ouvrir les doigts, en somme mettant autant d'énergie contre la flexion que contre l'extension, en dehors de la position fixe qu'il voulait maintenir.

Voilà, à mon sens, la vraie manière dont il faut comprendre la *force de situation fixe* de Barthez: c'est la force que nous avons de nous immobiliser, volontairement et consciemment, par O. La position est la même que si nous ne forçons pas; mais l'état du muscle est tout différent.

TROISIÈME PARTIE

PRINCIPALES MALADIES DANS LESQUELLES L'APPAREIL
D'ORIENTATION ET D'ÉQUILIBRE EST INTÉRESSÉ.

1. Maladies systématisées à l'appareil d'équilibration : tabes, tabes spasmodique, maladie de Friedreich, maladies systématisées du cervelet, maladies spéciales de l'appareil labyrinthique.

2. Maladies diffuses avec localisations sur l'appareil d'équilibration.

Les *maladies* qui atteignent l'appareil de l'équilibration sont de deux ordres: il y a des maladies à lésions *diffuses* qui peuvent frapper diverses parties de cet appareil comme, en même temps ou dans d'autres cas, elles se localiseraient ailleurs; puis il y a des maladies à lésions *systématisées* qui sont principalement et spécialement localisées à cet appareil.

Ce mot « systématisées » ne veut pas dire que ces maladies atteignent un « système » entier, symétriquement et également dans toutes ses parties. Ainsi, un certain nombre d'auteurs (Redlich [1]) ne veut plus voir dans le tabes une maladie systématisée parce que tout le système sensitif médullaire n'est pas également et uniformément pris. Il n'en est pas moins vrai que, différant en cela de la myélite diffuse transverse, le tabes se localise, se *spécialise* sur diverses parties d'un même système. C'est dans ce sens que je maintiens le mot *systématisée* qui correspond au mot « parenchymateuse » pour les maladies qui se localisent spécialement sur un système.

1. Voir Soury, Anatomie et Physiologie pathologique du tabes, *Archives de neurologie*, 1901, t. XI, p. 1.

I. Je commence par ce dernier groupe des maladies systématisées de l'appareil d'équilibration et je dois citer en tête, tout d'abord, précisément le *tabes*.

La lésion, dont on discute encore la pathogénie et le mode de développement, est bien connue aujourd'hui dans son siège.

Brissaud et de Massary (1896) l'ont localisée au protoneurone sensitif; c'est exact en ajoutant qu'elle siège plus spécialement dans les racines postérieures et les cordons postérieurs. Le centre du protoneurone sensitif est dans le ganglion rachidien. Les racines postérieures et les cordons postérieurs sont formés par les prolongements cylindraxiles de ces ganglions. C'est là que siège principalement la lésion du tabes.

La lésion essentielle, primitive, de cette maladie siège donc dans la partie intramédullaire du protoneurone sensitif. Si, avec Brissaud, nous comparons ce protoneurone sensitif à un arbre, ayant ses racines à la périphérie, le tabes serait plutôt la maladie des branches de l'arbre.

Cliniquement, le tabes se manifeste par des troubles sensitifs et sensoriels (douleurs fulgurantes, anesthésies, troubles oculaires, auditifs, abolition des réflexes rotuliens...) et par l'incoordination, ataxie aggravée par la fermeture des yeux (signe de Romberg).

En somme, c'est une maladie de l'orientation. La théorie sensitive de Leyden est aujourd'hui très généralement admise; l'ataxie est elle-même une conséquence des troubles sensitifs.

Tout récemment, Hering [1] de Prague a repris la question expérimentale du tabes, qu'il appelle ataxie centripétale ou des voies centripètes à cause de son origine sensitive: il a montré les effets de la section des racines postérieures chez les grenouilles, les chiens et les singes. Chez la grenouille, il observe la projection brusque des pattes; chez le chien et chez le singe, une véritable ataxie, avec signe de Romberg, perte de position des membres, abolition des réflexes rotuliens...

Nous reviendrons plus tard, à propos de l'ataxie, sur tout ce chapitre expérimental.

1. Hering, *Semaine médicale*, 1900, p. 404.

Retenons simplement pour le moment que le tabes est une première maladie de l'orientation, des voies médullaires (cordons postérieurs) de l'orientation.

Très analogue est une deuxième maladie médullaire, également systématisée, qui trouble aussi beaucoup l'équilibre par ses paralysies et ses contractures : c'est la sclérose latérale ou *tabes spasmodique*.

C'est la maladie de la portion spinale du faisceau pyramidal (schémas 1 et 2), c'est-à-dire de la portion médullaire du neurone moteur supérieur, dont le centre est dans l'écorce cérébrale périrolandique.

Vous voyez ainsi les analogies qui rapprochent ce tabes spasmodique et le tabes ataxique.

Dans les deux maladies, les neurones malades ont leurs centres hors de la moelle (ganglion rachidien, écorce cérébrale) et les tabes correspondent à la lésion des prolongements intramédullaires de ces neurones extramédullaires : cordons postérieurs pour le tabes ataxique, faisceau pyramidal pour le tabes spasmodique.

Cliniquement, le tabes spasmodique se manifeste par des paralysies, des contractures, l'exagération des réflexes tendineux, la trépidation épileptoïde, la danse de la rotule, le signe des orteils... c'est l'état parétospasmodique.

Ce syndrome s'observe dans diverses circonstances telles que : la *sclérose primitive* des faisceaux pyramidaux, maladie rare, contestée, mais existante [1], qui se retrouve notamment dans la paraplégie spasmodique familiale décrite par Lorrain [2] — la *maladie de Little :* arrêt de développement de ces mêmes faisceaux pyramidaux, — la *dégénérescence secondaire* aux lésions cérébrales, qui entraîne les contractures tardives des hémiplégiques.

Le même syndrome avec sa lésion pyramidale se retrouve

1. Voir : Diagnostic des maladies de la moelle, p. 18.
2. LORRAIN, Contribution à l'étude de la paraplégie spasmodique familiale, Travail de la Clinique du professeur RAYMOND, *thèse de Paris*, 1898. — Dans la seule autopsie connue (STRUMPELL), il y a bien aussi lésion du faisceau cérébelleux direct ; mais la symptomatologie est exclusivement pyramidale.

aussi dans des maladies plus complexes: il y est alors associé
à un autre syndrome, lui-même avec sa lésion.

Tels sont : la *sclérose latérale amyotrophique*, lésion com-
binée des faisceaux pyramidaux et des cornes antérieures de
la substance grise, symptomatologie superposée de l'état
parétospasmodique et de l'atrophie musculaire ; le *tabes combiné* ou *ataxospasmodique :* lésion et symptomatologie combinées du faisceau pyramidal et des cordons postérieurs.

Ce tabes combiné est une espèce à part, bien caractérisée
par sa lésion et ses symptômes: douleurs fulgurantes, incoordination et état parétospasmodique. Il ne doit pas être
confondu avec le groupe flou et vaste des scléroses combinées
ou complexes [1].

Enfin, ce même faisceau pyramidal, qui joue un grand rôle
dans l'équilibre et dont nous venons de voir les maladies
médullaires, peut aussi être lésé dans sa portion cérébrale ou
susprotubérantielle : c'est alors la paralysie (hémiplégie) sans
contractures fixes et définitives.

Une troisième maladie systématisée de l'appareil d'équilibration est la *maladie de Friedreich :* le siège de la lésion est
ici encore discuté.

Dans la maladie de Friedreich [2] ou ataxie héréditaire, la
lésion atteint les cordons postérieurs (comme dans le tabes) ;
mais la lésion ne se limite pas exclusivement à cette région de
la moelle. Tout le monde reconnaît qu'il y a en même temps
une autre lésion médullaire. Mais la discussion commence
quand il s'agit de déterminer et de préciser le siège principal
de cette deuxième lésion, associée à celle des cordons postérieurs.

En 1882, quand mon collègue Brousse, alors mon interne à

---

1. Voir mon travail sur le tabes combiné (ataxospasmodique) ou sclérose
postérolatérale de la moelle, *Archives de neurologie,* 1886, t. XI, p. 156 et 380;
t. XII, p. 27 et Diagnostic des maladies de la moelle, p. 30.

2. Voir : Pierre Marie, Leçons sur les maladies de la moelle, 1892, p. 381
et Traité de médecine, t. VI, 1894, p. 434. — Gerest, Les affections nerveuses
systématisées et la théorie des neurones, *thèse de Lyon,* 1898. — Vincelet,
Etude sur l'anatomie pathologique de la maladie de Friedreich, *thèse de Paris,*
1900. — Voir aussi deux leçons de Raymond, *Clinique des maladies du système
nerveux,* t. III, 1898, p. 329 et 346.

l'Hôpital Général, fit dans mon service sa thèse, qui marque une date, sur l'ataxie héréditaire (qu'il baptisa « maladie de Friedreich »), nous avons défendu ensemble l'idée que la maladie de Friedreich est une myélite mixte composée d'une sclérose systématisée des cordons postérieurs d'une part et d'une myélite diffuse de l'autre.

Aujourd'hui la lésion de la maladie de Friedreich est mieux connue ; elle doit être considérée comme une lésion systématisée surtout aux cordons postérieurs d'une part, au faisceau cérébelleux ascendant ou direct et à la colonne de Clarke de l'autre.

Je vous rappelle que, dans nos Notions anatomophysiologiques, nous avons montré dans la moelle deux grands systèmes de voies centripètes ou ascendantes d'orientation : les cordons postérieurs et le faisceau cérébelleux direct (schéma 2).

Par la première voie, les impressions venues par les racines postérieures trouvent un premier neurone de relais dans la substance grise postérieure (à la moelle ou au bulbe) et puis vont à l'écorce cérébrale (région périrolandique) en passant ou non par la couche optique.

Par la deuxième voie, les impressions, venues également par les racines postérieures, trouvent leur premier neurone de relais dans la colonne de Clarke et de là vont au cervelet par le faisceau cérébelleux ascendant ou direct et le pédoncule cérébelleux inférieur.

Dans le tabes, la lésion siège sur le premier groupe de voies médullaires d'orientation ; dans la maladie de Friedreich, la lésion siège à la fois sur le premier et sur le second groupe de voies médullaires d'orientation.

La lésion de la maladie de Friedreich est donc une lésion tabetocérébelleuse. C'est la lésion simultanée des neurones médullaires de la voie d'orientation entière : voie corticale directe (cordons postérieurs) et voie cérébelleuse ou indirecte (faisceau cérébelleux ascendant et colonne de Clarke).

Cliniquement on observe dans cette maladie l'abolition des réflexes rotuliens et l'incoordination motrice comme dans le tabes (ce qui est dû à la lésion des cordons postérieurs) ; mais en même temps (ceci est dû à la lésion du faisceau cérébelleux) avec l'incoordination on note quelques mouvements d'impulsion latérale et de déviation de l'axe de la marche : c'est l'élément cérébelleux qui apparaît et qui a fait donner par Charcot à la démarche de Friedreich le nom de tabetocérébelleuse.

De plus, il n'y a pas ou il n'y a que peu de Romberg : c'est-à-dire l'influence de l'occlusion des yeux sur l'ataxie est nulle ou insignifiante dans la maladie de Friedreich, alors qu'elle est si nette et permet de dépister l'ataxie au début dans le tabes ordinaire.

Cette absence de Romberg est un signe remarquable ; on peut dire qu'il caractérise les ataxies par lésion des neurones cérébelleux.

Pourquoi cela ?

Quand la lésion des neurones cérébelleux est pure (maladies du cervelet), on peut dire qu'il n'y a pas de Romberg, parce que l'orientation kinesthésique, continuant à se bien faire par les cordons postérieurs, assure l'équilibre, même quand les yeux sont fermés et alors l'occlusion des yeux ne provoque ni n'aggrave le symptôme.

Mais quand on constate l'absence de Romberg dans des maladies qui, comme le Friedreich, comportent la lésion simultanée des cordons postérieurs et des neurones cérébelleux, il faut chercher une autre explication.

On peut dire alors qu'il n'y a pas de Romberg parce que, dans la lésion des neurones cérébelleux, l'orientation est aussi défectueuse les yeux ouverts que les yeux fermés : ces malades ne marchent pas mieux les yeux ouverts que les yeux fermés ; ce qui est la même chose que de dire : ils ne marchent pas plus mal les yeux fermés que les yeux ouverts, ils n'ont pas de Romberg.

Si le tabétique marche mieux les yeux ouverts, c'est qu'il a son orientation oculaire en bon état ; quand il ferme les yeux, cette orientation lui manque et comme sa maladie lui a enlevé son orientation kinesthésique générale, il n'a plus d'orientation du tout, il titube et tombe.

Dans le Friedreich, au contraire, l'orientation oculaire est troublée (par la lésion des neurones cérébelleux) comme

l'orientation kinesthésique générale. Elle ne supplée donc pas
cette dernière quand le sujet a les yeux ouverts. Donc, quand
le malade ferme les yeux, cette orientation supplémentaire ne
lui manque pas ; dès lors il ne se tient pas et ne marche pas
plus mal que quand il a les yeux ouverts ; donc il n'a pas de
Romberg.

Le Romberg serait donc un signe de l'altération des cordons
postérieurs avec intégrité des neurones cérébelleux (qui
assurent l'équilibre les yeux ouverts). L'absence de Romberg
(dans l'incoordination) prouverait l'altération des neurones
cérébelleux, qu'il y ait ou non en même temps altération des
cordons postérieurs.

De la maladie de Friedreich on peut rapprocher d'autres
faits, encore épars et mal réunis, de lésion du faisceau cérébelleux.

Ainsi on constate une lésion symétrique des faisceaux cérébelleux directs, en partie du cordon postérieur et de la colonne
de Clarke, dans le cas décrit par Mlle Pesker (Paris 1900) sous
le titre de « un cas d'affection familiale à symptômes cérébrospinaux » (travail fait au laboratoire de Pierre Marie) et dont
avec l'auteur, on peut rapprocher un cas de Pelizœus (*Archiv
für Psychiatrie und Nervenkrankheiten* 1885, t. XVI. p. 698 [1]).

De la maladie de Friedreich et des maladies à lésion simi-
laire la transition est toute naturelle aux *maladies systématisées du cervelet,* puisqu'une des principales lésions du
Friedreich siège sur le système d'orientation cérébelleuse :
neurones médullaires (colonne de Clarke) et prolongements
médullaires des neurones cérébelleux.

Un bon type de ces maladies est l'*hérédoataxie cérébelleuse*
de Pierre Marie et de Paul Londe [2].

Anatomiquement, c'est l'atrophie du cervelet, surtout aux

---

1. Voir aussi les faits de Lorrain, thèse citée de 1898 et de Pauly et Bonne,
Maladie familiale à symptômes cérébellomédullaires, *Revue de médecine*, 1897,
p. 204.
2. Paul Londe, Maladies familiales du système nerveux, Hérédoataxie cérébelleuse, 1895.

dépens de la substance grise, sans sclérose de la face supérieure.

Cliniquement, c'est la marche ébrieuse des cérébelleux sans Romberg (comme dans le Friedreich), mais aussi sans Westphal, c'est-à-dire sans abolition des réflexes rotuliens. Ce dernier signe (conservation ou même exagération des réflexes rotuliens) différencie cette maladie du Friedreich, le premier signe la différenciant du tabes.

Donc, l'ataxie par lésion des neurones cérébelleux est sans Romberg, qu'il y ait lésion simultanée des cordons postérieurs (comme dans le Friedreich) ou qu'il n'y ait pas de lésion simultanée des cordons postérieurs (atrophie cérébelleuse). Quand les cordons postérieurs sont atteints en même temps (comme dans le Friedreich) les réflexes rotuliens sont abolis ; quand les cordons postérieurs sont intacts (atrophie cérébelleuse), les réflexes rotuliens sont conservés ou exagérés.

De l'hérédoataxie cérébelleuse nous rapprocherons l'*atrophie olivopontocérébelleuse* de Déjerine et Thomas[1].

Anatomiquement, c'est l'atrophie (primitive, dégénérative, systématisée, sans sclérose ni inflammation) de l'écorce du cervelet, des olives bulbaires et de la substance grise du pont, dégénérescence totale du pédoncule cérébelleux moyen et dégénérescence partielle du corps restiforme avec intégrité relative des noyaux gris centraux.

Cliniquement, c'est le syndrome cérébelleux commun des atrophies cérébelleuses : instabilité et oscillations sans démarche ébrieuse proprement dite, ni Romberg, ni troubles sensitifs ; pas d'abolition des réflexes rotuliens.

Ces cas, bien étudiés dans ces derniers temps, peuvent servir de types comme lésion systématisée du cervelet.

Dans ces maladies systématisées de l'appareil d'orientation et d'équilibre, signalons enfin les maladies spéciales de l'*appareil labyrinthique* et plus particulièrement l'hémorrhagie intra-

---

1. Déjerine et Thomas, L'atrophie olivopontocérébelleuse. *Nouvelle Iconographie de la Salpêtrière*, 1900, p. 330. On trouvera dans ce travail une étude d'ensemble et une classification des atrophies du cervelet.

labyrinthique (maladie de Menière proprement dite) : syndrome labyrinthique à début apoplectiforme.

2. Quant aux *lésions diffuses,* ce seront : l'hémorrhagie, le ramollissement, les tumeurs, la sclérose [1], la sclérose en plaques, l'artériosclérose des diverses régions de l'appareil d'équilibration et plus spécialement du mésocéphale... ; toutes ces lésions frappant l'appareil d'orientation et d'équilibre comme elles frappent, dans les mêmes cas ou chez des sujets différents, d'autres parties du système nerveux.

Les lésions diffuses de régions autres que l'appareil d'équilibration peuvent aussi retentir ultérieurement sur cet appareil. Ainsi consécutivement à une lésion cérébrale on a souvent des lésions ultérieures secondaires qui entraînent ce que l'on appelle les symptômes posthémiplégiques et qui peuvent ainsi atteindre alors systématiquement une partie ou une autre de l'appareil d'équilibration.

Pour les contractures tardives et fixes, c'est le faisceau pyramidal ; pour les chorées posthémiplégiques nous verrons plus loin que c'est le faisceau pyramidal ou plus probablement le système coordinateur cérébellorubrothalamocortical.

Enfin il y a des *névroses* qui sont plus spécialement des névroses de l'orientation et de l'équilibre. Telles sont : la paralysie agitante (dont mon collègue Vires a récemment fait, lui aussi, une maladie systématisée de cet appareil), la chorée, la catalepsie... Et il y a aussi des névroses qui, sans être des maladies spéciales de ce seul appareil, comptent cependant parmi leurs symptômes des troubles de l'équilibre : telles l'épilepsie et surtout l'hystérie.

Vous voyez que nombreuses et variées sont les maladies dans lesquelles nous trouverons, en plus ou moins grand nombre, les divers symptômes qui trahissent une altération de l'appareil d'équilibration et que nous allons maintenant étudier.

1. A ce groupe appartiennent les diplégies cérébrales infantiles.

QUATRIÈME PARTIE

SÉMÉIOLOGIE DE L'ORIENTATION ET DE L'ÉQUILIBRE : ÉTUDE DES SYMPTOMES ET SIÈGE DES LÉSIONS GÉNÉRATRICES.

Tableau général des symptômes à étudier.

1. Les anesthésies (et hypesthésies) kinétiques et sensorielles. — 2. Les hyperesthésies (ou hyperalgésies) kinétiques et sensorielles. — 3. Les paresthésies de l'orientation. — 4. Les paresthésies de l'orientation et de l'équilibre : Vertiges. — 5. Les abasies par akinésie. — 5 *bis*. Les astasies par akinésie. — 6. Les abasies et les astasies par hyperkinésie. — 7. Les ataxies, parakinésies irrégulières dans les mouvements. — 8. Les chorées, parakinésies irrégulières au repos. — 9. Les tremblements intentionnels, parakinésies régulières dans les mouvements. — 10. Les tremblements du tonus, parakinésies régulières au repos.

Nous abordons la quatrième partie de notre étude (et peut-être la plus importante) : l'étude analytique des symptômes par lesquels se manifestent les altérations de l'appareil d'orientation et d'équilibre.

C'est l'étude séméiologique de cet appareil, l'étude des signes auxquels on peut reconnaître en clinique que cet appareil est atteint et quelles parties de cet appareil sont atteintes.

C'est donc en somme un chapitre important de diagnostic de siège des lésions dans les maladies des centres nerveux.

Les symptômes de l'appareil nerveux d'orientation et d'équilibre sont de deux ordres (tableau II) : symptômes *subjectifs* ou *d'orientation* et symptômes *objectifs* ou *d'équilibre*.

Dans chacun de ces grands groupes, l'orientation ou l'équilibre peuvent pécher par *défaut*, par *excès* ou par *perversion*.

TABLEAU II. — LES SYMPTOMES DE L'APPAREIL NERVEUX D'ORIENTATION ET D'ÉQUILIBRE.

I. SYMPTOMES SUBJECTIFS OU D'ORIENTATION.	Les sensations d'orientation sont troublées par	*Diminution* Anesthésie ou hypesthésie	1. Les *anesthésies et hypesthésies kinétiques et sensorielles* : Kinanesthésies et hypokinesthésies, sensations d'orientation, au repos et dans les mouvements, sens musculaire et sens stéréognostique, sensation de fatigue — anesthésies et hypesthésies sensorielles.
		Exagération Hyperesthésie ou hyperalgésie	2. Les *hyperesthésies et hyperalgésies kinétiques et sensorielles* : Crampe, sensation de fatigue, fatigue du tonus, akinésia algera.
		Perversion Paresthésie	3. Les *paresthésies de l'orientation seule* : Erreurs de localisation (allachesthésies et allochiries), polyesthésies, synalgies, allochirie auditive et paracousies. 4. Les *paresthésies de l'orientation et de l'équilibre* : Vertiges.

			DANS LES MOUVEMENTS. ABASIES.	AU REPOS. ASTASIES.
II. SYMPTOMES OBJECTIFS OU D'ÉQUILIBRE.	L'équilibre est troublé par	*Diminution* Akinésie	5. Les *abasies par akinésie* : abasies paralytiques, paralysies nocturnes ou par occlusion des yeux.	5 bis. Les *astasies par akinésie* : hypotonies partielles.
		Exagération Hyperkinésie	6. Les *abasies et les astasies par hyperkinésie* : A. Entraînements, mouvements de rotation, giration, propulsion, procursivité; déviation conjuguée de la tête et des yeux; continuation automatique des actes. — B. Raideurs et hypertonie, états cataleptiformes et cataleptoïdes, syndrome de Thomsen, claudication intermittente, contractures.	
		Perversion Parakinésie Les mouvements anormaux sont des → Contractions irrégulières	7. Les *ataxies*, parakinésies irrégulières dans les mouvements, abasies parakinétiques à contractions irrégulières.	8. Les *chorées*, parakinésies irrégulières au repos, astasies parakinétiques à contractions irrégulières : ataxie du tonus, chorées et épilepsies symptomatiques. Myoclonies.
		Tremblements	9. Les *tremblements intentionnels*, parakinésies régulières dans les mouvements, abasies parakinétiques à mouvements réguliers.	10. Les *tremblements du tonus*, parakinésies régulières au repos, astasies parakinétiques à mouvements réguliers.

Pour l'orientation, cela fait les trois groupes des *anesthésies* (ou hypesthésies), des *hyperesthésies* (ou hyperalgésies) et des *paresthésies*.

Pour l'équilibre, il y a une subdivision à faire suivant qu'on envisage l'équilibre au repos ou l'équilibre dans la marche. De là les groupes suivants : d'abord les *akinésies* et les *hyperkinésies ;* ensuite les *parakinésies* qui se subdivisent en *ataxies* (dans les mouvements et au repos) et en *tremblements* (dans les mouvements et au repos).

Voilà les principes d'après lesquels ont été établis les dix types cliniques du tableau II.

Nous allons les parcourir, l'un après l'autre, en suivant le même ordre pour chacun : analyse symptomatique du type, moyens cliniques de le reconnaître et de le préciser, siège des lésions correspondant à ce syndrome.

1. — LES ANESTHÉSIES (ET HYPESTHÉSIES) KINÉTIQUES ET SENSORIELLES.

A. Kinanesthésies et hypokinesthésies. — α. Moyens d'exploration du sens musculaire. — *a*. Notion de position des membres et du corps au repos. — *b*. Sensations de résistance, de poids sans soupèsement et d'allégement. — *c* Sensation des mouvements passifs. — *d*. Sensation des mouvements actifs : sensation de résistance avec effort personnel, sensation de poids en soupesant. Sensations musculaires : sensation de fatigue. — *e*. Sensations kinétiques complexes; sens stéréognostique. — β. Valeur séméiologique des kinanesthésies et hypokinesthésies; siège des lésions. — *a*. Nerfs périphériques. — *b*. Cordons postérieurs. — *c*. Mesocéphale. — *d*. Région capsulothalamique. — *e*. Écorce cérébrale. — *f*. Lésions polygonales et suspolygonales. — B. Anesthésies sensorielles : tactile, visuelle, auditive.

Le premier type clinique est caractérisé par la diminution ou l'abolition des sensations génératrices de l'orientation, c'est-à-dire la diminution ou l'abolition, d'abord et surtout des sensations kinesthésiques (kinanesthésies et hypokinesthésies). ensuite des sensations sensorielles (tactiles, visuelles et auditives).

A. — *Kinanesthésies et hypokinesthésies* [1].

Nous étudierons successivement les moyens d'exploration du sens musculaire d'abord et ensuite la valeur séméiologique (siège des lésions) des divers troubles que nous aurons appris à constater ainsi chez nos malades.

1. Voir, pour tout ce qui suit : Paul SOLLIER, Le sens musculaire, *Archives. de neurologie*, 1887, t. XIV, p. 81. — LAMACQ, Etude critique du sens musculaire, *thèse de Bordeaux*, 1891. — ABA, Etude clinique des troubles de la sensibilité générale, des sens musculaire et stéréognostique dans les hémiplégies d cause cérébrale, *thèse de Paris*, 1896. — CHERECHEWSKY, Le sens musculaire c le sens des attitudes, *thèse de Paris*, 1897. — CLAPARÈDE, Du sens musculaire

α. — *Moyens d'exploration du sens musculaire.*

Vous me voyez toujours rechercher les symptômes de kinanesthésie ou d'hypokinesthésie chez nos malades et je vous en ai cité de nombreux exemples dans les Observations que j'ai résumées dans mes deux premières leçons.

Ainsi, vous avez vu des tabétiques perdant leurs membres, ou au moins ne s'orientant pas bien sur leur position, orientant mal les piqûres ou les diverses sensations provoquées chez eux ; des cérébraux ne retrouvant pas leur membre paralysé quand je le déplaçais.

Et, depuis le début de ces Leçons, il est encore entré de nouveaux malades, soit médullaires, soit cérébraux, chez lesquels nous avons recherché et trouvé certains symptômes de ce groupe.

Vous voyez donc la fréquence de ce syndrome. Vous pouvez en conclure l'utilité qu'il y a à le bien étudier en Clinique.

Je vous rappelle d'abord que la recherche de cette sensibilité kinesthésique est différente de la recherche des autres modes de sensibilité. Les troubles ne sont pas en effet toujours parallèles dans les deux domaines.

Je vous ai cité, dans les Observations du début, des cas remarquables d'indépendance dans les troubles de ces diverses sensibilités et notamment des exemples de kinanesthésie

propos de quelques cas d'hémiataxie posthémiplégique, *thèse de Genève*, 1897 (Bibliographie très complète). — BOURDICAUD-DUMAY, Recherches cliniques sur les troubles de la sensibilité générale, du sens musculaire et du sens stéréognostique dans les hémiplégies de cause cérébrale, *thèse de Paris*, 1897. — VERGER. Des anesthésies consécutives aux lésions de la zone motrice, *thèse de Bordeaux*, 1897. — VERGER, Des troubles de la sensibilité dans les hémiplégies organiques de cause cérébrale, *Arch. clin. de Bordeaux*, oct. 1897. — CLAPARÈDE, Perception stéréognostique et stéréognosie. *Année psychologique*, 1899, t. V, p. 65. — V. HENRI, Revue générale sur le sens musculaire, *Année psychologique*, 1899, t. V, p. 399 (Bibliographie très complète). — VERGER, Sur le sens musculaire à propos de quelques travaux récents, *Arch. de neurol.*, déc. 1899 et janvier 1900. — VERGER, Sur les troubles de la sensibilité générale consécutifs aux lésions des hémisphères cérébraux chez l'homme, *Archives générales de médecine*, 1900, p. 513. — CLAPARÈDE, Revue générale sur l'agnosie, *Année psychologique*, 1900, t. VI, p. 74. (Bibliographie très complète.)

sans anesthésie, dans lesquels par conséquent la recherche ordinaire des modes de sensibilité générale aurait négligé des symptômes importants.

Cela ne veut pas dire que les impressions périphériques, parties de la peau, sont sans influence sur la kinesthésie.

Seulement, ces impressions centripètes vont, pour l'orientation, à d'autres centres, passent par les prolongements d'autres neurones que pour la tactilité.

Rappelez-vous certains hémiplégiques que nous avons observés ensemble (notamment ceux des Observations VI et VII) : ils ont la sensation tactile de ma main qui touche leur membre paralysé, mais ils ne peuvent pas utiliser cette sensation pour orienter leur main ; ils ne savent pas où est leur propre main quoiqu'ils sentent la mienne au contact de la leur ; ils localisent la sensation sur leur corps, mais ne peuvent pas la localiser dans l'espace.

Analysant ces faits, Déjerine [1] dit : « Ces observations imposent la conclusion que la représentation du mouvement et de l'attitude relève surtout de la sensibilité profonde. »

Surtout, oui ; mais pas *exclusivement.* Les nerfs superficiels ne peuvent pas ne pas intervenir dans l'orientation. Seulement la différenciation se fait par les centres et par suite par les neurones de relais et leurs prolongements mis en activité.

C'est ce qui arrive pour les sensations de douleur. « Il n'existe point de nerfs spécifiques de la douleur », vient de dire Soury [2]. Soit ; en ce sens que les impressions douloureuses arrivent, comme les impressions tactiles, par les racines postérieures. Mais la sommation nécessaire à la production de la douleur nécessite des neurones spéciaux et distincts dans la moelle. La preuve clinique en est donnée par la dissociation dite syringomyélique des sensibilités, dont Chatin [3] vient de prouver l'existence, même dans des lésions de l'écorce cérébrale.

En tous cas, et c'est la conclusion formelle à laquelle je

1. Déjerine, *Traité de Pathologie générale de Bouchard,* t. IV, p. 882.
2. Jules Soury, *Archives de neurologie,* 1901, p. 15.
3. Chatin, De la sensibilité thermique dissociée chez les hémiplégiques, *Archives générales de médecine,* 1901, p. 33.

liens, c'est par des modes spéciaux d'exploration qu'il faut étudier le sens musculaire chez les malades.

Cela dit, il faut encore bien distinguer dans l'orientation les *sensations simples* et les *jugements complexes.*

Ainsi ce qu'on appelle plus ou moins improprement *sens stéréognostique* (Hoffmann) ou *toucher actif* (Dana) est en réalité une perception et un jugement complexes.

C'est par la combinaison et la superposition de sensibilités très diverses, superficielle, profonde, tactile, algésique, thermique, kinesthésique. . qu'on arrive à reconnaître un objet. Vous voyez comme c'est complexe : il faut percevoir le contact, la forme, les dimensions, la sensation thermique ou piquante, le poids, la consistance. Ce n'est donc pas seulement la « perception tactile de l'espace » ; c'est bien plus compliqué.

De plus, toutes ces sensations perçues, il faut que l'esprit les réunisse, les synthétise, en fasse un bloc; ce bloc sera rapproché des souvenirs analogues ou différents accumulés par l'expérience antérieure. Et la reconnaissance d'un objet est, en définitive, un *jugement,* basé, vous le voyez, sur des impressions récentes ou anciennes, très nombreuses et très variées.

Nous devons toujours commencer par rechercher et analyser chez les malades les sensations d'orientation les plus simples. Voici les principales.

a. C'est d'abord la notion de position, c'est-à-dire la notion qu'a le sujet de son corps et de ses membres, ce corps et ces membres étant immobiles, au repos, sans activité musculaire.

b. Puis on recherche les mêmes sensations, le membre ou le corps étant toujours immobiles, mais en activité musculaire, c'est-à-dire les muscles étant en contraction « stérile », sans déplacement: ce sont les sensations de résistance, d'allégement, de poids (sans soupeser);

c. On analyse la sensation des mouvements passifs, communiqués: le membre du malade est sans activité personnelle, propre; mais il est déplacé par le médecin;

d. Enfin reste la sensation des mouvements actifs exécutés

par le sujet lui-même: sensation des déplacements voulus, sensation de poids en soupesant; nous y joindrons les sensations musculaires intrinsèques et la sensation de fatigue.

Le tableau suivant résume tout cela.

TABLEAU III. — SENS MUSCULAIRE : SENSATIONS SIMPLES D'ORIENTATION.		
	MEMBRE IMMOBILE	MEMBRE EN MOUVEMENT
REPOS MUSCULAIRE.	*a*. Notion de position.	*c*. Sensation des mouvements passifs.
ACTIVITÉ MUSCULAIRE	*b*. Sensation de résistance, d'allégement et de poids sans soupèsement.	*d*. Sensation des mouvements actifs, des déplacements voulus, de poids en soupesant. — Sensations musculaires intrinsèques : sensation de fatigue.

Nous allons passer en revue chacun de ces quatre paragraphes et dans un cinquième (e) nous étudierons ensuite les sensations plus complexes (sens stéréognostique).

a. — *Notion de position des membres ou du corps au repos* [1].

La notion de position de nos membres et de notre corps résulte d'un acte déjà complexe : c'est un jugement basé sur des origines multiples [2]. Mais de ces origines périphériques diverses toutes les impressions convergent vers les centres de l'orientation et c'est là que se fait l'unité.

Une première question préjudicielle se pose tout d'abord: avons-nous physiologiquement la notion de position de nos membres au repos, sans contraction musculaire, sans déplacement passif ou actif?

Lamacq [3] n'hésite pas à affirmer qu' « à l'état normal, nous nous rendons parfaitement compte, les yeux fermés, de la position que nos membres occupent dans l'espace ».

---

1. Voir spécialement : Victor HENRI, *loc. cit.*, p. 424; LAMACQ, *loc. cit.*, p. 50 CLAPARÈDE, *loc. cit.*, p. 35.
2. Voir : CLAPARÈDE, *loc. cit.*, p. 36; V. HENRI, *loc. cit.*, p. 426.
3. LAMACQ, *loc. cit.*, p. 50.

V. Henri conclut au contraire: « Nous ne savons pas si à l'état d'immobilité correspondent certaines sensations spéciales ou bien s'il n'y a de sensation que pendant le mouvement. »

La question est en effet difficile. La nuit, sans bouger, demandez-vous comment sont vos doigts de chaque main ou quelle est la position de vos pieds. Il vous sera souvent impossible de répondre.

On pourrait croire à première vue que cette question délicate fait partie du problème plus général suivant: les nerfs centripètes rendent-ils compte d'autre chose que d'un changement dans l'excitation qui les atteint? On ne sent un courant électrique que quand il change d'intensité ou de sens. La question est générale: y a-t-il un sens du repos et de l'immobilité?

En réalité, nous n'avons pas besoin d'aborder ce gros problème très ardu: la question de la notion de position au repos est autre, parce que le repos de nos muscles n'en est pas un; il y a toujours l'activité du tonus.

La question de la sensation de position au repos est donc celle-ci: avons-nous la sensation du tonus de nos divers muscles et de la position qui en résulte?

Eh bien! il faut dire que cette sensation existe. Seulement elle est très difficile à reconnaître et à analyser en physiologie, à l'état normal. C'est la Clinique qui la révèle nettement et permet de l'étudier.

A l'état normal, ce n'est pas une notion très fine; ainsi nous n'avons pas la sensation de la position d'une phalange ou même d'un doigt. Nous sentons seulement la position générale du corps, d'un membre tout entier...

Mais, à l'état pathologique, la chose apparaît très nette, hors de doute : nous avons bien la notion de position de notre corps et de nos membres, puisque certaines maladies détruisent cette notion et qu'alors il apparaît un tableau clinique absolument et clairement différent du tableau physiologique normal.

Ainsi les erreurs d'appréciation de position commises par un sujet sain ne sont en rien comparables à celles que commettent les tabétiques et les cérébraux dont je vous ai résumé l'histoire dans les premières Leçons.

Ce n'est pas sur la position fine d'un doigt ou d'une phalange que se trompent nos malades; ils perdent un membre entier, ne savent plus quelle est sa position, le cherchent, ne le retrouvent qu'avec des subterfuges d'exploration...

Il manque évidemment à ces malades une faculté, et cette faculté les sujets sains la possèdent, puisqu'il y a une différence si nette, à ce point de vue, entre le sujet sain et le malade.

Donc, nous avons, à l'état physiologique, la notion de position de notre corps et de nos membres au repos. Seulement nous n'en constatons positivement l'existence que quand elle vient à nous manquer par suite de la maladie.

Je vous ferai remarquer, en passant, que voilà un chapitre de plus sur lequel la Clinique apporte à la physiologie des documents et des éléments d'appréciation précieux. Nous avons vu les assertions contradictoires de Lamacq et de V. Henri : c'est là l'état d'âme des physiologistes. Quand on tient compte des faits cliniques, les choses changent et s'éclairent, et on peut affirmer que la notion de position existe au repos.

Donc, pour le clinicien, la notion de position existe pour le corps et les membres au repos et, par suite, il faut savoir en rechercher et en étudier les troubles chez les malades.

Quels sont donc les procédés à employer pour constater et analyser, chez un malade, cette faculté dont nous avons montré l'existence et qui nous donne la notion de position des membres et du corps au repos?

La première chose à faire est d'interroger le sujet au réveil, après avoir détourné, pendant assez longtemps, son attention, par une lecture par exemple, et les yeux fermés. On lui demande comment sont ses membres, ses doigts...

Ce procédé, bon en lui-même, ne donnera de résultat que dans les cas graves de kinanesthésie.

Au plus haut degré, le malade perd ses membres dans son lit, souvent même ailleurs.

On raconte qu'à Lamalou plusieurs ataxiques, réunis dans une piscine, virent, un jour, un pied sortir de l'eau et se mirent à rire. Mais, comme ils riaient tous, une inquiétude les prit, et chacun partit de sa hanche pour retrouver son pied et s'assurer que ce n'était pas le sien qui émergeait ainsi à l'insu de son propriétaire.

Dans la même station, quatre tabétiques, à la fin d'une partie de whist, ont toutes les peines du monde à débrouiller et à reconnaître leurs pieds enchevêtrés, à leur insu, sous la table.

Dans des cas semblables, la constatation du symptôme est facile et d'observation clinique courante.

Voici maintenant une série d'autres procédés plus délicats.

Le malade ayant toujours les yeux fermés, je donne une position quelconque à l'un de ses membres, on le distrait pendant ce temps par une lecture ou on laisse s'écouler un certain temps pour supprimer l'impression ou le souvenir des mouvements passifs communiqués; puis j'analyse la notion qu'a le sujet de la position de ses membres.

On variera l'expérience en compliquant plus ou moins les mouvements communiqués par lesquels on arrive à la position voulue, en prolongeant plus ou moins l'immobilité avant l'interrogatoire...

Pour provoquer ces mouvements communiqués, on pourrait employer l'électricité. Mais l'électricité entraîne souvent des sensations plus ou moins pénibles qui faussent l'expérience (Goldscheider). Il vaut donc mieux imprimer soi-même les mouvements au sujet.

Cela fait, il y a trois manières principales de faire rendre compte au sujet de sa notion de position.

1. — On fait *décrire* [1] au sujet, qui a toujours les yeux fermés, la position qu'occupe son membre.

Voici quelques expériences physiologiques faites par ce procédé.

Féré se place latéralement contre une table sur laquelle l'avant-bras repose en traversant un large écran. Il lit à haute

---

1. Victor HENRI indique une variété de ce procédé un peu compliquée pour la Clinique courante : on a des photographies ou des moulages en positions diverses et on demande au sujet à laquelle de ces images ressemble la position de son membre.

voix un livre inconnu et intéressant. Après quelques minutes et la lecture continuant, deux aides mettent sa main (derrière l'écran) dans un moule en plâtre (à deux étages séparés, supérieur et inférieur). On lui demande de dire la position de ses doigts.

Il commet des erreurs qui semblent indiquer qu'à l'état physiologique nous n'avons pas la notion exacte de position des membres immobiles, ou du moins de leurs segments ténus comme les doigts.

Hoffmann se sert de tubes de différentes longueurs et les met entre le pouce et un autre doigt de la main du sujet. Il demande ensuite au sujet de dire la longueur du tube, jugée par la position des doigts.

Certains sujets ne se trompent que de un ou deux centimètres, tandis que d'autres font des erreurs de dix centimètres.

Victor Henri met le doigt du sujet (qui a toujours les yeux fermés) à une certaine distance de sa figure et lui demande quelle distance sépare ce doigt de son nez.

Ou bien : un bras du sujet étant étendu sur une table, V. Henri prend l'index de l'autre main du sujet, lui fait faire des mouvements plus ou moins compliqués; puis, l'arrêtant au-dessus du bras couché, il demande au sujet au-dessus de quel point se trouve cet index.

Ce procédé descriptif de la position du membre ne donne pas grand'chose en physiologie pour l'analyse fine de la fonction kinesthésique chez un sujet sain. Mais, en Clinique, il donne souvent de vrais résultats.

Ainsi, chez un tabétique qui a les yeux fermés, vous imprimez des mouvements plus ou moins compliqués aux jambes; vous laissez s'effacer, par le temps et la distraction, l'impression et le souvenir du mouvement communiqué; puis vous demandez au sujet comment sont ses membres.

Dans les cas graves, les précautions sont moins nécessaires : la sensibilité tactile n'aide pas à l'orientation.

Vous pourrez faire la même recherche chez certains hémiparaplégiques (type Brown Séquard), et vous avez vu nos céré-

braux ne pouvant pas dire la position de leur membre paralysé quand ils avaient les yeux fermés et quand cette position
n'était pas la position habituelle de leur membre.

2. — On donne au sujet une position quelconque, les yeux
fermés, et on lui demande, non plus de décrire, mais d'imiter
cette position avec l'autre membre, de mettre l'autre membre
dans la même position, dans la même attitude segmentaire que
le premier.

C'est le procédé qu'après Leyden beaucoup de cliniciens
emploient chez les malades, spécialement chez les tabétiques,
et qu'il faut aussi employer chez les cérébraux : imitation par
le membre sain de l'attitude, non habituelle, du membre symétrique paralysé.

3. — Enfin, voici le troisième procédé :

Après avoir donné une position à un membre, je dis au sujet
de toucher telle partie de ce membre avec un doigt de l'autre.

C'est le procédé que vous m'avez vu toujours employer, dès
le début, chez nos hémiplégiques et dont je vous ai donné les
résultats en commençant.

Vous trouverez des faits et des recherches semblables dans
divers travaux et spécialement dans les thèses d'Aba et de
Bourdicaud-Dumay.

Ces trois procédés de faire exprimer au sujet ses notions de
position des membres paraissent au clinicien être identiques
entre eux. Pour les philosophes, il n'en est pas de même, et
V. Henri insiste sur la confusion faite, à ce sujet, par les
cliniciens.

Nous verrons, en effet, quand nous étudierons le diagnostic
du siège des lésions, le parti qu'on peut tirer de ces différents
modes d'exploration : les choses ne se passent pas de la même
manière quand la lésion est sus-polygonale et quand elle est
polygonale ou souspolygonale.

b. — Sensations de résistance, de poids sans soupèsement et d'allégement.

Comme la sensation de position que nous venons d'étudier, la sensation de résistance et de poids répond encore à l'immobilité des organes moteurs. Seulement, dans le cas actuel, les muscles sont immobiles *avec tension musculaire*.

Dans cet état de tension musculaire il peut ne pas y avoir de résistance extérieure, mais seulement équilibre mutuel des antagonistes ; c'est la mise en action de ce que Barthez appelait la *force de situation fixe*.

Je vous ai déjà cité l'expérience célèbre de Milon de Crotone : il immobilisait ses doigts sur une orange avec une force telle que personne ne pouvait lui ouvrir la main et sans qu'il écrasât cependant l'orange. Il mettait, avec une grande force, ses muscles en état de tension musculaire, sans déplacement : c'était de la contraction stérile.

Cette force n'est pas facile à explorer chez les sujets et par suite n'est guère utilisable à notre étude.

On conçoit cependant que l'on pourrait essayer d'ouvrir, avec une série de poids suspendus, la main d'un sujet fermée sur un œuf ou sur un dynamomètre en s'immobilisant à une faible pression, toujours la même.

Il s'agit d'apprécier et de mesurer, non plus la force avec laquelle on serre le dynamomètre, mais l'énergie avec laquelle on peut maintenir le dynamomètre serré à un point donné, sans que l'aiguille varie.

Si on se sert du dynamomètre, on peut voir le temps pendant lequel on maintient l'aiguille au même degré. Si on se sert du dynamographe, on verrait (ce qui vaut beaucoup mieux) la courbe de la pression soutenue.

Si on réalisait ces expériences en Clinique, il faudrait spécialement étudier cette force de situation fixe dans les maladies de l'orientation et de l'équilibre et principalement dans celles qui comportent des troubles de l'équilibre au repos, comme la paralysie agitante, la catalepsie...

En dehors de cela, il y a aussi la tension musculaire avec résistance extérieure que la contraction musculaire compense.

Goldscheider a montré que nous avons la notion de tension des muscles et cette notion ne nous vient pas de la sensibilité cutanée, puisqu'elle persiste malgré la cocaïnisation antérieure.

On pourrait étudier cliniquement cette notion de tension à l'état pathologique, dans les contractures par exemple. (V. Henri.)

Analysant la notion de résistance, Claparède pense que cette sensation de résistance résulterait du contraste, du défaut de rapport entre l'effort fait et l'absence de résultat matériel, de déplacement du membre. On peut discuter, avec V. Henri, cette théorie ingénieuse, mais il est certain que la *notion de résistance est une notion d'effort musculaire sans déplacement effectif du membre.*

Cette notion de résistance a plutôt son siège et son point de départ dans les parties profondes que dans la peau.

Ainsi Goldscheider a vu persister la notion de résistance alors qu'on a anesthésié la peau par un fort courant électrique ou par un anneau de caoutchouc.

De même, Hitzig a vu persister la sensation de résistance chez un tabétique qui avait une anesthésie complète de la peau, au pincement, à la piqûre...

Si elle n'est pas indispensable, l'intervention de la peau est cependant habituelle dans l'exercice normal et complet de cette faculté.

Bloch a ainsi tour à tour annulé la contraction musculaire en plaçant le doigt sur un anneau rigide et fixe, puis la peau en serrant le doigt dans les tours d'un fil de caoutchouc : il a vu que les deux éléments interviennent dans la production de la sensation parfaite.

De ces expériences et de celles de Charpentier on peut conclure, avec Lamacq, que, à l'état physiologique, dans la notion complexe de résistance et de poids, il y a trois choses : la notion de l'effort, la sensation de pression, la sensation de contraction musculaire.

Dans les études de kinesthésie, il faut éliminer, autant que possible, les sensations de pression et pour cela réduire au minimum le contact avec la peau de l'appareil explorateur.

Cela dit, comment peut-on cliniquement apprécier cette notion de résistance?

Habituellement, c'est par les poids qu'on procède.

Ainsi Jaccoud montre qu'aux membres inférieurs un individu sain apprécie une différence de 50 à 70 gr., tandis que chez six ataxiques, la différence minima de poids perçue oscille de 100 à 3,000 grammes.

Spaeth a obtenu les mêmes résultats : pour qu'un ataxique appréciât une différence, il fallait que les poids aillent de 1 à 100.

Lamacq a fait des recherches analogues et confirmé ces conclusions. Il a même fait chez un tabétique l'observation d'un fait très curieux : c'est le renversement de la sensation de poids : ce malade accusait une diminution de poids quand on ajoutait 100 grammes aux 50 grammes qu'il soulevait déjà.

C'est la désorientation complète pour les sensations de poids et de résistance.

Toutes ces recherches seront faites en suspendant un plateau ou un sac, mais avec un cordon mince pour diminuer le plus possible les sensations de pression cutanée et sans que le sujet soupèse, c'est-à-dire en évitant que le malade fasse personnellement aucun mouvement actif.

Dans ces expériences, il ne faut pas négliger de faire fermer les yeux au sujet.

Flournoy [1] a fait, en effet, de très curieuses expériences desquelles il résulte que la sensation de poids d'un objet est profondément troublée et modifiée par la sensation visuelle du volume de cet objet. Ainsi on ne reconnaît pas l'identité de poids de divers objets de même poids s'ils ont une forme et un volume très divers.

---

1. FLOURNOY, De l'influence de la perception visuelle des corps sur leur poids apparent, *Année psychologique*, t. I, 1895, p. 198. — LEY, Mesure et analyse de l'illusion de poids, *Journal de Neurologie*, 1900, p. 309; Bibliographie, p. 315.

Je ne crois pas, comme leur auteur, que ces expériences prouvent la non existence de la sensation d'innervation ; mais elles prouvent la complexité habituelle des sensations d'orientation et la nécessité de les soigneusement séparer les unes des autres dans l'analyse clinique d'un malade.

Voilà donc deux précautions qu'il est indispensable de prendre quand on veut, en Clinique, apprécier la sensation de résistance et de poids chez un malade : diminuer la surface de pression cutanée et supprimer la vue de l'objet et la perception de son volume : il ne faudrait donc pas placer l'objet pesant, lui-même, dans la main du sujet examiné.

Avec ces précautions, Lamacq déclare que « l'étude des sensations de résistance et de poids est un des meilleurs procédés d'appréciation des· altérations de la sensibilité musculaire, puisque cette sensibilité se trouve beaucoup mieux isolée que dans les mouvements actifs ou passifs et qu'elle acquiert même dans la sensation de poids une importance prépondérante ».

C'est très juste.

Seulement on peut objecter que la méthode des poids, telle qu'on l'emploie, ne remplit pas précisément les conditions que Lamacq indique et réclame comme nécessaires.

Ainsi les mouvements actifs ne sont que très difficilement supprimés dans ce genre d'expériences.

Le plus souvent, le sujet *soupèse* les objets même involontairement et vous savez la grande influence que ces mouvements actifs exercent sur la sensation.

Ainsi Weber a constaté que, quand il y a simple pression sur la peau, on ne perçoit que l'addition du tiers du poids primitif, tandis que quand l'activité du membre entre en jeu (dans le soupèsement), on arrive à percevoir une addition d'un dix-septième du poids primitif.

Dans la recherche ordinaire de la sensation de poids on ne réduit pas au minimum la pression cutanée (on suspend le sac ou le plateau avec un anneau) et on ne supprime pas les mouvements actifs.

Pour bien apprécier et mesurer la notion de résistance, il

faudrait réaliser des expériences dans lesquelles le bras serait réellement et complètement immobile.

V. Henri déclare (p. 452) que ces expériences n'ont pas été faites : « Je ne connais pas d'expériences relatives à ces questions ; on a bien étudié la perception de poids, lorsque ceux-ci sont soulevés, mais on n'a pas déterminé comment se fait l'appréciation de la résistance lorsque le membre reste immobile. »

J'ai essayé de combler cette lacune et vous m'avez vu appliquer en Clinique un autre procédé de kinesthésioscopie qui me paraît bien répondre à ce desideratum [1]

Le point de départ de ce kinesthésiomètre est dans l'expérience suivante que les auteurs indiquent comme une curiosité assez difficile à interpréter.

V. Henri l'appelle « expérience de la sensation paradoxale de résistance ».

« On tient, dit-il (p. 451), entre les doigts, une ficelle à laquelle est attaché un poids et on abaisse le bras ; à un certain moment, le poids repose sans bruit sur un coussin qu'un aide a placé à une hauteur quelconque ; à ce moment, on sent une résistance, quelquefois même un choc... Remarquons ici que la ficelle étant parfaitement flexible, elle ne transmet aux doigts aucune secousse. »

Il y a, en effet, dans cette sorte de secousse et de résistance transmises par un fil flexible quelque chose d'un peu extraordinaire et difficile à comprendre à première vue. En réalité il n'y a pas de sensation de résistance . il y a un *jugement de résistance basé sur une sensation d'allégement.*

Claparède a très bien montré (p. 52) que c'est la contraction musculaire qui fait équilibre au poids pendu ; qu'au moment du contact, cet équilibre est rompu et il en résulte une sorte de mouvement en sens inverse du mouvement commencé.

Seulement, au point de vue particulier qui nous occupe ici

1. Etude clinique de la fonction kinesthésique (sens musculaire). Mesure de la sensation d'innervation motrice dans un membre immobile tendu. Seuil des poids perçus sans pression cutanée et sans mouvements (actifs ou passifs) du membre. Kinesthésiomètre indiquant la sensation minimale d'allégement. *Congrès de Paris. Section de Neurologie,* août 1900.

et pour les applications cliniques à faire de ce procédé d'investigation, une difficulté sérieuse surgit ; le résultat est troublé par ce fait que, dans l'expérience ainsi conduite, le bras est animé lui-même d'un mouvement actif de descente, qui empêche l'expérience de répondre au desideratum du *bras immobile* formulé plus haut.

Pour obtenir ce dernier résultat il suffit de modifier très simplement l'expérience de la manière suivante :

Le bras du sujet reste immobile, horizontal ; il tient un fil qui supporte un petit plateau avec des poids. Le sujet a les yeux fermés et ne bouge pas. — Un aide soulève, lentement et silencieusement, au-dessous, un coussin ou un carton plan habillé d'étoffe épaisse (drap ou velours) jusqu'à la rencontre du poids tenu par le sujet. — A ce moment, il allège le fil et, si le poids suspendu est suffisant, le sujet éprouve une sensation particulière et signale exactement ce moment précis de l'allégement.

Ici, on le voit, il n'y a pas de mouvement du sujet, ni actif, ni passif ; il n'y a pas de pression cutanée ; le fil, très fin, est tenu entre les doigts. *La sensation éprouvée est certainement une sensation de l'innervation motrice elle-même,* car c'est la seule chose qui change à ce moment.

Il y avait jusque-là une innervation motrice A nécessaire pour soutenir le poids, pour lui résister sans le déplacer, pour le contre-balancer exactement, et le sujet avait la sensation de cette innervation motrice A.

Au moment où le contact se produit, où l'allégement a lieu, où le poids est soutenu et n'est plus suspendu, il ne faut plus au sujet qu'une innervation motrice B, inférieure à A, innervation B suffisante pour maintenir le bras immobile, mais seul et sans poids à soutenir. Le sujet a alors la sensation de cette innervation motrice B.

Donc, au moment précis de l'allégement, le sujet a conscience du changement produit dans la sensation d'innervation motrice, qui de A devient B. La sensation perçue est due à ce changement d'innervation motrice et pas à autre chose. C'est donc bien une sensation d'innervation motrice que le malade éprouve et que nous pouvons analyser et mesurer.

L'appareil est donc bien un kinesthésiomètre.

J'ai dit que le rôle de la sensibilité cutanée est aussi réduit que possible, puisque le fil est très fin et tenu entre les doigts.

Des expériences très simples prouvent qu'en effet le rôle de la peau sensible peut être complètement négligé dans l'espèce.

J'ai anesthésié les deux doigts tenant le fil avec du chlorure d'éthyle, ou bien on peut laisser les doigts s'anesthésier en quelque sorte d'eux-mêmes par la prolongation de la pression l'un contre l'autre ; dans l'un et l'autre cas, le poids minimum qui donne la sensation d'allégement reste le même.

Voilà les conditions dans lesquelles on opère.

Si on fait ainsi l'expérience sur un certain nombre de sujets soit sains, soit malades, on voit tout d'abord que la sensation d'allégement n'est perçue que quand le poids mis dans le plateau atteint un certain chiffre. C'est ce chiffre minimum qu'il faut déterminer dans chaque cas et qui permet de mesurer la sensibilité à l'allégement.

Nous avons d'abord fait un certain nombre d'expériences sur des sujets sains afin de déterminer le seuil du poids capable de donner cette sensation à l'état physiologique ; avec notre appareil, c'est environ 10 grammes.

Chaque médecin fera bien de déterminer ce chiffre physiologique, une fois pour toutes, avec son appareil.

Nous avons ensuite fait des expériences chez nos malades et je vous en ai donné les résultats dans les Observations résumées au cours des deux premières Leçons.

Vous avez vu que chez nos cérébraux et chez nos tabétiques la sensation d'allégement n'apparaissait parfois pas avec 30 grammes du côté akinesthésié, tandis que 10 grammes la donnaient très bien de l'autre côté, au même sujet.

Cette expérience et ce mode d'exploration de la kinesthésie chez les sujets sains ou malades me paraissent bien répondre au desideratum formulé par V. Henri et par suite doivent réaliser les avantages indiqués par Lamacq.

c. — Sensation des mouvements passifs.

Ici, comme pour la notion de position, une question préjudicielle s'impose ; avons-nous réellement une sensation spéciale du mouvement passif, c'est-à-dire des déplacements qu'on nous communique? Ou bien formulons-nous un jugement basé sur la comparaison de la position initiale et de la position finale?

Vous comprenez comment la question se pose et vous voyez son importance.

Il est incontestable que quand, le sujet ayant les yeux fermés, on déplace ses membres, lui restant passif, il a, à l'état normal, la sensation de ce déplacement; il constate le fait et en rend compte. Mais est-ce une sensation spéciale que lui donne ce mouvement passif, ou bien ayant (comme nous le savons) la sensation de la première position et la sensation de la seconde position, conclut-il simplement au déplacement par la comparaison des deux sensations de position?

Si cette dernière interprétation est la vraie, nous ne devons pas consacrer un chapitre spécial à cette sensation des mouvements passifs; nous n'avons pas à la rechercher spécialement chez les malades, nous n'avons qu'à renvoyer à notre premier paragraphe A consacré à l'étude et à la recherche clinique de la notion de position.

V. Henri me paraît établir d'une manière suffisamment précise que la sensation des mouvements passifs existe bien comme une sensation à part, distincte de la notion de position.

D'abord les sensations des mouvements passifs sont beaucoup plus nettes et plus intenses que les sensations de position : car nous avons vu que la position immobile est bien peu consciente.

Goldscheider fait passer dans le doigt un courant électrique assez fort pour faire perdre au sujet la sensation de position; la sensation des mouvements communiqués persiste.

Nous pouvons avoir la sensation d'un déplacement très léger, sans percevoir la direction de ce déplacement, donc sans avoir la sensation de la nouvelle position de notre segment de membre; en d'autres termes, le seuil de mouvement perçu est bien plus faible que le seuil de situation perçue.

Quand un membre est engourdi, on n'en n'apprécie plus la situation, on en sent le déplacement.

Lamacq cite un ataxique qui n'avait qu'une connaissance

très défectueuse de la position de ses membres, mais qui sentait bien les mouvements passifs communiqués.

Donc, il existe et nous éprouvons des sensations spéciales du déplacement de nos membres et de nos segments de membres.

Deuxième question à envisager : Dans quelles parties des organes moteurs se produisent ces sensations des mouvements passifs ?

Certains auteurs (Schiff, Trousseau) ont soutenu le point de départ *cutané*.

Un grand nombre de faits cliniques s'élèvent contre cette manière de voir. Je vous en ai cité de personnels. Vous avez vu des malades avoir la sensibilité cutanée parfaitement conservée et intacte, tandis qu'ils n'avaient pas ou presque pas la sensation des mouvements passifs communiqués à leurs membres.

Duchenne en avait déjà cité de semblables. Et dans l'hémiparaplégie spinale croisée de Brown Séquard la sensibilité cutanée est atteinte d'un côté (côté opposé à la lésion) tandis que la sensibilité kinesthésique est atteinte de l'autre, comme la motilité elle-même (côté de la lésion). Donc on ne peut pas assigner une origine cutanée à la sensation des mouvements passifs.

D'après Goldscheider même, la sensation cutanée gênerait plutôt la sensation de déplacement. Il supprime cette sensation cutanée par un fort courant électrique : le seuil du mouvement perçu s'abaisse ; la sensibilité du déplacement est affinée.

Le rôle des *muscles* paraît également être nul, quand le mouvement est vraiment passif, c'est-à-dire quand la contraction musculaire du sujet examiné n'intervient absolument pas pour lutter contre le mouvement communiqué ou pour l'aider.

Leyden a observé un fait, démonstratif à ce point de vue, dans lequel il y avait atrophie totale des extenseurs de la main avec disparition de toute trace de contraction, soit électrique, soit volontaire : le sujet percevait cependant très bien les mouvements communiqués.

Goldscheider a fait des expériences qui concluent dans le même sens : je les trouve un peu ardues pour être exposées dans des Leçons de Clinique.

Les illusions des amputés peuvent encore être interprétées dans le même ordre d'idées.

C'est aux *articulations* qu'est dévolu le rôle vraiment important.

Lewinski a constaté, chez certains ataxiques, qu'ils ne sentent pas les mouvements passifs, quand ces mouvements ont pour effet d'éloigner les surfaces articulaires l'une de l'autre, quand on tire sur les membres ; au contraire, ils sentent très bien les mouvements quand ces mouvements ont pour effet de rapprocher les surfaces articulaires l'une de l'autre, quand on comprime les membres.

Goldscheider a montré que le seuil augmente si le courant engourdissant passe par l'articulation : il faut dans ce cas un mouvement plus intense pour provoquer une sensation.

L'autoobservation confirme d'ailleurs aussi la chose. C'est bien au niveau des articulations que nous sentons le plus et le mieux les déplacements communiqués dans les mouvements passifs.

Donc, les sensations de mouvements passifs sont surtout provoquées dans les articulations, produites par le frottement des surfaces articulaires l'une contre l'autre.

Cependant si ce point de départ articulaire est le principal, il n'est pas le seul pour ces sensations d'orientation.

Les constatations, citées plus haut, de Lewinski ont été faites chez des ataxiques ayant cette sensibilité aux mouvements passifs affaiblie ; à l'état normal, nous sentons, moins bien, mais nous sentons, les mouvements qui ont pour effet d'écarter l'une de l'autre les surfaces articulaires.

D'autre part, comme le remarque Déjerine [1], la sensation de mouvement et la sensation de direction de ce mouvement peuvent être dissociées chez certains malades.

« On rencontre de même fréquemment, dit-il, des cas où

---

1. Déjerine, *loc. cit.*, p. 883.

une direction motrice, celle de la flexion par exemple, est conservée, tandis que l'extension n'est pas sentie ou *vice versa*. Ce sont là des faits d'une constatation fréquente chez les tabétiques et qui sont difficiles à concilier avec l'hypothèse d'un rôle exclusivement joué par la sensibilité articulaire dans la perception du mouvement. »

C'est juste. On ne peut pas dire que l'un des mouvements écarte ou rapproche les surfaces articulaires puisqu'on peut aussi observer le trouble inverse. Il faut donc bien admettre qu'à l'état physiologique cette sensation a une origine plus complexe que la maladie dissocie.

Il n'en reste pas moins vrai qu'aux impressions parties des articulations est dévolu certainement le rôle principal dans les sensations de mouvements passifs communiqués.

Quels sont maintenant les procédés à employer pour analyser la finesse des sensations de mouvements passifs? En d'autres termes, comment peut-on étudier, en Clinique, ce mode de sensibilité?

Leyden déplace la jambe du sujet le long d'un cercle gradué ou d'une règle également graduée; le malade a les yeux fermés et on détermine le mouvement passif minimal, le déplacement communiqué minimum, nécessaires pour déterminer une sensation perçue chez le sujet.

Sur le cercle gradué, il trouve un demi-degré à un degré, à l'état normal.

Goldscheider a fait, de cette sensibilité, une étude très complète, avec un appareil compliqué (que je ne vous décrirai pas): il produit divers mouvements passifs avec des poids dans des doigts entourés de caoutchouc; il étudie ainsi le seuil dans diverses articulations.

Hocheisen a fait des expériences analogues chez des aveugles et chez des enfants.

Joukowsky, chez Bechterew, a complété ces recherches en faisant varier l'intervalle qui sépare deux mouvements communiqués successifs et en étudiant l'influence de cet intervalle variable sur le seuil de l'amplitude du mouvement passif perçu.

Tout cela est délicat, nécessaire pour les recherches physiologiques, difficile à appliquer couramment au lit du
malade.

En Clinique, on peut en général se contenter d'expériences
plus grossières, sans toutes ces précautions.

Vous m'avez vu, chez nos cérébraux, leur faire fermer les
yeux, puis saisir à pleine main leur membre paralysé ; je com-
muniquais des mouvements passifs et vous avez vu que certains malades n'avaient aucune conscience de ces déplacements et ne pouvaient pas du tout en rendre compte.

On peut d'ailleurs communiquer ainsi des mouvements très
simples (déplacement d'un segment de membre dans un seul
sens) ou compliquer plus ou moins ces mouvements (déplacements successifs, de plusieurs segments, en 8, en cercle...).

Cela suffit pour déceler d'assez gros troubles.

Cependant parfois il peut être utile d'analyser des nuances,
des symptômes moins accentués.

Goldscheider se sert d'un pendule et d'un secteur gradué
suspendus au membre : les déplacements du pendule donnent
en degrés l'étendue du mouvement passif. Il cite des tabétiques qui ne paraissaient pas avoir de troubles du sens musculaire ; un examen attentif avec mesure du seuil montra que
le malade percevait à peine un déplacement de 4°, c'est-à-dire
que l'observation soignée révélait un seuil environ dix fois
plus élevé que chez une personne normale.

Dans toutes ces recherches cliniques, il faut naturellement
veiller de très près à ce que le malade soit entièrement passif ;
sans quoi, l'expérience est autre.

Vous devinez les questions que vous devrez poser quand
vous avez communiqué un ou plusieurs mouvements au sujet
qui a les yeux fermés : prévenez dès que vous sentirez que
votre membre est déplacé ; est-il déplacé ? quel membre ? quel
segment de membre ai-je déplacé ? dans quelle direction ? de
quelle quantité ou de quelle étendue a-t-il été déplacé ?

Vous ferez ainsi décrire le mouvement communiqué, vous
direz au sujet d'imiter avec le membre sain le mouvement
passif communiqué au membre malade, vous ferez toucher

avec le membre sain le membre malade ou une partie déterminée du membre malade.

Puis vous communiquerez des mouvements plus compliqués que vous lui demanderez de décrire : vous ferez tracer une ligne, un 8 de chiffre, un cercle, un carré, des lettres, un dessin...

Vous m'avez vu chez certains malades (les yeux fermés) mettre un crayon dans leur main, la diriger moi-même en faisant tracer un dessin, une ou plusieurs lettres d'imprimerie ou un mot d'écriture courante.

Il faut encore placer dans ces modes d'exploration de la sensation des mouvements communiqués, l'appareil de Jean Charcot pour provoquer les images graphiques motrices sans que l'expérimentateur touche la main du sujet : nous l'avons décrit, avec Rauzier, dans le chapitre *Aphasie* de notre Traité.

Enfin, on peut aussi se servir du pantographe : cet appareil a deux pointes disposées de telle sorte que quand l'une est déplacée le long d'un dessin quelconque, l'autre se déplace, avec plus d'amplitude, mais en dessinant absolument les mêmes contours. Le sujet tient, les yeux fermés, une des pointes de l'appareil ; le médecin dirige l'autre pointe le long d'un dessin donné et fait décrire le dessin par le malade.

Ces procédés ont l'avantage d'éviter le contact direct de la main du médecin sur le membre étudié du malade et, par suite, de dégager les sensations des mouvements passifs des sensations étrangères de tactilité générale.

d. — Sensation des mouvements actifs ; sensation de poids en soupesant, de résistance sans immobiliser le membre. Sensations musculaires intrinsèques. Sensation de fatigue.

Il est inutile d'insister sur la différence qu'il y a entre la sensation des mouvements actifs et la sensation des mouvements passifs.

Dans le mouvement passif les muscles sont dans le relâchement ; dans le mouvement actif les uns sont en contraction, les autres en relâchement.

Le mouvement actif est en même temps un mouvement

voulu, décidé, ordonné par le sujet ; nous pouvons donc nous
le représenter avant même de l'exécuter.

Dans le mouvement passif, l'acte volontaire d'impulsion est
hors du sujet : nous ne pouvons nous représenter que le déplacement produit par le mouvement déjà exécuté.

Pour le mouvement actif nous nous le représentons si bien
avant de l'exécuter que nous pouvons même nous le représenter sans l'exécuter ultérieurement.

C'est une chose curieuse mais absolument réelle : le déplacement effectif du membre, la réalisation de l'acte ne sont
pas nécessaires pour qu'un sujet ait la sensation d'un mouvement actif donné.

J'ai étudié longuement autrefois, avec vos prédécesseurs,
une hystérique[1] qui, dans le sommeil hypnotique, croyait avoir
exécuté des mouvements ordonnés, les décrivait... et ne bou-
geait pas. Elle avait conscience du mouvement qu'elle voulait
exécuter, elle avait la sensation du déplacement qu'elle croyait
communiquer à ses membres, quoique le déplacement ne se réa-
lisât pas, qu'elle n'exécutât réellement aucun mouvement actif.

De même chez les amputés : vous connaissez les illusions de
mouvements et de position qu'ils éprouvent. Ce sont là des
hallucinations centrales produites par l'excitation nerveuse
dans le moignon. Ces sensations de mouvement voulu et non
exécuté, senties dans un membre fantôme, ont été bien étudiées par Weir Mitchell et Pitres : elles rentrent évidemment
dans cette même catégorie de sensations de mouvements actifs
sans mouvement réel et sans déplacement effectif.

Donc, ce que nous appelons sensation de mouvement actif
n'est pas, en somme, une sensation de mouvement ; ce n'est
surtout pas une sensation de déplacement. C'est la sensation
de la volition d'un mouvement actif.

Il y a un grand nombre de procédés pour analyser, en
Clinique, la perte ou la diminution de cette sensibilité particulière d'orientation[2].

---

1. Histoire d'une hystérique hypnotisable... (en collabor. avec le Dr BROUSSE)
in *Leçons de Clinique médicale*, t. I, p. 633.
2. Voir Victor HENRI, *loc. cit.*, p. 493 à 511.

Grossièrement, on peut faire faire au sujet l'analogue de l'épreuve du tapis vert de Versailles.

Vous connaissez cette expérience [1]. L'épreuve consiste « à bander les yeux d'une personne de bonne volonté, à la placer à l'une des extrémités d'une pelouse rectangulaire, bien exactement tournée vers l'extrémité opposée et à la défier d'atteindre directement cette extrémité ».

Habituellement, le sujet, même le plus normal, dévie fortement d'un côté ou de l'autre.

C'est évidemment là un procédé pour apprécier le sens kinesthésique d'un sujet : sens de la direction des mouvements actifs.

Il est facile d'instituer cette expérience dans une salle d'hôpital pour les malades qui peuvent marcher. Vous placez le sujet, les yeux bandés, à l'extrémité de la salle, exactement dans l'axe, et vous lui dites d'aller droit devant lui jusqu'à l'autre extrémité de la salle. Suivant la perfection de son sens de l'orientation (par les mouvements actifs) il ira butter contre un lit plus ou moins éloigné, à droite ou à gauche.

Cette épreuve permet presque de mesurer le désarroi de cette sensibilité spéciale ; en tout cas elle permet de comparer, à ce point de vue, les divers malades entre eux et avec les personnes saines.

Mais il y a aussi des procédés plus précis pour analyser les troubles peu profonds de cette même fonction.

On peut chercher à déterminer le seuil du mouvement actif perçu.

Pour cela, vous dites au sujet de faire, avec le médius droit par exemple, le plus petit mouvement possible, c'est évidemment le plus petit mouvement dont il ait conscience ; on mesure ce mouvement et on compare le chiffre obtenu soit aux chiffres physiologiques de Goldscheider, soit au chiffre que vous obtenez vous-même sur le côté sain si le trouble est unilatéral.

---

1. P. BONNIER, L'oreille, symptomatologie, p. 52.

En général, en Clinique, on n'a pas besoin d'un procédé aussi délicat qui est d'ailleurs peu pratique au lit du malade.

On fait faire au sujet un acte indiqué, un mouvement d'une étendue donnée, puis on le fait reproduire au malade sur le seul souvenir de la sensation kinétique perçue.

Il y a, pour ces expériences, des appareils un peu compliqués de Falk, Segsworth... bons plutôt pour les recherches physiologiques que pour les études cliniques.

En Clinique, on a à apprécier des différences plus accentuées et on peut procéder plus simplement.

Sur un fil tendu, où l'on peut marquer des distances et faire faire des mouvements avec des pinces mobiles, on fait exécuter par exemple un mouvement de 15 centimètres, puis on enlève les pinces et on fait faire un mouvement de même étendue (Cremer et Lœb), et on note l'erreur.

Ou bien on fait imiter par le malade, avec son autre main, le mouvement de la première main, qui fait un déplacement fixe, connu, arrêté et mesuré.

Ou encore on fait imiter activement par le sujet un mouvement passif communiqué au même membre ou au membre symétrique.

Aux malades assez profondément atteints comme les tabétiques on peut se contenter de dire de toucher, avec un doigt, le lobule de l'oreille ou le bout du nez (les yeux fermés) — ou encore de faire sur un carton ou une planchette un mouvement de 20 à 25 centimètres, etc.

Vous pouvez aussi placer un damier devant le sujet et lui dire de mettre vivement, sans hésiter, chaque dame sur chaque carré noir, ou faire placer des billes dans de petits creux sur une tablette spéciale, ou passer un anneau autour de petites fiches verticales... Le sujet fera chacune de ces expériences, d'abord en regardant, puis de mémoire.

Appliquant les mêmes principes, Blix fait toucher par le sujet, les yeux fermés, un point d'un tableau, regardé antérieurement avec attention.

On peut encore mettre un crayon dans la main du sujet ou l'attacher à une planchette sur laquelle est la main du sujet vous lui dites ensuite de faire (les yeux fermés) une ligne d'une longueur donnée ou des dessins simples ou plus ou moins compliqués.

Ostermann institue ainsi cette expérience : l'expérimentateur guide la main gauche du sujet et lui fait faire un dessin, et le sujet (les yeux fermés) imite ce dessin de la main droite ; on étudie ainsi à la fois la sensation des mouvement passifs (main gauche) et la sensation des mouvements actifs (main droite).

On peut enfin, c'est toujours l'application du même principe, faire reconnaître la dimension d'un objet par le déplacement actif de la main sur cet objet.

Vous vous rappelez les expériences que nous avons faites ainsi chez plusieurs de nos malades, avec des fiches, de même forme, dont la longueur variait de 1/2 centimètre à 1 centimètre qu'ils devaient classer par ordre de grandeur.

Dans le même groupe de procédés rentre encore l'étude de la sensation de résistance avec mouvements : quand on butte contre un obstacle avec effort personnel, il y a une sensation de l'effort musculaire fait, qu'il peut être intéressant d'analyser : le dynamomètre peut très bien servir à cela. En montrant au sujet ce qu'est un effort donné, on lui demande de faire un effort un peu plus énergique (on note le minimum), un effort qui soit le double, le triple...

Les sensations de poids avec soupèsement sont encore du même ordre. On peut se servir des appareils indiqués plus haut pour l'analyse des sensations de poids sans soupèsement ; seulement on dit au malade de soupeser, de faire tous les mouvements actifs qu'il jugera utiles pour mieux apprécier les minimes différences de poids.

Dans toutes celles de ces expériences où intervient la mémoire des impressions perçues antérieurement, il faut tenir compte de ce fait observé par Beaunis que la représentation d'un dessin, d'une ligne... ne s'efface pas peu à peu de la mémoire, mais fait, à un moment donné, un *plongeon* dans la conscience, comme inversement, dans d'autres circonstances un souvenir peut brusquement émerger.

On peut enfin étudier, et souvent déterminer, la précision ou l'exactitude avec lesquelles un certain mouvement est exécuté.

Divers procédés peuvent du reste être employés pour indiquer au sujet le mouvement à faire : l'indication motrice (mouvement passif communiqué, qu'il doit imiter), l'indication visuelle (mouvement fait devant lui qu'il doit copier), l'indication verbale (ordre d'exécuter tel ou tel mouvement)...

A ce paragraphe des sensations des mouvements actifs se rattachent les *sensations musculaires intrinsèques* et la *sensation de fatigue*.

Je n'ai pas à vous parler des sensations banales dont le muscle est le point de départ, au même titre que tous les autres tissus : sensibilité mise en jeu par l'inflammation du tissu, la section, un irritant local...

Nous devons étudier ici uniquement la sensibilité du muscle considéré comme organe de motilité.

La sensibilité du muscle à l'excitation mécanique et à l'excitation électrique appartiendrait à ce paragraphe : on la recherchera, en Clinique, quand on pourra. Mais je tiens à vous dire qu'il n'y a pas, sur ce point, de données acquises bien importantes pour le praticien.

« Il faut d'abord, dit Déjerine [1], familiariser le malade avec la sensation de la contraction musculaire électrique, en produisant quelques secousses sur un groupe musculaire sain. En s'adressant ensuite aux muscles soupçonnés malades, le sujet doit décrire ce qu'il ressent et en quoi la sensation qu'il perçoit diffère de celle produite par la contraction des muscles sains. Il est évident que cette méthode, qui paraît simple, ne peut être appliquée que sur des individus intelligents, sachant bien s'observer et pouvant faire abstraction de la sensation concomitante engendrée par l'électricité. »

1. Déjerine, *loc. cit.*, p. 885.

Sous le bénéfice des mêmes réserves, on peut aussi essayer
de déterminer, avec la bobine de du Bois Reymond, le courant
minimum produisant une contraction musculaire perçue par
le sujet.

En Clinique courante, le principal, sinon le seul symptôme
à étudier dans ce groupe est le trouble présenté par la sensation de fatigue ou de lassitude, et, comme nous n'envisageons
dans ce chapitre que les troubles par déficit, la *diminution* ou
l'abolition de la sensation de fatigue ou de lassitude.

Je vous signalerai, entre autres, deux procédés pour étudier
cette sensation chez un sujet donné.

On peut, soit faire répéter pendant un certain temps le même
acte, le même mouvement musculaire (avec déplacement) au
sujet; soit faire maintenir un membre dans une position donnée
pendant un temps variable, que l'on mesurera. On analysera
la sensation de fatigue éprouvée et décrite par le malade dans
l'un et l'autre cas et on la comparera soit à la sensation de
fatigue éprouvée par le même sujet pour les mêmes mouvements avec le membre symétrique, soit, mieux encore, avec
la sensation de fatigue éprouvée dans les mêmes conditions
par un sujet sain.

Voici quelques exemples de cas dans lesquels cette sensation
de fatigue avait beaucoup diminué, indiquant ainsi une véritable hypokinesthésie chez le sujet.

Binet a étudié, à ce point de vue, des hystériques. Il a
observé une malade chez laquelle le bras anesthésique, étendu
horizontalement, a mis une heure vingt minutes à tomber.

Chez une autre, après trois quarts d'heure, le bras était à
peine descendu de cinq à six centimètres.

Pitres fait tourner par le sujet le volant d'une machine électrique, successivement avec le bras sain et avec le bras anesthésié. Avec le côté sain, la malade est, après cinq minutes,
épuisée, courbaturée; il lui est impossible de continuer. Avec
le côté anesthésique, elle agit dix minutes sans s'arrêter; puis
elle sent une sensation pénible dans le dos, mais aucune fatigue dans le membre supérieur.

Le même auteur fait placer cette même hystérique les bras

en croix. Après deux minutes et demie, elle accuse des tiraillements dans le bras sain et l'abaisse. Le bras anesthésique reste étendu pendant trente minutes, la malade avait à ce moment de la douleur dans l'épaule, mais pas de fatigue dans le bras.

On a fait aussi des expériences chez les tabétiques.

Frenkel a observé un malade qui pouvait tenir ses bras étendus horizontalement pendant vingt-cinq minutes sans éprouver de fatigue des muscles.

Je dois cependant vous avertir dès maintenant que les tabétiques présentent plus souvent le symptôme inverse que nous étudierons plus loin : la sensation de lassitude rapide.

Chez les choréiques, tous les cliniciens ont vu leurs mouvements incessants ne pas entraîner une fatigue analogue à celle que des mouvements semblables ou moindres entraîneraient à l'état normal.

La sensation de fatigue n'est donc pas toujours la simple conséquence de la contraction musculaire ; ou plutôt elle n'est pas nécessairement parallèle à cette contraction. C'est une des impressions envoyées par l'appareil kinesthésique au centre O et les troubles de cette sensation de fatigue, dans un sens ou dans un autre, font partie de la séméiologie de cet appareil kinesthésique.

Il y a du reste une fatigue du tonus comme il y une fatigue de la contraction volontaire. L'immobilité dans une position donnée est la résultante du relâchement et du raccourcissement de certains muscles qui sont le point de départ d'une certaine sensation de fatigue.

Cela conduit à cette notion, importante en Clinique, qu'il y a une fatigue des actes polygonaux comme il y a une fatigue des actes corticaux. Seulement, quel que soit le centre présidant à l'acte fatiguant, c'est toujours en O que doit arriver l'impression pour qu'il y ait sensation perçue de fatigue.

Je ne crois pas nécessaire d'insister pour démontrer que ces symptômes de la sensation de fatigue appartiennent bien à notre sujet, à la séméiologie de l'orientation et de l'équilibre.

Ce sont des troubles de kinesthésie et toute la kinesthésie nous appartient ; il est du reste évident que la sensation de fatigue est une sensation de défense de l'appareil moteur, avertissant d'une manière très précieuse sur l'état de cet appareil et par conséquent facteur important de l'orientation et surtout de l'équilibre.

En fait, c'est dans les maladies de cet appareil (tabes, hystérie) qu'on trouve ces troubles et à côté d'autres symptômes de la même famille clinique.

e. — Sensations kinétiques complexes ; sens stéréognostique.

Habituellement, dans la vie physiologique normale, nous n'exerçons pas séparément les diverses facultés de sentir que nous venons d'analyser. Toutes les sensibilités kinétiques collaborent ordinairement et s'associent, entres elles et avec les sensibilités sensorielles, pour obtenir le résultat final.

Une des résultantes les plus intéressantes de cette collaboration est la *stéréognose* ou *perception stéréognostique* (Hoffmann) ; ce que Dana appelle le *toucher actif*.

En principe et quand le trouble de cette fonction est assez accentué, la recherche clinique et l'analyse de ce symptôme, au lit du malade, sont relativement simples : on fait fermer les yeux au sujet et on place devant lui ou dans sa main divers objets qu'on lui fait reconnaître : une montre, une sphère, un dé à jouer, un triangle, des gants.... Il faut varier le plus possible les objets pour que les diverses sensations, même supplémentaires, entrent en jeu.

Il y a une remarque importante à faire, sur laquelle Déjerine a insisté avec raison [1].

La perception stéréognostique n'est pas une faculté native, elle est l'application de diverses facultés natives, mais en elle-même elle est le résultat de l'éducation ; c'est une faculté acquise et dont la perfection va même en grandissant au fur et à mesure qu'on l'applique et qu'on la cultive, au moins jusqu'à un certain âge et jusqu'à un certain degré, variable suivant la direction de l'éducation reçue.

Donc, l'enfant n'a pas encore cette faculté de perception stéréognostique, du moins à un certain âge et avant une certaine

1. Voir DÉJERINE, *loc. cit.*, p. 888.

éducation. Dès lors quand une lésion frappera un enfant
encore dans ces conditions, quand la maladie atteindra
chez lui l'appareil d'orientation (c'est ce qui arrive notamment
dans l'hémiplégie cérébrale infantile), la main restera « vierge »
de l'initiation stéréognostique ultérieure et le sujet en grandissant, continuera à ne pas reconnaître les objets avec sa main
paralysée.

Il y a donc très souvent dans les paralysies qui remontent,
pour leur début, à l'enfance, une astéréognosie par défaut d'é-
ducation, que l'on peut le plus souvent faire disparaître en faisant spécialement l'éducation de cette main.

C'est là un exemple d'astéréognosie pure, sans autre trouble
des diverses sensibilités, sous la dépendance d'une lésion organique.

En dehors de ces cas de paralysie infantile, on dit en général
que c'est l'hystérie qui, seule, peut réaliser ainsi l'astéréognosie
sans troubles des autres modes de sensibilité, au moins superficielle.

Il est certain que l'hystérie réalise très bien le syndrome,
comme le prouvent l'observation et le travail de Gasne [1]. Mais
il y a aussi des lésions organiques, développées chez l'adulte,
qui peuvent entraîner la même dissociation.

Vous en avez notamment la preuve dans nos deux Observations VIII et IX ; dans l'une et l'autre, le sens stéréognostique
était aboli et les troubles de la sensibilité étaient nuls (Observation VIII) ou peu marqués (erreurs de localisation : Observation IX). Et cependant il s'agissait bien d'une lésion organique ;
la chose était largement démontrée par les symptômes concomitants dans l'Observation VIII et par l'autopsie dans l'Observation IX.

Déjerine et Egger [2] ont récemment publié un fait analogue
dans lequel la lésion organique était certaine aussi ; et, dans

---

1. GASNE, Centre stéréognostique et centres d'association, *Nouvelle Iconographie de la Salpêtrière*, 1898, p. 46.
2. DÉJERINE et EGGER, Sur un cas de perte du sens stéréognostique avec intégrité de la sensibilité tactile. *Société de Neurologie*, 7 déc. 1899; *Revue neurol.*,
1899, p. 891. — Voir la discussion qui a suivi cette communication : Pierre
MARIE, BRISSAUD, JOFFROY.

la discussion qui a suivi à la Société de neurologie, Pierre
Marie a dit : « La perte isolée du sens stéréognostique n'est pas
rare chez les hémiplégiques vulgaires. J'ai eu fréquemment
l'occasion de le constater sur des malades de Bicêtre et je crois
que chez les hémiplégiques récents, même lorsque la sensibilité tactile est, sinon absolument indemne, du moins assez
bien conservée, le sens stéréognostique est souvent plus ou
moins atteint. »

Je crois la proposition d'autant plus à noter que d'une part
beaucoup de médecins ne recherchent pas et peuvent laisser
échapper ce symptôme et que, d'autre part, beaucoup d'hémiplégiques sont trop paralysés pour qu'on puisse faire cette épreuve
chez eux.

Il est important de distinguer l'astéréognosie et l'*asymbolie
tactile* (Claparède [1], Markova [2]).

Dans le premier cas, le sujet ne perçoit pas la forme des
objets ; dans le second, il n'interprète pas ses sensations et ne
reconnaît pas les objets dont il perçoit les dimensions.

Nous allons voir dans le paragraphe suivant l'importance que
cette notion peut avoir pour la détermination clinique du siège
et de la hauteur de la lésion génératrice dans un cas donné.

β. — *Valeur séméiologique des kinanesthésies et hypokinesthésies ; siège des lésions.*

J'arrive à la question importante de la valeur séméiologique
des troubles que nous venons d'analyser.

En présence d'un malade présentant un ou plusieurs de ces
symptômes, la première question que doit se poser le clinicien
est de savoir s'il s'agit d'hystérie ou de lésion organique.

L'hystérie peut, en effet, produire et produit souvent ces
troubles, jusqu'à l'astéréognosie, comme le prouve le travail de
Gasne que je vous ai cité plus haut.

---

1. CLAPARÈDE, Perception stéréognostique et stéréoagnosie, *Année psychologique*, t. V, p. 65.
2. Mᶫˡᵉ KLAVDIA-MARKOVA. Contribution à l'étude de la perception stéréognostique, *Thèse de Genève*, 1900.

D'une manière générale, vous poserez le diagnostic par les symptômes concomitants.

Dans l'hystérie, ce sont les attaques (à formes diverses), les stigmates fixes, les zones hystérogènes, les anesthésies, le rétrécissement du champ visuel, le caractère, l'émotivité... Dans la lésion organique, ce sont les symptômes connus du tabes (abolition des réflexes rotuliens, douleurs fulgurantes, Romberg...) ou de la lésion cérébrale (ictus, hémiplégie, contractures tardives fixes [1]...)...

Encore faut-il se méfier des associations hystéroorganiques. C'est un principe général à ne jamais perdre de vue dans les diagnostics de cet ordre : les signes certains de l'hystérie chez un sujet ne prouvent pas la nature hystérique de tous les symptômes observés chez lui et réciproquement l'existence démontrée d'une lésion organique n'empêche pas la présence de symptômes hystériques chez le même malade.

Une fois établie l'existence d'une lésion organique, une deuxième question se pose, plus importante, spécialement pour le chapitre que nous étudions ici.

Où peut siéger, où siège probablement la lésion dans le cas donné et analysé ? Quelles sont les parties du système nerveux dont la lésion peut entraîner de la kinanesthésie ou de l'hypokinesthésie ?

Il suffit de jeter les yeux, une fois de plus, sur notre schéma 2 (p. 58) pour prévoir les sièges possibles de l'altération génératrice.

L'appareil centripète d'orientation, dont nous étudions les altérations, comprend en effet : 1° les cordons postérieurs de la moelle et par suite d'abord les nerfs sensitifs qui y aboutissent par les racines postérieures ; d'où deux premiers groupes d'altération à rechercher (a. dans les nerfs périphériques ; b. dans les cordons postérieurs de la moelle) ; 2° ces faisceaux passent ensuite dans le mésocéphale, le pédoncule et la région capsulothalamique ; d'où deux autres groupes d'altéra-

---

1. Voir les principes du diagnostic différentiel de l'hémiplégie organique et de l'hémiplégie hystérique dans mon Diagnostic des maladies de l'encéphale, Siège des lésions, *Actualités médicales*, 1901.

tion à rechercher (*c.* au mésocéphale; *d.* dans la région capsulothalamique); 3° enfin ces voies centripètes d'orientation aboutissent à l'écorce cérébrale ; d'où le cinquième groupe d'altération à rechercher (*e.* dans l'écorce cérébrale).

Nous trouverons des faits cliniques de désorientation par kinanesthésie dans la plupart des segments de ces voies ; nous établirons d'ailleurs toujours le cadre clinique que l'avenir complétera probablement.

Dans un dernier paragraphe (*f*) nous essaierons de voir si on peut préciser encore davantage le siège de la lésion, quand elle est corticale, et distinguer cliniquement les lésions polygonales (polygone supérieur de l'automatisme psychique) et les lésions suspolygonales ou du centre 0.

a. — Dans les *névrites périphériques* la fonction kinesthésique centripète est assez souvent altérée.

« Certains malades, dit Babinski[1], lorsque leurs yeux sont fermés, n'ont pas la notion de l'attitude dans laquelle se trouvent les parties du corps qui sont le siège de l'affection ou n'en ont qu'une notion imparfaite. »

Et Déjerine[2] dit de son côté : « Dans la forme sensitive de la névrite périphérique — tabes périphérique — la sensibilité profonde est toujours très altérée ou abolie. Il en est de même dans les cas de traumatismes graves des troncs nerveux ou de leur plexus. Le fait est bien connu pour la paralysie radiculaire totale du plexus brachial... On constate souvent également la perte de la perception stéréognostique dans la névrite périphérique de cause infectieuse ou toxique — forme mixte, forme sensitive — lorsque les membres supérieurs sont envahis. »

b. — Pour les *cordons postérieurs*, la chose est trop classique pour que j'aie besoin d'insister.

Toutes les fois que nous avons examiné un tabétique ensemble, je vous ai montré chez lui des troubles de l'orientation par kinanesthésie.

Cela a été bien net notamment chez les quatre tabétiques

---

1. BABINSKI, Des névrites, *Traité de médecine*, t. VI, p. 737.
2. DÉJERINE, *loc. cit.*, p. 884 et 892.

dont j'ai résumé les Observations plus haut (Observations I, II, III, IV).

Ceux qui sont le plus légèrement atteints s'orientent mal les yeux fermés (signe de Romberg) : ils titubent alors en marchant, se tiennent difficilement debout, surtout sur un pied, balancent, sont menacés de chute... D'autres, déjà les yeux ouverts, ne peuvent pas se tenir debout les deux pieds collés sur toute leur longueur, marchent mal, en s'orientant laborieusement par le cerveau... Enfin les plus atteints orientent si mal les diverses parties de leur corps, les unes par rapport aux autres, qu'ils perdent leurs membres dans leur lit...

En étudiant les divers modes d'exploration des sensibilités kinétiques, je vous ai constamment cité des exemples de tabétiques.

Nous pouvons donc bien dire que dans le tabes, c'est-à-dire dans la maladie classique et systématisée des cordons postérieurs, on constate couramment tous les divers degrés de trouble de l'orientation par kinanesthésie ou hypokinesthésie, depuis les formes les plus légères que le médecin doit rechercher jusqu'aux plus gros symptômes d'astéréognosie et de désorientation segmentaire absolue.

Chez certains tabétiques aussi on a trouvé la diminution de la sensation de fatigue, dont nous avons parlé plus haut.

Frenkel [1] a notamment signalé le fait dès 1893.

Il fait d'abord tenir un bras ou les deux bras horizontalement par un homme sain. Déjà, après une demi-minute ou une minute, le sujet sent la fatigue et après six à sept minutes un homme fort, soumis à cette épreuve, éprouve une douleur intolérable et laisse tomber son bras.

Au contraire, un tabétique, observé par le même auteur, maigre, ne pesant que 50 kilogrammes, pouvait tenir ses bras horizontalement en l'air pendant 25 minutes sans en éprouver de fatigue.

Et, chose remarquable, ce tabétique n'avait presque pas de troubles de la sensibilité générale à ce membre, tandis qu'un

---

1. Frenkel, Fehlen des Ermüdungsgefühls bei einem Tabiker., *Neurol., Centralbl.*, 1893, p. 434.

autre tabétique très anesthésié avait une sensation de fatigue plutôt exagérée.

Il y aurait donc, dans les cordons postérieurs, une curieuse indépendance de conduction (au moins à l'état pathologique), pour les sensations de fatigue et pour les modes ordinaires de sensibilité générale.

On observe aussi les mêmes symptômes, en dehors du tabes, dans les cas où les cordons postérieurs sont atteints, en même temps que d'autres régions médullaires, quand les cordons postérieurs ne sont plus le siège unique d'une lésion systématisée, mais font partie des localisations multiples d'une maladie diffuse quelconque.

Notre malade de l'Observation V en est un remarquable exemple.

C'est ainsi qu'on trouve ces symptômes dans la myélite transverse totale de la moelle, dans l'hémiparaplégie spinale de Brown Séquard par lésion d'une moitié de la moelle...

Ces derniers faits sont très importants pour l'analyse physiologique de la fonction médullaire d'orientation. Car, comme nous l'avons vu et discuté avec soin plus haut (p. 56), chez ces malades la sensibilité générale est altérée d'un côté (côté opposé à la lésion), et la sensibilité kinétique est troublée de l'autre (côté de la lésion et des troubles moteurs).

D'où la conclusion que nous avons développée dans notre étude anatomophysiologique, que les conducteurs de la sensibilité générale et les conducteurs de la sensibilité kinétique sont distincts dans la moelle, les premiers s'entre-croisant dans la moelle même (sur toute la hauteur), les seconds s'entre-croisant seulement dans le bulbe (comme les voies motrices qu'ils accompagnent).

Si, dans la syringomyélie et l'hématomyélie, les symptômes de kinanesthésie ou d'hypokinesthésie ne s'observent pas ordinairement [1], c'est parce que ces lésions épargnent habituellement les cordons postérieurs.

Nous pouvons donc conclure en nous appuyant sur un nombre considérable de faits cliniques, que la kinanesthésie et

1. DÉJERINE, loc. cit., p. 884-892.

l'hypokinesthésie sont des symptômes des lésions des cordons postérieurs, que ces lésions soient tabétiques ou non tabétiques [1].

c. — A la partie supérieure de la moelle, nous trouvons l'astéréognose dans un cas de plaie de l'artère vertébrale gauche avec hématorachis, observé par Bouchaud [2]; et, plus haut encore, au-dessus de la moelle, nous trouvons le même symptôme dans un cas de tumeur de la *moelle allongée* de Dercum [3].

d. — Pour la *région capsulothalamique*, la diminution ou l'abolition du sens musculaire fait partie du syndrome de l'hémianesthésie capsulaire décrit par Charcot comme répondant à la lésion du tiers postérieur de la capsule interne (région lenticulo-optique) [4].

Vous savez que ce type avec sa localisation anatomique est fortement battu en brèche de divers côtés [5].

D'une part, on a vu que le type d'anesthésie sensorielle complète avec amblyopie croisée, est presque toujours hystérique, et que, dans beaucoup de cas attribués à une lésion de la capsule interne, il doit y avoir association hystéroorganique. D'autre part, la notion du carrefour sensitif dans la capsule interne a été très discutée et le rôle de la couche optique repris, avec des arguments anatomocliniques, pour la conduction des impressions sensitives.

Ces objections sont importantes et il faut en tenir un très grand compte. Mais je ne crois pas qu'il faille en déduire la suppression de l'anesthésie capsulaire ; il faut en modifier

1. Sur les lésions non tabétiques des cordons postérieurs, voir les Rapports au Congrès de Paris, de DANA, HOMEN et BRUCE et mon Diagn. des mal. de la moelle.
2 BOUCHAUD, Plaie de l'artère vertébrale gauche, hématorachis, compression de la moelle, *Revue de médecine*, 1900, p. 891.
3. DERCUM, Tumor of the oblong. presenting ataxia and astereognosis as the prominent early sympt. *The Journ. of nerv. a. Ment. dis*, 1899, p. 470 (*Revue neurol.*, 1900, p. 949). ·
4. Voir plus haut, p. 69, le schéma 4.
5. Voir : Long, Les voies centrales de la sensibilité générale (étude anatomoclin., *thèse de Paris*, 1899. Service du prof. DÉJERINE; et DÉJERINE, De l'hémianesthésie d'origine cérébrale, *Semaine médicale*, 1899, p. 249. — Voir aussi mon Diagnostic des maladies de l'Encéphale.

un peu la formule anatomoclinique, mais non la supprimer.

C'est l'avis même des hommes qui, comme Déjerine, ont le plus contribué, par leurs travaux, à ébranler l'ancienne description de Charcot. « Depuis les travaux de Türck et de Charcot, dit-il en 1899 [1], tout le monde est d'accord pour reconnaître qu'une lésion de la partie postérieure du segment postérieur de la capsule interne se traduit par une hémiplégie compliquée d'hémianesthésie. »

Donc, nous pouvons le dire, le type clinique de l'anesthésie capsulaire persiste ; seulement, il faut ajouter qu'au point de vue symptomatique ce type est moins semblable à l'hystérie qu'on avait cru d'abord, notamment au point de vue sensoriel ; et, au point de vue anatomique, il faut étendre un peu plus le siège de la lésion que ne l'avait fait Charcot et y comprendre : la partie postérieure de la capsule interne et la couche optique avoisinante « en avant du pulvinar, dans la partie inférieure et postérieure du noyau externe du thalamus, autour du centre médian de Luys ».

Ce n'est donc plus, à proprement parler, une anesthésie capsulaire ; il vaut mieux l'appeler *anesthésie capsulothalamique*.

Dans ce type clinique, ainsi maintenu et modifié, on a observé la désorientation par kinanesthésie [2].

J'en ai publié un cas [3] : c'est notre Observation IX [4]. Vous vous rappelez les troubles profonds de l'orientation kinétique que présentait le malade : il n'a pas conscience de la position de son bras et de sa main, perd son membre, ne reconnaît pas la nature des objets qu'on lui place dans la main. — La lésion, très vaste, avait détruit tout le noyau lenticulaire, la capsule externe, l'avant-mur jusqu'à l'écorce de l'insula et en dedans

---

1. DÉJERINE, article cité de la *Semaine médicale*, 1899, p. 252.

2. Ajoutons, d'après LAMACQ (thèse citée, p. 71) que « BAGINSKY et LEHMANN soutiennent que les troubles du sens musculaire consécutifs aux lésions destructives du noyau caudé sont tout à fait de même nature que ceux qui suivent les lésions de la zone motrice corticale ».

3. Obs. XXI, p. 342 in Localisat. dans les maladies cérébrales, 3ᵉ édit. 1880.

4. Voir plus haut p. 24.

jusqu'à la capsule interne et à la couche optique ; l'écorce
cérébrale restant absolument intacte.

Je peux vous citer un certain nombre d'autres faits, tous
avec autopsie, récemment observés, plusieurs avec des lésions
capsulothalamiques plus étroites et par suite plus démonstra-
tives.

Tels sont ceux de : Oppenheim [1] (1889), Anton [2] (1893),
Redlich [3] (1893), Aba [4] (1896), Bourdicaud-Dumay [5] (1897),
Claparède [6] (1897) et Long [7] (1899).

Dans un récent travail en cours de publication dans les
Archives générales de médecine, Verger [8] a insisté sur la
présence dans l'hémianesthésie capsulaire du défaut de localisation des sensations (que Veyssière avait déjà signalé dans ses
expériences), et du défaut de sens musculaire.

Voilà donc encore un groupe anatomoclinique solidement
établi : kinanesthésies et hypokinesthésies par lésion de la
région capsulothalamique.

e. — Pour les *lésions corticales,* il paraît bien établi aujour-
d'hui par les faits cliniques, qu'elles siègent dans la zone périrolandique, dans la même région que les neurones moteurs et
les neurones de sensibilité générale, mais dans des neurones
distincts, quoique très voisins de ces derniers.

Les physiologistes sont arrivés les premiers à cette conclusion [9].

Fritsch et Hitzig ont montré, tout d'abord, que la destruction
de la zone motrice corticale entraîne l'altération du sens musculaire et s'appuient pour l'établir sur le fait suivant : « Le

---

1. Oppenheim, *Charité Annalen Berlin*, 1889, p. 396 (Cit. Claparède, p. 93).
2. Anton, *Zeitschr. f. Heilk*, 1893, t. XIV, p. 313 (Cit. *ibid.*, p. 112).
3. Redlich, *Wien. Klin. Wochenschr.*, 1893, n°' 24 à 30 (Cit. *ibid.*, p. 113 en
note).
4. Aba, thèse citée, 1896, Obs. IV, p. 75.
5. Bourdicaud-Dumay, thèse citée, 1897, Obs. III, p. 28.
6. Claparède, thèse citée. Obs. I, p. 81.
7. Long, thèse citée., 1899, cas X, Obs. 51, p. 247.
8. Voir aussi Verger, Les hémianesthésies capsulaires expérimentales,
Journal de Physiol. et de Pathol. générale, juillet 1899. Il note, chez les
animaux, le défaut de notion de position des membres et le défaut de localisation
des sensations de douleur.
9. Voir, pour ce paragraphe, Lamacq, thèse citée, p. 66.

chien ne remue pas les membres que l'on a mis dans une position très fatigante. »

Vous voyez combien est intéressante cette constatation expérimentale et combien il est important de la rapprocher de ce
que nous avons vu en Clinique : l'abolition ou la diminution de
la sensation de fatigue dont nous venons de parler et les
attitudes cataleptiformes que nous avons signalées dans
nos Observations et sur lesquelles nous reviendrons plus
loin.

Les conclusions de Fritsch et Hitzig ont été admises et
confirmées par Goltz et Munk.

Pour Lisso, élève de Munk, les centres du sens musculaire
dans cette région seraient plutôt dans les couches moyennes
de l'écorce, entre les plus superficielles et les plus profondes.

Pour Bechterew, les centres du sens musculaire seraient
dans la région « qui surmonte le début de la scissure de Sylvius ».

En somme, les physiologistes concluent en général, comme
Luciani et Seppilli, comme Bastian [1] et d'autres, que la zone
corticale du sens musculaire se superpose, comme la zone
sensitive générale, à la zone motrice, en la débordant en arrière
dans le lobe pariétal.

La Clinique a confirmé ces résultats et est arrivée aux mêmes
conclusions.

Vous en trouverez une première preuve dans mes Observations de 1879 et de 1880, que je vous ai rappelées plus haut
(Observations X et XI).

Dans la première [2] la lésion était immédiatement en arrière
de la moitié inférieure de la pariétale ascendante, entre la
scissure de Sylvius et la scissure interpariétale : le sujet ne
reconnaît pas les objets qu'on lui met dans la main...

Dans la deuxième [3], la lésion occupe : de haut en bas, le tiers

1. Voir : Jules Soury, Le système nerveux central, 1899, p. 1084.
2. Addition au mémoire de Raymond Tripier sur l'Anesthésie dans les lésions
des circonvolutions cérébrales. *Revue mensuelle de médecine et de chirurgie*,
1880, t. IV, p. 161.
3. Observation XV in Localisations dans les maladies cérébrales, 3e édition,
1880, p. 326.

inférieur de la première frontale et la moitié supérieure de la deuxième ; d'arrière en avant, les deux tiers postérieurs de ces deux circonvolutions ; en épaisseur, la partie superficielle des faisceaux supérieur et moyen : la malade a perdu la notion de la position de ses membres, elle les oublie dans une attitude quelconque.

Vous remarquerez que la lésion, dans ces deux cas, est en quelque sorte aux limites de la zone indiquée : à la limite postérieure pour le premier cas ; à la limite antérieure pour le deuxième.

Je peux vous citer maintenant une série de faits plus démonstratifs ; je me contente de les énumérer (le détail en serait fastidieux) en ajoutant l'indication bibliographique qui permettra de les retrouver à ceux d'entre vous qui voudraient approfondir la question.

Ce sont les observations de Vetter [1] (1878), Darshkevitch [2] (1890), Lamacq [3] (1891), Kahler et Pick (1891), Déjerine [4], Madden [5] et Anton [6] en 1893, Allen Starr [7] (1894), Dana [8] (1895), Aba [9] (1896), Muratow [10] (1898) et Long [11] (1899).

Dans un récent travail déjà cité, Verger, décrivant le type clinique, « hémianesthésie cérébrale », donne parmi les caractères : le défaut de localisation des sensations tactiles sur la surface tégumentaire ; le défaut de localisation de la sensation douloureuse et les troubles des sensations kinesthésiques. « La notion de position est altérée dans toutes mes observations », dit-il (p. 554). Il fait de « l'akinesthésie la caractéristique cli-

---

1. VETTER, *Arch. f. klin. Med.*, 1878, p. 421 (CLAPARÈDE, thèse citée, p. 95).

2. DARSHKEVITCH, *Neurol. Centralbl.*, 1890, p 714 (ABA, thèse citée, p. 45).

3. LAMACQ, thèse citée, p. 91.

4. DÉJERINE, Contribution à l'étude des localisations sensibles de l'écorce. *Revue neurol.*, 1893, p. 50.

5. MADDEN, *The Journ. of nerv. and ment. dis.*,1893, p. 125 (*Revue neurol.*, 1893, p. 110).

6. ANTON, *Zeitschr. f. Heilk.*, 1893, p. 313 (CLAPARÈDE, thèse citée, p. 112).

7. Allen STARR, *Amer. Journ. of. med. Sc.*, 1894, t. CVII, p. 517 (CLAPARÈDE, thèse citée, p. 112).

8. DANA, *The Journ. of nerv. a. ment. dis.*, 1894, p. 961 (*Revue neurol.*, 1895, p. 232).

9. ABA, thèse citée, 1897, Obs. II, p. 61 et Obs. III, p. 65.

10. MURATOW, *Revue russe de Psych.*, 1897 (*Revue neurol.*, 1898, p. 40) et *Neurol. Centralbl.*, 1898, p. 59 (*Revue neurol.*, 1898, p. 287).

11. LONG, thèse citée, 1899, cas XIII, p. 268.

nique des hémianesthésies d'origine corticale ». Les malades
ne se rendent pas compte du degré de pression qu'exerçent leurs
doigts quand ils font la pince; ils ne peuvent coudre qu'à la
condition d'avoir les yeux constamment fixés sur leur ouvrage.
De même pour le sens stéréognostique ou toucher actif. « Le
défaut ou, tout au moins la difficulté marquée du toucher actif,
est de règle dans l'hémianesthésie cérébrale complète. » Dans
l'ensemble du type clinique « c'est la sensibilité kinesthésique
qui est la plus altérée » (p. 558). Il décrit même (p. 564), avec
observations à l'appui, des hémianesthésies réduites aux
troubles du toucher actif, à la cécité tactile (c'est le signe dont
nous avons dit un mot et dont nous reparlerons sous le nom
d'asymbolie tactile). Enfin, l'akinesthésie constitue le fond de
l'hémianesthésie cérébrale; ce sont les troubles les plus per-
sistants et ceux dont l'évolution se lie le plus étroitement à
celle des symptômes moteurs (p. 576).

Les faits, comme ceux que je vous ai cités, notamment nos
Observations VI, VII et VIII, et beaucoup d'autres publiés
par divers auteurs, prouvent que dans cette zone corticale
périrolandique les centres du sens musculaire sont distincts
des centres de sensibilité générale.

Peut-on aller plus loin et les localiser davantage dans cette
zone corticale?

Certains médecins se sont efforcés de le faire [1].

Nothnagel placerait ces centres dans le lobule pariétal
inférieur et la seconde pariétale. « Dana, se basant sur un
grand nombre d'observations empruntées pour la plupart à la
chirurgie cérébrale, localise la mémoire musculaire dans le
lobe pariétal inférieur. Dans les cas de Wernicke, Riegner,
Dubbers, Bonhöffer, la lésion s'est trouvée être dans les circonvolutions rolandiques, notamment à l'union des tiers
moyen et inférieur de la pariétale ascendante [2]. »

Je crois qu'il faut encore être réservé sur cette question de
localisation étroite de ces centres. Tout au plus pourrait-on
dire, avec Luciani et Seppilli, que le centre cortical du sens

---

1. Voir LAMACQ, thèse citée, p. 70.
2. CLAPARÈDE, *Année psychologique,* t. V, p. 78.

musculaire est probablement dans le lobe pariétal ou mieux dans la zone périrolandique sensitivomotrice avec des limites antérieure et postérieure plus éloignées de la scissure même.

f. — Une dernière question se pose, très délicate, peu étudiée encore et difficile d'ailleurs à résoudre.

Nous avons vu que dans l'écorce cérébrale il y a deux ordres de centres qu'il est indispensable de distinguer physiologiquement; ce sont les centres O et les centres automatiques supérieurs que nous avons dit former le polygone psychologique.

Je rappelle que ce polygone supérieur est bien distinct du polygone inférieur de l'orientation et de l'équilibre. Il s'agit ici du polygone cortical de l'automatisme supérieur.

Nous avons vu que pour l'aphasie et pour les paralysies il ne suffit plus de diagnostiquer le siège cortical d'une lésion, mais qu'on peut encore distinguer les cas dont la lésion est polygonale et les cas dont la lésion est suspolygonale.

Pouvons-nous en faire autant pour les kinesthésies? Pouvons-nous appliquer cette notion du polygone supérieur à notre étude actuelle? En d'autres termes, avons-nous quelque moyen de savoir si la lésion est polygonale ou suspolygonale chez un sujet atteint de troubles de la fonction kinesthésique?

C'est difficile, mais ce n'est pas impossible.

On peut d'abord, dans certains cas, tirer quelque chose du mode d'exploration et d'interrogatoire du sujet.

Je vous ai dit que, quand on veut se rendre compte de la connaissance qu'a un sujet d'une position donnée ou d'un mouvement actif ou passif, on peut: ou lui faire décrire la position, le mouvement... ou le lui faire imiter, à lui-même, en quelque sorte automatiquement, avec l'autre membre.

Eh bien! les deux procédés d'interrogation peuvent ne pas aboutir au même résultat, et alors de cette dissociation on peut tirer des conclusions utiles pour le diagnostic du siège de l'altération, dans telle ou telle région de l'écorce.

Vous comprenez, en effet, que l'acte par lequel un sujet décrit une position ou un mouvement est un acte de O, qui exige de la conscience et de la volonté; tandis que l'acte par lequel un sujet imite une position ou un mouvement peut être un acte automatique, c'est-à-dire ne nécessitant alors que l'interven·tion du polygone.

La comparaison avec le langage est facile : dans le premier cas, le sujet répond avec O à une question posée ; dans le second, il répète avec son polygone une phrase entendue ou lue.

Cela posé, vous concevez que si, chez un sujet donné, il y a un obstacle à la kinesthésie normale, suivant que l'obstacle sera plus ou moins haut, des réflexes inférieurs plus ou moins compliqués resteront possibles.

Ainsi on conçoit très bien un sujet ne pouvant pas décrire la position de son membre malade, parce que l'impression ki-nesthésique n'arrive pas jusqu'à O, mais pouvant imiter poly-gonalement cette position avec son autre membre ; dans ce cas, la lésion serait suspolygonale, laissant intacts le polygone et son activité propre d'automatisme.

Au contraire, dans les lésions polygonales ou souspolygo-nales, l'imitation automatique sera tout aussi impossible que la description par O.

Il y a évidemment à ce genre de recherche une difficulté qu'on ne saurait nier : il faut obtenir du sujet un mouvement d'imitation qui soit bien vraiment et uniquement *automatique*, dans la production duquel O n'intervienne par conséquent en rien. C'est parfois difficile, mais ce n'est pas impossible.

Un peu différente, mais importante aussi pour le diagnostic que nous cherchons, est la dissociation observée en 1890 par Déjerine, Auscher et Sollier [1].

Dans ces cas, dit Déjerine [2], le malade ne peut indiquer, les yeux fermés, dans quelle position se trouve son membre para-lysé. Il n'indique pas davantage le changement de position que l'on imprime passivement à ses doigts, sa main, son avant-bras, son pied, etc. Enfin, et ceci est le corollaire des faits précé-dents, il ne peut avec son bras sain reproduire les attitudes imprimées passivement à son bras malade, tandis que, si la

---

1. DÉJERINE, AUSCHER et SOLLIER. Sur deux cas d'hémianopsie homonyme par lésion du lobe occipital. *Arch. de physiol.*, 1890.
2. DÉJERINE, article cité du Traité de BOUCHARD, p. 884.

paralysie de ce dernier n'est pas trop marquée, il peut, avec ce bras malade, reproduire l'attitude passive imprimée à son bras sain.

Il y a une seconde considération qu'on peut utiliser encore pour le diagnostic du siège suspolygonal des lésions génératrices de la kinanesthésie ; c'est la distinction importante (qu'il faut savoir faire en Clinique entre l'astéréognosie et l'asymbolie tactile (Claparède, Markova).

Je vous ai déjà dit que, dans le premier cas, quand il y a astéréognosie, le sujet ne perçoit ni les dimensions ni la forme de l'objet qu'il examine, qu'il touche et qu'il ne reconnaît pas ; dans le deuxième cas, au contraire, quand il y a asymbolie, le sujet ne reconnaît toujours pas l'objet ; mais il en perçoit et en mesure en quelque sorte les dimensions.

Or, on peut supposer que les images des dimensions ou les images qui permettent d'apprécier les dimensions sont dans le polygone, tandis que la reconnaissance de l'objet nécessite les images supérieures qui sont en O.

S'il en est ainsi, l'astéréognosie correspondrait à une lésion polygonale ou souspolygonale, tandis que l'asymbolie tactile répondrait à une lésion suspolygonale.

En tous cas, je crois qu'on peut dire, sans faire d'hypothèse, que la lésion est physiologiquement plus élevée dans l'asymbolie tactile que dans l'astéréognosie complète.

Cette Leçon était faite déjà depuis quelque temps et j'étais en train de la rédiger, quand a paru, dans le dernier volume de l'*Année psychologique,* une importante Revue générale de Claparède [1] sur l'agnosie : je dois la signaler ici et en dire quelques mots.

Nous avons déjà indiqué plus haut (p. 84) que Claparède reconnaît deux degrés à la perception : 1. le premier degré, per-

---

1. CLAPARÈDE, Revue générale sur l'agnosie, Cécité psychique, etc. ; *Année psycholog.*, t. VI, p. 74 ; Bibliogr. très complète, p. 119. — Voir aussi, sur le même sujet : NODET, Les agnosies, la cécité psychique en particulier, *thèse de Lyon*, 1899, et PAULY, Un cas de cécité psychique. *Lyon médical*, 1898, t. LXXXVIII, p. 364.

ception simple, « l'identification primaire qui produit la reconnaissance sensorielle » (Claparède), assimilation (Herbart), *Sinnliches Wiedererkennen* (Müller) — c'est notre fonction polygonale ; 2. le second degré, perception compliquée (Claparède), reconnaissance intellectuelle, identification secondaire ; complication (Herbart), *begriffiches Erfassen* (Müller).

L'agnosie (Freud) ou agnosie primaire est un trouble de l'identification primaire (c'est-à-dire de la fonction polygonale) ; l'asymbolie (Finkelnburg, Wernicke) est un trouble de l'identification secondaire (c'est-à-dire de O, de la fonction suspolygonale).

Et ces mots, que nous appliquons plus spécialement à la kinesthésie, peuvent s'appliquer à tous les sens : l'aphasie optique (Freud), la cécité psychique (Lissauer) font partie de cette asymbolie générale ou apraxie (Allen Starr) : perte de la compréhension de l'emploi des objets, de la manière de s'en servir.

L'agnosie est la perte de la reconnaissance sensorielle, l'asymbolie la perte de la reconnaissance intellectuelle.

Dans l'agnosie, qui présuppose l'intégrité de la sensibilité brute, il y a lésion des centres polygonaux ou plutôt des voies intrapolygonales.

Le malade de Lissauer donnait des réponses satisfaisantes sur la forme et la grandeur de la plupart des objets, tandis qu'il ne pouvait les reconnaître en réalité (par là il paraissait asymbolique). Il distinguait les couleurs en ce sens qu'il pouvait, dans une série d'écheveaux de Holmgreen, prendre tous ceux de la même nuance (intégrité de VOK) ; mais il était incapable de montrer la couleur du sang, du canari... (altération des voies intrapolygonales).

De même la malade de Müller savait dire, de mémoire, la couleur du canari, du sang, de l'herbe ; mais ne pouvait désigner la couleur de la rose qu'elle avait sous les yeux : c'est encore le trouble des communications intrapolygonales.

Dans le même groupe rentrent les troubles du centre optomoteur (Sachs) ou des voies optomotrices (OK de notre polygone).

Dans l'asymbolie, non seulement l'impression visuelle arrive dans l'*optisches Wahrnehmungsfeld* de Wilbrand, mais encore elle dépose son image visuelle dans l'*optisches Erinne-*

rungsfeld du même auteur. Seulement ensuite tout cela n'arrive pas normalement aù *Conceptscentrum*. Comme dit W. James, le sujet entend et voit une cloche, sans pouvoir se rappeler son aspect et son nom, sans la reconnaître. — C'est tout à fait le trouble suspolygonal.

Claparède résume tout son important travail dans le tableau suivant, qu'il est bon de connaître.

TABLEAU IV.

AGNOSIE

Troubles de l'identification primaire (*agnosie primaire*).
- Agnosie visuelle pour les formes.
- — achromatopsique.
- — stéréoscopique (troubles de la perception du relief et de la profondeur).
- Stéréoagnosie (toucher).
- *Pour les mots :* Cécité et surdité verbales pures.

Troubles de l'identification secondaire. *Asymbolie*.

Avec conservation des représentations mentales.	*Avec perte des représentations mentales.*
Optique.	Cécité psychique proprement dite.
Acoustique.	Surdité psychique.
Tactile { Vraie ? / Cécité tactile.	Amnésie tactile (?)
Olfactive.	Anosmie psychique.
Gustative.	Agueusie psychique.
Vasomotrice (apathie).	
Kinesthésique et motrice.	{ Apraxie. / Akinésie. / Troubles d'orientation.
Générale avec perte de la volonté.	

Pour les mots :

Aphasie optique.	
— acoustique.	Aphasies sensorielles vraies.
Asymbolie verbooptique.	
— verboacoustique.	Aphasie motrice.

Ce tableau très général est facile à comprendre et à classer avec notre schéma du polygone supérieur.

Les agnosies primaires sont liées à des altérations polygonales ou souspolygonales et les asymbolies à des altérations suspolygonales ou du centre O : suspolygonales quand il y a conservation des représentations mentales, en O quand il y a perte des représentations mentales.

Malgré les difficultés apparentes de ces sujets j'ai cru devoir indiquer ici les conclusions de ce Mémoire de Claparède qu'un clinicien devra toujours dorénavant connaître et appliquer quand il s'occupera de maladies du Système nerveux et plus spécialement quand il rencontrera des maladies de l'orientation et de l'équilibre.

Nous avons terminé l'étude des anesthésies et hypesthésies kinétiques; nous serons beaucoup plus brefs sur les anesthésies et hypesthésies sensorielles, d'abord parce que le sujet est plus classique et plus anciennement connu et parce qu'il se rattache moins exclusivement à l'orientation et à l'équilibre.

B. — *Anesthésies et Hypesthésies sensorielles.*

Nos divers sens étant des sources d'orientation, leurs troubles entraîneront des phénomènes divers de désorientation.

D'après ce que nous avons dit en anatomophysiologie, il est certain que les anesthésies ou hypesthésies tactile, visuelle ou auditive troublent l'orientation et peuvent entraîner des symptômes de déséquilibre.

Pour l'anesthésie *tactile* je n'insisterai pas : on peut dire que l'étude en est déjà faite, se confondant le plus souvent avec la kinanesthésie. D'ailleurs, il ne s'agit que des symptômes par déficit de la fonction et ces symptômes sont classiquement étudiés partout. Quant aux erreurs de localisation tactile, nous les analyserons plus loin, au chapitre des paresthésies d'orientation.

Pour la *vue* et l'*ouïe,* on apprécie surtout la désorientation qui résulte de leurs troubles par les conséquences que cette désorientation entraîne, notamment par le vertige : nous en retrouverons l'étude dans les paragraphes correspondants, notamment dans le chapitre des vertiges sensoriels.

Quand on constate la désorientation par troubles de la *vision,* c'est plutôt par troubles kinesthésiques de l'œil que par troubles vraiment sensoriels.

C'est ce qui arrive dans certains cas de paralysie d'un muscle de l'œil ; j'entends une paralysie récente, car il n'en est plus de même chez les anciens strabiques, qui se sont habitués à leur lésion et l'ont corrigée. Mais si on dit à un strabique récent et brusque de toucher rapidement un objet indiqué avec la main ou avec le doigt, il se trompe souvent et l'erreur peut parfois atteindre jusqu'à 10 et 20 centimètres [1].

Helmholtz [2] a constaté un phénomène analogue en mettant des lunettes prismatiques qui déplacent le champ visuel latéralement. Dans les premiers jours où on porte ces lunettes, on commet des erreurs ; puis on s'habitue, on corrige, les erreurs disparaissent. Et alors si on pose les lunettes les erreurs reparaissent en sens contraire des premières jusqu'à ce qu'on ait refait la synergie d'éducation des mouvements et de la kinesthésie oculaire.

En Clinique, l'exploration méthodique de l'orientation par la vision est facile : successivement avec chacun des yeux (l'autre étant fermé), puis avec les deux yeux simultanément, on fait atteindre et toucher avec un doigt un objet placé devant le sujet, en plaçant d'ailleurs cet objet successivement à des distances différentes et dans les divers champs de la vision : en haut, en bas, à droite et à gauche.

Si on veut dégager le rôle de la kinesthésie du doigt du sujet, on le priera de décrire la position de l'objet regardé.

Pour l'*ouïe*, l'expérience de Weber ou de la latéralisation du diapason vertex est basée sur l'intégrité ou la non intégrité de l'orientation symétrique par les oreilles [3].

On place un diapason vibrant sur le crâne d'un sujet, au niveau de la ligne médiane. Chez un sujet sain, la vibration sonore est perçue des deux côtés ; il y a une sensation centrale qui n'est latéralisée ni à droite ni à gauche : le sujet oriente normalement la position du diapason.

Mais, s'il y a lésion de l'appareil de réception d'un côté, le diapason est latéralisé du côté sain : le sujet l'oriente, non plus au milieu, mais par côté et du côté non altéré.

1. SACHS, Zur Analyse d. Tastversuchs, *Arch. f. Augenheilk.* 1896, t. XXXIII, p. 111. Cit. V. HENRI.
2. Voir V. HENRI, *loc. cit* , p. 503.
3. Voir COLLET, Les troubles auditifs dans les maladies nerveuses. *Encyclop. des Aide-Mém. Léauté*, p. 12.

S'il y a, au contraire, hyperesthésie d'un côté par lésion
irritative de l'appareil de transmission, le sujet oriente mal le
diapason, mais en sens inverse du cas précédent : il le latéra-
lise du côté malade.

Voilà bien de la désorientation par trouble sensoriel auditif.

Voici maintenant comment on peut, d'une manière générale,
étudier, en Clinique, chez un sujet, l'état de son orientation
auditive. J'emprunte tout le développement suivant à Pierre
Bonnier [1], dont la compétence en pareille matière est indiscutable.

« Pour examiner l'orientation d'un côté, on fait fermer
complètement l'oreille de l'autre côté et les deux yeux; puis,
l'on promène un corps sonore, montre ou diapason, dans le
champ auditif de l'oreille examinée, en priant le sujet d'indiquer du doigt la direction selon laquelle il entend le son. On
constate ainsi avec quelle exactitude, la tête restant immobile,
il oriente et, s'il commet des erreurs, dans quelle portion du
champ auditif elles ont lieu. Il faut encore rechercher si ces
erreurs sont les mêmes pour les sons faibles ou forts, aigus ou
graves.

» Pour reconnaître ensuite si le sujet oriente bien ses deux
champs auriculaires, on lui fait fermer les yeux, et il doit indiquer la direction du son de l'un ou de l'autre côté, à droite
ou à gauche, de près ou de loin.

» Enfin l'audition binauriculaire ou stéréacoustique s'examine
de la façon suivante :

» Le sujet fermant les deux yeux et l'oreille droite par
exemple, je lui fais indiquer la direction d'un son placé dans
le champ direct de l'oreille gauche. Puis, le son restant au
même point et l'oreille droite laissée libre, le sujet doit indiquer de nouveau cette direction. Si les deux indications con-
cordent, je recommence de l'autre côté et je m'assure ainsi de
la bonne concordance des opérations binauriculaires.

» Il est également pratique de faire examiner au sujet dont
les deux yeux sont fermés, mais dont les deux oreilles sont
libres, deux sources sonores différentes, comme un diapason

1. Pierre BONNIER, L'oreille, symptomatol., p. 38.

et une montre, ou une montre et le bruit que font deux ongles
en se séparant après avoir été pressés. Il doit reconnaître les
positions respectives des deux sources sonores et les variations
que je fais subir à ces positions.·

» Ces recherches sont faciles et donnent des notions que l'on
précise en les répétant à plusieurs reprises.

» On constate ainsi que beaucoup de personnes orientent
mal d'une oreille et souvent des deux. »

A ce même paragraphe peut se rattacher l'étude clinique de
la fonction kinesthésique de l'oreille [1].

Pour cela il faut réduire au minimum les impressions kinesthésiques, autres que celles de la tête.

Dans ce but, on place le sujet « dans l'attitude debout, rigide,
les pieds joints de la pointe et du talon ». Dans cette position,
« le sens des attitudes céphaliques est devenu le sens de l'attitude totale par rapport à la verticale, le sens de l'attitude
d'équilibre.

» Si l'appareil ampullaire est sain, le sujet maintiendra
sans peine son attitude, sans oscillation.

» Si l'un des appareils ampullaires est insuffisant, le sujet
oscillera de ce côté d'abord ; mais rappelé par la vigilance de
l'autre appareil et par le sens des attitudes segmentaires, il se
redressera et reprendra son équilibre...

» Si les deux appareils ampullaires sont insuffisants, les
oscillations ne seront plus redressées que par la vigilance du
sens des attitudes segmentaires, vigilance qui se traduira par
l'inquiétude des différents segments du corps et principalement
de l'articulation tibiotarsienne [2]. »

Il me paraît inutile d'insister.

Tous les troubles de désorientation étudiés jusqu'ici se
ramènent initialement à des anesthésies ou à des hypes-

---

1. Pierre BONNIER, L'oreille. Symptomatol., p. 47.
2. Nous verrons plus loin, à propos du vertige galvanique, comment BABINSKI
a tiré parti de ce signe et de ses variations pour diagnostiquer une lésion auriculaire.

thésies, soit kinétiques, soit sensorielles (tactile, visuelle, auditive).

Nous passons au deuxième grand groupe de symptômes de notre tableau de la p. 108, constitué par des troubles de l'orientation revenant à des hyperesthésies (ou des hyper-algésies), soit kinétiques, soit sensorielles.

2. — Les hyperesthésies (et hyperalgésies) kinétiques et sensorielles.

Hyperesthésies sensorielles. — Hyperalgésies kinétiques, crampes. — Augmentation de la sensation de fatigue, fatigue du tonus. — Akinesia et dyskinesia algera.

D'une manière générale, on peut dire que l'influence des hyperesthésies sensorielles sur l'orientation se constate et se mesure de la même manière et par les mêmes procédés que l'influence des anesthésies sensorielles (que nous venons d'étudier dans le chapitre précédent).

Ainsi, dans l'expérience de Weber ou du diapason vertex, que je vous ai citée, nous avons vu que le même dispositif peut déceler chez un sujet l'hyperesthésie auditive unilatérale comme chez un autre sujet il décèle au contraire l'hypesthésie auditive unilatérale : au fond, l'expérience de Weber permet simplement de comparer les deux oreilles entre elles, à ce point de vue particulier.

Les auristes ont cependant aussi étudié [1] de plus près les effets de l'hyperesthésie auditive ou de l'irritation ampullaire, unilatérale ou bilatérale.

Dans le premier cas, le sujet étant debout, les pieds adhérents « l'oscillation est plus décidée et semble impulsive, comme voulue... presque toujours du côté malade ».

Dans le deuxième cas, ce sont les « attitudes ébrieuses ordinaires ».

Si l'irritation ampullaire est violente « le sens des attitudes

1. Voir Pierre Bonnier, L'oreille, Symptomatol., p. 49.

segmentaires ne peut lutter et le désarroi de l'équilibration se généralise. Le malade tombe. »

Je crois inutile d'insister sur ces hyperesthésies sensorielles (tactile, visuelle ou auditive), et leur influence sur l'orientation.

Pour la kinesthésie, l'hyperesthésie n'est appréciable que quand elle devient de l'hyperalgésie ou au moins de l'algésie : la contraction musculaire, habituellement sentie, mais indolore, devient douloureuse quand le sens musculaire est hyperesthésié à un certain degré.

Le type de l'hyperesthésie douloureuse des sensations kinesthésiques est fourni par la *crampe,* qui peut se définir une contracture douloureuse.

Vous remarquerez en effet que la douleur n'est pas la compagne forcée et la conséquence nécessaire de la contracture. Nos hémiplégiques vous en donnent tous les jours la preuve et spécialement ceux dont je vous ai rapporté l'observation plus haut : ces malades ne souffrent pas. On peut étendre laborieusement leurs doigts et les autres segments de leurs membres contracturés sans provoquer la moindre souffrance.

Donc, la douleur qui accompagne certaines contractures n'est pas, comme la contracture elle-même, un symptôme de l'altération du faisceau pyramidal. Il faut, pour qu'il y ait douleur, qu'il y ait une lésion irritative simultanée autre, des cordons postérieurs ou de la substance grise.

La crampe est donc un symptôme bien spécial et distinct, caractérisé par l'association de la contracture d'une part et de l'hyperesthésie kinétique douloureuse de l'autre.

Un autre symptôme du même groupe s'observera dans la sensibilité à la fatigue ; c'est *l'augmentation de la sensation de fatigue.*

Nous avons vu, dans le précédent chapitre, des malades chez lesquels la sensation de fatigue était fortement diminuée, sinon abolie ; c'étaient des tabétiques ou des cérébraux ; dans ces derniers cas, ce symptôme était un élément de production des attitudes cataleptiformes que nous étudierons chez certains d'entre eux.

Ici il s'agit précisément du symptôme inverse : c'est l'augmentation de la sensation de fatigue, la fatigue rapide et exagérée.

C'est également chez des tabétiques (et aussi chez certains cérébraux), que l'on observe cette lassitude plus rapide qu'à l'état normal, cette hyperesthésie de la sensation de fatigue.

C'est donc dans les maladies de l'appareil de l'orientation que l'on observe ce symptôme comme nous avons observé le symptôme opposé. Seulement, c'est plutôt au début, dans les phases initiales de ces maladies, qu'on observe la lassitude rapide, tandis qu'on observe plutôt la disparition de la sensation de fatigue dans les phases ultérieures, avancées, de leur évolution.

La chose est facile à comprendre : dans l'évolution d'une lésion, sur une partie quelconque du système nerveux, l'action de l'altération est plutôt irritative au début (les éléments actifs ne sont pas encore détruits et ils réagissent d'une manière exagérée) et destructive à la fin (les éléments actifs participent à l'altération, la subissent et leur fonction en pâtit).

Donc, quand l'appareil kinesthésique centripète (voie de la sensation de fatigue) est atteint, d'abord il est irrité, excité par la lésion : la sensation de fatigue est alors exagérée, rapide, dans les phases initiales de la maladie.

Plus tard, au contraire, le même appareil kinesthésique centripète est détruit ou amoindri, les symptômes de déficit apparaissent : la sensation de fatigue disparaît dans les phases ultérieures, avancées, de la maladie.

La règle est du reste générale. Les symptômes d'hyperesthésie kinétique que nous étudions actuellement correspondent à la lésion des mêmes voies nerveuses que les symptômes de kinanesthésie et d'hypokinesthésie que nous avons étudiés dans le précédent chapitre. Seulement, ils répondent à une phase initiale, ou en tous cas moins avancée, de la maladie que les symptômes de déficit.

Dans la paralysie agitante, intéressante maladie que nous retrouverons dans plusieurs chapitres ultérieurs de cette étude, il y a chez la plupart des malades une curieuse sensation : c'est une exagération de fatigue *au repos,* ce qu'on pourrait appeler une *fatigue du tonus* ou de la force de situation fixe.

Quand le sujet est assis, dans le repos le plus complet, bien calé sur un fauteuil, il éprouve le besoin de changer de place, de modifier sa position. Ce besoin va le plus souvent en croissant et, si on ne le satisfait pas, il devient rapidement impérieux.

Le malade ne peut plus rester en place, garder la même position ; et, comme souvent il est trop impotent pour satisfaire lui-même et tout seul ce besoin de sa kinesthésie statique, il faut qu'une personne soit là, à tous moments, pour le soulever, lui étirer les bras, le faire rasseoir ensuite, étendre une jambe, puis la replier.... et cela avec une fréquence croissante.

En somme, le Parkinsonien éprouve, après quelques minutes, les sensations que nous éprouvons après des heures de la même position : sensation de fatigue de l'attitude de nos membres et de notre corps au repos.

Encore dans ce même paragraphe figure un syndrome clinique sur lequel je dois vous dire quelques mots parce qu'il est encore peu étudié en France, c'est l'*akinesia algera.*

Möbius [1] a donné ce nom, en 1891, à un état caractérisé par des douleurs kinétiques (douleurs musculaires, articulaires, etc.) qui naissent et s'exaspèrent par les mouvements au point de rendre tout mouvement impossible

Ces douleurs n'ont pas de cause spéciale, c'est-à-dire qu'elles ne peuvent être attribuées ni à une arthrite ni à une inflammation locale ; elles ont leur point de départ dans toutes les parties qui participent aux mouvements, dans tous les organes qui sont le point de départ des sensations kinesthésiques, dans tout l'appareil kinétique.

Les mouvements sont douloureux et deviennent impossibles au lit comme pour la marche.

1. Möbius, Ueber « Akinesia algera ». *D. Zeitschr. f. Nervenh.,* 1891, t. I, p. 121.

Cette hyperkinesthésie douloureuse est telle que les malades ont la phobie du mouvement, la terreur de tout ce qui pourrait entraîner un mouvement quelconque.

Ce sont d'ailleurs, en général, des névropathes, des déséquilibrés et plusieurs personnes de la même famille peuvent présenter ce même symptôme.

Dans un second travail, paru l'année suivante, Möbius [1] a étendu le sens de ce mot *akinesia algera* à tous les cas de douleur causée par un mouvement ou une fonction et entraînant l'impotence, l'incapacité de cette fonction.

Le syndrome devient ainsi l'*apraxia algera* et comprend notamment l'impossibilité de lire, écrire, parler, penser..., par suite des douleurs de tête, qu'entraîne la vision attentive et suivie des pages d'un livre.

A un premier degré, *dyskinesia algera,* les mouvements ne sont possibles que jusqu'à une certaine limite; si cette limite est dépassée, les douleurs apparaissent avec tout leur cortège de sensations morbides. — Au degré plus avancé, *akinesia,* l'impotence devient absolue, dès le moindre effort.

En somme, c'est bien là un exemple du groupe de symptômes que nous étudions, c'est bien de l'hyperkinesthésie douloureuse dans son ensemble et avec toutes ses formes. Möbius en fait une maladie nerveuse à part, distincte de l'hystérie et de la neurasthénie.

Cependant, chez certains des malades de cet auteur, on relève déjà des symptômes très nets d'hystérie.

Spanbock [2] a montré que ces symptômes d'hystérie se retrouvent dans la plupart des observations publiées ensuite par König [3], Erb [4], Longard [5], Fechner et lui-même.

Il conclut que l'akinesia algera est un syndrome de nature hystérique, syndrome qui, comme l'astasie abasie, peut, dans

---

1. Möbius, Weitere Bemerk. üb. Akinesia algera, *D. Zeitschr. f. Nervenh.* 1892, t. II, p. 436.
2. Spanbock, Ueber einen Fall von Hysterie mit Erschein, d. Akinesia algera, *Neurol. Centralbl.,* 1895, p. 530.
3. König, Z. akinesia algera, *Centralbl. .f Nervenh. u. Psych.*, 1892, t. III, p. 97.
4. Erb a fait une série de publications sur ce sujet in *D. Zeitschr. f. Nervenh.,* 1892, t. III, p. 236; 1894, t. V, p. 424; 1896, t. VIII, p. 345.
5. Longard, Z. Casuistik d. Akinesia algera, *ibid.* 1892, t. II, p. 455.

certains cas, être la seule et exclusive manifestation de l'hystérie : forme monosymptomatique de cette névrose[1].

Erb et Bechterew[2] ont publié les premiers cas de guérison de ce syndrôme par suggestion ou tout au moins par traitement moral ou psychique.

L'opinion paraît aujourd'hui bien arrêtée que l'akinesia algera n'est pas une névrose à part. C'est un syndrôme clinique pouvant se présenter dans diverses névroses : l'hystérie[3], la neurasthénie[4], les psychonévroses[5]...

Ce que nous devons surtout retenir ici, c'est que ce syndrôme représente, en somme, très bien l'hyperkinesthésie douloureuse, deuxième type de notre tableau général de séméiologie.

Nous en avons fini avec les troubles d'orientation par défaut (anesthésies et hypesthésies kinétiques et sensorielles) et par excès (hyperesthésies et hyperalgésies kinétiques et sensorielles).

Dans ce même grand chapitre des troubles d'orientation (tableau de la p. 108), il nous reste à étudier les symptômes produits par *perversion* de l'orientation, les *paresthésies*.

Nous devons en distinguer deux types cliniques : les paresthésies de l'orientation pure (désorientation, erreurs de localisation...) et les paresthésiés simultanées de l'orientation et de l'équilibre (vertiges).

Nous les étudierons successivement.

---

1. Voir Harold MEYER, *Medical Standard Chicago*, anal. in *Neurol. Centralbl.*, 1894, p. 596.
2 BECHTEREW, Akinesia algera, *ibid.* 1894, t. V, p. 430.
3. Voir RAYMOND et Pierre JANET, Névroses et idées fixes, t. II, p. 311.
4. STOMPFE, Z. Casuist. d. Akin. algera, *Zeitschr. f. Heilk*, p. 271. anal. in *Jahresber. f. Neurol. u. Psych.*, 1899, t II, p. 784.
5. Voir SEMIDALOW, Soc. des neuropathol. et des aliénistes de Moscou, 24 février 1895 et la discussion qui a suivi cette communication : TOKARSKI, KORNILOW, MURATOW, KORSSAKOW, KOSHEVNIKOW. *Wratsch*, 1895, n°s 2 et 3, Anal. ni *Neurol. Centralbl.*, 1896, p. 524 et *Jahresber. f. Neurol. u. Psych.*, 1898, t. I. p. 832.

3. — LES PARESTHÉSIES DE L'ORIENTATION.

Erreurs de localisation des sensations : allachæsthésies et allochiries. — Polyesthésies. — Synalgies. — Allochirie auditive, paracousies.

Nous pourrons être relativement brefs dans cette étude de la désorientation paresthésique pure. Rien ne la distingue cliniquement de la désorientation des deux premiers paragraphes, et je n'ai pas notamment à revenir sur les procédés déjà signalés pour constater et, en quelque sorte, mesurer ces désorientations.

Avec les mêmes méthodes qui nous ont servi à apprécier le déficit ou l'exagération de la fonction kinesthésique et sensorielle, nous pourrons en apprécier la perversion.

Je dois seulement vous dire quelques mots d'un groupe de symptômes qui représentent bien au fond les paresthésies sensorielles et kinesthésiques : ce sont les *erreurs* faites par certains malades *dans la localisation* des sensations (ce que Grainger Stewart[1] a appelé *allachæsthesie*) et ce que l'on peut considérer comme le degré le plus élevé de ce symptôme, les *allochiries*[2].

Ainsi une piqûre, faite au mollet, sera sentie à la cuisse... L'erreur peut varier de quelques centimètres à la longueur de tout un segment du membre, ou même plus.

Ce symptôme est d'observation classique dans le tabes.

Vous vous rappelez notamment ce que je vous ai montré

1. Grainger Stewart, *The Brit. med. Journ.*, 1894 (*Revue neurol.*, 1894, p. 118).
2. Voir Bosc, De l'allochirie sensorielle, *Revue de médec.*, 1892, p. 841; Debove et Achard, Manuel de diagn. méd., t. II, 1900, p. 301.

chez notre malade de l'Observation II : quand, les yeux fermés, il est piqué quelque part, il localise mal la piqûre; il porte son doigt, en hésitant, au-dessus de la région, plane un peu, puis pose son doigt toujours à côté; il commet ainsi des erreurs de localisation variant de 2 à 6 centimètres.

Je le répète, la chose est classique : je n'y insiste pas. Retenez seulement que, dans l'exploration de la sensibilité chez ces malades, il ne faut jamais se contenter de voir s'ils sentent ou non, il faut toujours chercher à savoir comment ils localisent leurs sensations.

On observe aussi ces erreurs de localisation (et ceci est encore un peu moins classique) dans certaines lésions cérébrales.

Je vous en ai montré un bel exemple (Observation VII) : la malade, une hémiplégique, ayant les yeux fermés, je la pique en divers points et lui demande de me désigner le point où je l'ai piquée. Tant que l'expérience porte sur le côté droit du corps, la malade répond très exactement; mais il n'en est plus de même s'il s'agit du côté gauche : elle commet alors de très grandes erreurs. Si, par exemple, je la pique à un doigt ou à la main, elle répond qu'on la pique au bras...

Dans une deuxième série d'expériences, les yeux de la malade étant toujours fermés, je la pique sur le côté gauche (paralysé) et lui dis de porter l'index de sa main droite (côté sain) à l'endroit piqué : mêmes erreurs de localisation qu'avec la description de tout à l'heure.

Je pique à la main gauche : elle porte la main droite sur le bras ou l'avant-bras. Piquée à l'avant-bras gauche, elle porte sa main au-dessous du sein...

A la jambe gauche, les erreurs sont bien moindres : la malade ne se trompe que de 2 à 5 centimètres.

Je crois que les erreurs de localisation dans les sensations perçues sont beaucoup plus fréquentes chez les hémiplégiques cérébraux qu'on ne l'a dit classiquement jusqu'à aujourd'hui.

Ainsi, en compulsant la thèse, que je vous ai déjà citée, de Long, j'ai trouvé mentionnés des troubles de la localisation sensitive cutanée dans 25 (sur 54) cas d'hémiplégie par lésion cérébrale organique.

Je vous ai déjà indiqué plus haut (p. 151) que Verger a trouvé aussi des troubles de localisation des sensations cutanées dans la plupart de ses cas d'hémianesthésie cérébrale.

Une aberration plus accentuée de la même faculté de localisation sensitive est constituée par l'*allochirie* (Obersteiner, 1881) : c'est l'impossibilité pour un sujet de savoir si un objet qui le touche est à droite ou à gauche, ou l'attribution à gauche d'un objet qui touche à droite et réciproquement.

D'après ses observations personnelles, dont une avec autopsie, et les faits réunis par lui, Obersteiner avait attribué ce symptôme à la lésion des cordons postérieurs et de la substance grise postérieure.

C'est aussi la conclusion de Hammond [1].

En soi, le fait est vrai; l'allochirie est, dans certains cas, un symptôme de la moelle postérieure. Mais il ne faudrait pas en faire une proposition absolue; il serait inexact de voir là une localisation exclusive de la lésion génératrice de ce symptôme.

Mon collègue le professeur Bosc, dans un important travail fait quand il était chef de clinique du professeur Mairet, a réuni (1892) douze Observations d'allochirie et montré que ce symptôme peut se manifester dans les maladies cérébrales et dans l'hystérie.

Pour l'hystérie, Bosc a même réalisé de l'allochirie par suggestion chez une malade du professeur Carrieu.

Ces faits et ceux de lésion organique cérébrale prouvent que, comme Ferrier [2] l'avait indiqué, ce symptôme peut répondre à une altération de la partie cérébrale de l'appareil de l'orientation.

Je vous ai rappelé plus haut (Observation IX) un fait que j'ai observé dès 1879 [3] et dans lequel une vaste lésion cérébrale, constatée à l'autopsie, avait entraîné de l'allochirie : le malade localise mal ses sensations, provoquées à gauche; il accuse une douleur au bras gauche quand on le pique à la jambe du

1. HAMMOND, *New-York, med. Journ.*, janvier 1883 (*Revue de médecine,* 1883, p. 792).

2. FERRIER, *Brain,* octobre 1882 (*Revue de méd.*, 1883, p. 317).

3. Observation XXI, p. 342, in Localisations dans les maladies cérébrales, 3ᵉ édit., 1880.

même côté; à de nombreuses reprises on constate à gauche pour la sensibilité : des erreurs dans l'appréciation de l'intensité, des erreurs dans l'appréciation de la nature et des erreurs de lieu : il se trompe dans la localisation de la région piquée; le 24 février, l'hémiplégie motrice ayant presque complètement disparu, *il localise même à la cuisse droite des piqûres faites à la cuisse gauche.*

Ce fait, que sa date de publication rend encore plus intéressant (avant la création de l'allochirie par Obersteiner), prouve que l'allochirie n'est que le plus haut degré de l'allachæsthésie et qu'elle peut être produite par une lésion organique du cerveau.

Depuis le mémoire de Bosc, on a encore publié de nouvelles observations d'allochirie.

Morselli [1] (1893) a montré, dans un cas d'épilepsie jacksonienne, l'allochirie du sens musculaire; Gay [2] (1893) a vu ce symptôme dans un cas d'hystérie postdiphtéritique et, encore la même année, Grainger Stewart [3] a décrit une allogæsthésie...

Fischer [4] (1897), Weiss décrivent, sous le nom d'allochirie électromotrice, des faits un peu différents, dans lesquels une excitation électrique produit une contraction dans la région symétrique de celle sur laquelle on applique le courant (et avant la contraction directe).

Ce trouble me paraît devoir être plutôt rapproché de l'allocinésie [5] que de l'allochirie : c'est un mouvement symétrique de celui qui est ordonné.

En 1899, Bikeles [6] a publié un nouvel exemple d'allochirie dans un cas de lésion du cerveau et de la moelle postérieure, constatée à l'autopsie...

Dans les paresthésies d'orientation, il faut placer aussi les

1. Morselli, R. Acad. med. chir. d. Genova., mars 1893 (*Revue neurol.*, 1893, p. 574).
2. Gay, Diphter. Paral. Allochiria. Brain, 1893 (*Neurol. Centralbl.*, 1894, p. 219).
3. Grainger Stewart, Alloch. Brit. med. Journ., 1893, p. 1053 (*ibid.*, 1894, p. 219).
4. Fischer, Jahresber. f. Neurol. u. Psych.. 1897, t. I, p. 1027.
5. Paul Blocq, article Allocinesie in *Dictionn. de physiol.* de Charles Richet.
6. Bikeles, Eine ungewöhnl. Form von Schussverletz. d. Gehirns u. die dabei constatirte Hinterstrang degenerat., *Neurol. Centralbl.*, 1899, p. 871.

polyesthésies (Fischer, Brown Séquard, Eulenburg) : le sujet oriente en plusieurs endroits une piqûre qui, en réalité, est unique.

Les *douleurs échotives* de Gubler, *synesthésies* douloureuses ou *synalgies,* rentrent encore dans le même groupe : une excitation douloureuse en un point s'accompagne d'une autre sensation douloureuse en un autre point : c'est la désorientation douloureuse.

Il y a aussi une *allochirie auditive :* le sujet entend à droite ce qui se passe à gauche ; si le trouble est bilatéral, ce qui se passe à droite est réciproquement entendu à gauche.

De cette paracousie de lieu on peut aussi rapprocher les faits dans lesquels, par exemple, « les bruits, bien que nettement perçus, semblent avoir perdu toute extériorisation et sont entendus par le sujet en lui-même plutôt qu'en dehors de lui ».

Dans les paresthésies de désorientation pure, avec résistance de l'équilibre, il faut placer encore : les sujets qui croient marcher en l'air, ceux qui après avoir été en bateau ou en chemin de fer ont l'illusion de la continuation du mouvement ; ce sont encore les amputés qui ont, dans leur membre fantôme, des illusions bien étudiées par Pitres et Abbatucci...

Mais si une sensation illusoire d'orientation comme celle-là se produit sur un polygone d'équilibration malade ou peu solide, à la fausse orientation se joint une sensation d'équilibre perdu et menacé et on voit apparaître un symptôme nouveau et très important que nous allons étudier maintenant avec quelque soin : le *vertige.*

4. — Les paresthésies de l'orientation et de l'équilibre : Vertiges.

Analyse physiologique du vertige : éléments constitutifs essentiels. — Éléments secondaires et inconstants. — Diverses variétés de vertiges. — Influence sur les divers vertiges de la mise en activité ou au repos de certains sens. — Signe de Romberg. — Variétés de vertiges.
A. Vertiges périphériques : *a*. Kinesthésiques (rotatoire, locomoteur, Romberg); *b*. Labyrinthiques (Menière, auriculaire, galvanique); *c*. Visuels (optiques, oculomoteurs); *d*. Autres (olfactif, tactile, nasal, laryngé, stomacal, cortical).
B. Vertiges cérébraux : cervelet, bulbe et protubérance, centres labyrinthiques. Classification anatomique et nosologique des vertiges.

Qu'est-ce que le vertige?

La définition est difficile à donner, mais tout le monde sait bien de quoi il s'agit quand on prononce ce mot et par suite le symptôme est précis, on peut en faire l'analyse physiologique [1].

Quand un sujet dit avoir un vertige, il dit que les objets environnants semblent tourner ou se déplacer autour de lui ou que lui-même paraît être entraîné, se déplacer par rapport aux objets environnants; il ajoute en général qu'il se sent menacé de perdre l'équilibre.

Voilà l'idée grossière, brute, du vertige ; le résultat de l'observation quotidienne.

C'est la notion qu'il faut maintenant préciser et analyser de plus près.

Tout d'abord, c'est là le premier principe à bien poser, le vertige est une *sensation*, un *phénomène subjectif de conscience*.

---

1. Voir mon article sur le Vertige dans la *Revue philosophique*, 1901, mars et avril.

Tout le monde n'est pas de cet avis.

Hughlings Jackson [1] fait du vertige une titubation commençante, un symptôme moteur et non sensitif.

Pierre Bonnier [2] a repris et développé la même idée: il veut séparer la sensation vertigineuse et le vertige.

« La sensation, dit-il, la conscience d'un état n'est pas cet état. » L'animal, privé de ses hémisphères, ne souffre plus, mais crie néanmoins; de même cet animal n'aura pas conscience du vertige qui le fera tituber si on irrite ses pédoncules cérébelleux ou son labyrinthe. « Il n'a plus la sensation vertigineuse, ni la sensation nauséeuse, mais il n'en garde pas moins le vertige et la nausée. » Sur nous-mêmes, nous pouvons « reconnaître en nous le vertige, non pas immédiatement par l'observation interne directe, mais uniquement par l'incohérence de notre marche, sans éprouver la sensation vertigineuse. On peut se trouver jeté à terre avant d'éprouver aucune sensation de vertige. Le vertige, en effet, peut être parfaitement inconscient, comme une foule de troubles bulbaires qui nous échappent le plus souvent... La sensation vertigineuse est la perception cérébrale de ce trouble associé à des troubles bulbaires. Le vertige est ce trouble lui-même. »

Je ne crois pas, pour ma part, qu'on puisse adopter cette manière de voir sans changer complètement le sens usuel du mot vertige; ce qu'on n'a pas le droit de faire pour un mot si universellement accepté et employé par tous avec un sens particulier.

La distinction entre la conscience d'un état et cet état, dont parle Pierre Bonnier, est vraie quand il s'agit d'un *état d'acte*. Mais dans un *état de sensation*, la conscience de cet état et l'état lui-même se confondent.

Ainsi la douleur se confond avec la sensation de douleur; la douleur n'existe plus quand les hémisphères sont supprimés et de ce que l'animal décérébré peut crier avec son mésocéphale, cela ne prouve pas qu'il souffre. Il ne faut pas confondre la douleur (sensation) avec le cri (acte) qui peut être la consé-

---

1. LEROUX, art. Vertige, *Dict. encyclop. des sc. médic.*, p. 146.
2. Pierre BONNIER, Vertige, *Biblioth. Charcot-Debove*, p. 8.

quence directe de l'excitation sans passer par le sensorium conscient.

De même la sensation vertigineuse et le vertige se confondent.

Ce qu'il ne faut pas confondre, c'est le vertige et le déséquilibre qui peut en être la conséquence. Quand un individu est jeté à terre sans sentir le vertige, ce n'est pas du vertige ; c'est de l'entraînement, de la propulsion, du déséquilibre, mais il n'y a pas de vertige s'il n'y a pas perception.

Quand un individu a une lésion du pédoncule cérébelleux ou du labyrinthe, s'il est entraîné et déséquilibré sans avoir conscience du vertige, il n'y a pas de vertige.

La preuve que le vertige (sensation) et le déséquilibre (acte) ne doivent pas être confondus, c'est que le déséquilibre peut se produire sans vertige et le vertige sans déséquilibre. Car tout vertige n'aboutit pas à un déséquilibre effectif.

Donc, le vertige n'est pas un phénomène moteur, mais un phénomène subjectif; c'est un phénomène de conscience.

C'est d'ailleurs ce que la plupart des auteurs ont reconnu et dans les diverses définitions vous trouverez des mots comme ceux-ci: conscience de... (Hughlings Jackson dans un passage autre que celui cité plus haut), sentiment de... (Grainger Stewart), erreur de sensation (Guéneau de Mussy et Leroux), trouble des centres psychiques sensitifs (Mayet).

Déjà, en 1838, de la Mettrie [1] disait que le vertige est « une imagination fausse, reconnue telle par le jugement ».

Dans cette vieille définition vous voyez apparaître le deuxième principe à développer: la sensation qui constitue l'essence du vertige est une *sensation fausse*.

Ceci est curieux et d'une constatation facile.

Une sensation vraie de déplacement effectif des objets autour de nous ne constitue pas le vertige, alors même que ce déplacement est aussi rapide et dans le même sens que celui imaginé par le vertigineux.

En chemin de fer, en valsant, en escarpolette ou en montagne russe vous voyez nettement les objets se déplacer par

---

1. DE LA METTRIE, Traité du Vertige, 1838, cité par WEILL, Des Vertiges, *Thèse d'agrégat.* 1886.

rapport à vous ou vous vous voyez vous déplaçant vous-
même par rapport aux objets. Cette sensation vraie de déplacement effectif est aussi rapide et de même nature que les
déplacements sentis par certains vertigineux et cependant ces
sensations de déplacements vrais ne sont pas du vertige.

Si, au contraire, sans déplacement vrai et effectif de vous
ou des objets, au repos, vous voyez (faussement) les objets
tourner ou s'effondrer autour de vous, c'est le vertige.

Même quand le vertige est causé par un déplacement vrai
des objets ou de vous-même (valse, mal de mer), tant qu'il n'y
a que la sensation de déplacement vrai, il n'y a pas de vertige ;
le vertige ne naît qu'à l'apparition d'une sensation fausse,
quand, en valsant, par exemple, vous voyez les objets tourner
autour de vous plus vite ou autrement que dans la réalité,
continuer à tourner quand vous vous arrêtez : voilà le vertige.

Donc, le vertige est toujours une sensation fausse, même
quand il est produit par un déplacement vrai. En d'autres
termes, la sensation d'un déplacement vrai des objets ou de
soi, quelles que soient la vitesse et la forme de ce déplacement,
peut causer le vertige, mais n'est pas le vertige.

Dans tout vertige il y a donc une sensation fausse.

Cette sensation fausse est-elle une *illusion* ou une *hallucination?* Cela dépend des cas.

Quand la tête tourne dans l'obscurité ou les yeux fermés,
c'est une hallucination ; quand vous voyez les objets réels
tourner autour de vous, c'est une illusion.

C'est ce dernier cas qui est le plus fréquent ; nous formu-
lerons donc ainsi notre deuxième principe : dans le vertige il
y a toujours une sensation fausse, le plus souvent une sensation illusoire.

Il est maintenant facile de voir (c'est le troisième point à
indiquer) que cette sensation fausse, élément constitutif essentiel du vertige, est une sensation de *désorientation ;* c'est un
trouble d'orientation, une erreur d'orientation.

Quand on a le vertige, ou bien on voit les objets se déplacer
autour de soi ou on se sent soi-même tournant.

Si les objets se déplacent, c'est la rotation de gauche à droite

ou de droite à gauche, de haut en bas ou de bas en haut : à
l'un il semble que les poutres du plafond vont lui tomber sur
la tête, l'autre est comme sur une montagne russe.

Si on se sent tournant, c'est aussi vers la droite, vers la
gauche, en haut ou en bas : on tombe dans un précipice, on
fait la culbute, on est soulevé, incliné latéralement...

Dans tous ces cas on a la sensation de ce mouvement ; mais
le mouvement lui-même n'existe pas : on a le vertige dès qu'on
sent qu'on tombe dans un précipice, sans réellement être pré-
cipité.

Toutes ces sensations sont des sensations de désorientation.

C'est toujours le rapport des objets avec nous ou de nous
avec les objets voisins qui est troublé. C'est donc toujours une
sensation de désorientation.

Il ne faut donc pas dire, avec Grainger Stewart et Hughlings
Jackson, que l'élément essentiel du vertige est un trouble de
l'équilibre. C'est d'abord et surtout un trouble de l'orientation,
une sensation illusoire de désorientation.

Cet élément est d'ailleurs très bien indiqué dans les définitions suivantes de Weill et de Pierre Bonnier.

Weill [1], s'appuyant sur l'autorité de Charcot, réserve « le nom
de vertige à cet état dans lequel le malade a des sensations
d'instabilité de son propre corps, qui lui paraît animé d'oscillations, de mouvements de déplacement rectiligne ou circulaire,
dans lequel le sol paraît s'effondrer ou balancer comme la surface de la mer, qui provoque des mouvements apparents dans
les objets que nous voyons et qui s'accompagne parfois de vé-
ritables mouvements de titubations ou de chutes ».

Pierre Bonnier [2] : « Ce que l'on peut dire en toute sécurité,
c'est que le vertige semble être un trouble complexe qui apparaît
à l'occasion d'une sensation ou d'une illusion de mouvement
ou de chute ; et inversement, quand il apparaît pour une cause
quelconque, il s'accompagne, entre autres symptômes, d'une
sensation illusoire de chute ou de mouvement... ; le caractère
le plus constant du complexe symptomatique... nous apparaît

---

1. WEILL, *Thèse d'agrég.*, citée p. 2.
2. Pierre BONNIER, *loc. cit.* (Vertige), p. 10, 11 et 60.

comme une illusion de mouvement ou une désorientation plus ou moins complète de l'individu. » Et plus loin : « Le vertige est donc lié à la désorientation subjective indirecte ou directe. »

Voilà donc un point acquis : *il y a dans tout vertige une sensation de désorientation, sensation fausse de déplacement relatif du corps ou des objets environnants.*

Est-ce là le seul élément constitutif du vertige ? Évidemment non.

En effet la sensation erronée d'un déplacement du corps ou des objets voisins ne peut produire sur notre organisme que des effets identiques à ceux que produit la sensation vraie de ce déplacement.

Voir tout tourner autour de soi devrait être identique à la sensation que l'on a quand on valse, quand on se voit réellement tourner devant les objets, ou quand on va en train rapide ou en montagne russe, quand on voit réellement les objets se déplacer rapidement devant soi

Or, on peut valser, aller en chemin de fer, en escarpolette ou en montagne russe sans avoir le vertige.

Pierre Bonnier a parfaitement développé cette pensée (p. 10) : « Une personne non sujette au vertige pourra subir et exécuter en réalité des mouvements qui, chez une autre personne, provoqueraient infailliblement le vertige… elle peut également sans vertige avoir l'illusion, l'hallucination, le rêve de tels mouvements. La sensation de l'instabilité de notre corps dans l'espace, ne l'avons nous pas en courant, en sautant ? Le vertige n'est donc pas dans la sensation de l'instabilité du corps dans l'espace ; car, à ce compte, les gymnastes et les équilibristes, dont l'attention est si précisément fixée sur la sensation de cette instabilité, seraient en état de vertige continuel ; or c'est précisément le contraire qui a lieu. »

Voilà donc un nouveau point acquis : la sensation de déplacement n'est pas le seul élément constitutif du vertige.

Il en faut un second. Quel est-il ?

Pour Pierre Bonnier ce second élément est constitué par ce fait que les vertigineux sont dupes de leur sensation de déplacement ; ils croient à la réalité de ce déplacement illusoire et c'est pour cela qu'ils ont le vertige.

« Nous pouvons, dit-il (p. 59), avoir des illusions objectives, voir les objets tourner ou se déplacer autour de nous, sans nous sentir pour cela désorientés et sans tomber dans l'état vertigineux. *Il suffit que nous ne soyons pas dupes de l'illusion d'un de nos sens*[1] et que l'orientation subjective résiste à la déviation partielle et ne s'y laisse pas entraîner. Quand nous voyons les objets tourner autour de nous, le sens musculaire, nos images d'attitude, le toucher, l'ouïe, l'orientation vestibulaire directe peuvent tenir bon et nous fournir des preuves suffisantes de notre stabilité et nous reconnaissons l'illusion sensorielle isolée. Si l'illusion gagne nos autres facultés d'orientation sensorielle, il peut y avoir désorientation objective totale et, nos sens ne se contrôlant plus, la désorientation subjective apparaît, c'est le vertige .»

Donc, d'après cette théorie, un sujet n'a le vertige en présence d'une sensation fausse de déplacement que parce qu'il la croit vraie, parce qu'il en est dupe, parce qu'il en admet la réalité.

Je ne peux pas admettre cette manière de voir.

Il y a bien en effet des vertigineux qui croient à leur déplacement vrai : ce sont les délirants. Je vous ai montré, ou plutôt j'ai montré à vos prédécesseurs un malade très curieux à ce point de vue : atteint de méningite tuberculeuse, il avait des vertiges verticaux et il priait les élèves de s'écarter de son lit parce que sans cela ils allaient recevoir sur la tête les poutres qu'il voyait tomber du plafond.

Mais les vertigineux non délirants sentent très bien que malgré cette sensation, souvent terrible, les objets ne tournent réellement pas, que leur stabilité effective est parfaite ; ils peuvent se sentir bien solidement calés dans leur lit ou sur un fauteuil ; ils ne sont donc pas dupes de leur illusion ; ils savent qu'ils ne tournent pas et que rien ne tourne réellement autour d'eux et cependant ils ont le vertige.

D'ailleurs je n'ai qu'à vous rappeler le raisonnement, cité

---

1. C'est moi qui souligne.

tout à l'heure, de Pierre Bonnier lui-même. Une sensation
fausse de déplacement dont je serais dupe, revient, en définitive,
à une sensation de déplacement vrai (valse, escarpolette). Or,
nous avons démontré, avec Pierre Bonnier, que la sensation
de déplacement vrai ne donne pas nécessairement le vertige.
Voilà bien cependant une sensation de déplacement à laquelle
on croit, dont on est dupe.

Ce n'est donc pas là le deuxième élément constitutif du vertige. Nous savons cependant qu'il y a dans le vertige un
deuxième élément constitutif essentiel. Quel est-il ?

Nous avons vu que, dans le vertige, en dehors de la sensation fausse de désorientation, il y a un second élément constitutif essentiel et que ce second élément ne peut pas être
cherché, comme le voudrait Pierre Bonnier, dans ce fait que
le vertigineux est dupe de son illusion.

Il faut donc le chercher ailleurs.

Pour le déterminer, il suffit d'analyser le valseur avant et
après l'apparition du vertige.

Vous valsez : vous voyez les objets se déplacer rapidement
autour de vous; mais vous n'en éprouvez aucun malètre;
souvent, au contraire, vous prenez du plaisir à ce mouvement
même, rythmé sur une musique agréable, que vous percevez
très bien, dont vous reconnaissez l'auteur: vous éprouvez du
plaisir à causer avec votre danseuse... tout cela parce que vous
n'avez aucun souci de votre équilibre.

Malgré cette rotation, souvent rapide, vous sentez que votre
appareil polygonal de l'équilibre est en parfait fonctionnement;
votre centre O n'en a aucun souci; il ne s'en occupe nullement
et, en pensant à tout autre chose, vous tournez toujours, dans
un salon encombré et à pavé glissant, vous évitez les obstacles,
les groupes voisins de spectateurs ou de rivaux, même les bi-
belots des étagères ou des cons les, les pieds des assistants...

Vous n'éprouvez pas trace de vertige, quoique vous ayez la
sensation très nette d'un déplacement très réel.

Mais, au bout d'un certain temps (variable suivant les sujets),
les objets se mettent à tourner autour de vous plus vite ou
différemment; vous sentez le besoin de faire attention à votre

équilibre, vous devenez maladroit, vous déchirez les robes ou triturez les pieds de votre danseuse; vous interrompez la conversation qui n'a plus de charme pour vous, vous manquez la mesure dont vous ne percevez plus la richesse mélodique. Vous ne pensez plus qu'à ne pas tomber...

Loin de dédaigner votre équilibre, vous fixez toute votre attention sur lui, tant vous le sentez menacé. Vous concentrez vos efforts; vous commencez à avoir peur de tomber et, pour ne pas entraîner votre danseuse, que vous souteniez naguère allégrement, vous vous accrochez maladroitement à elle...

Vous devenez tout autre : l'angoisse arrive, vous suez sur le front et avez froid dans le dos... Les objets tournent toujours autour de vous, et de plus en plus follement. A bout d'efforts, vous vous arrêtez, anxieux, angoissé, accroché à un fauteuil ou à une console (heureux si vous n'avez pas d'abord rencontré un meuble léger qui tombe avec fracas)... et, quoique vous soyez arrêté, voire même calé, les objets continuent à tourner...

Votre centre O fait des efforts de plus en plus désespérés pour assurer cet équilibre que le polygone n'est plus capable de maintenir : vous êtes en plein vertige.

Qu'est-ce qui différencie donc, l'un de l'autre, ces deux états si disparates, ces deux périodes successives du même acte giratoire?

Les deux valseurs ont, l'un et l'autre, la sensation de l'instabilité, du déplacement. Mais le second a, en plus, la sensation de déséquilibre.

Le premier n'a pas à s'occuper de son équilibre qui n'est en rien menacé. Le second sent son équilibre menacé : il a, en plus de la sensation du déplacement, la *sensation de déséquilibre*.

Voilà le deuxième élément constitutif, essentiel, du vertige : *c'est la sensation de déséquilibre qui s'ajoute à la sensation de désorientation.*

Notez bien que la chute ou même la titubation ne sont pas nécessaires (quoique fréquentes) dans le vertige.

Ce qui est nécessaire pour constituer le vertige c'est la *sensation* de déséquilibre imminent, menaçant, sensation qui suffit à donner l'angoisse, à appeler O au secours, alors même qu'en fait l'équilibre ne sera pas rompu.

Si vous avez un vertige dans votre lit, parfaitement calé avec des oreillers, vous avez la certitude absolue que l'équilibre ne sera pas rompu en fait; vous avez cependant cette sensation de déséquilibre, et cela suffit à constituer le vertige.

Vous voyez donc que le vertige est une sensation; c'est bien une perception de O. Mais c'est la perception d'un double phénomène polygonal (schéma 3) : vous avez dans les centres d'orientation A B C une sensation fausse de déplacement. Mais cette fausse sensation d'orientation ne suffit pas à donner le vertige.

En même temps cette sensation illusoire de fausse orientation impressionne et trouble les centres d'équilibre D E F.

Le centre O a, à la fois, conscience de l'état anormal des centres d'orientation et des centres d'équilibre, et c'est cette double impression polygonale parvenant en O, qui fait le vertige.

De là résulte cette conclusion, dont vous allez bientôt voir l'importance clinique, que : quoique le vertige soit un phénomène de O, il suppose nécessairement toujours pour être produit, un état anormal de faiblesse du polygone.

Car, avec un polygone normal, une sensation de déplacement en A B C entraîne en D E F un état d'équilibre correspondant sans aucune sensation de déséquilibre. Le polygone assure normalement la *régulation* de l'équilibre par rapport à l'orientation.

Pour qu'il y ait vertige, il faut que cette régulation soit troublée, ne se fasse plus normalement. Il faut que le polygone soit faible ou malade pour que cette sensation de fausse orientation entraîne une sensation de déséquilibre.

La même chose se passe pour tous les organes : un effort anormal, une dose anormale de poisons alimentaires... rencontrent un cœur, un foie et un rein sains : ces organes se mettent à la hauteur de leur tâche nouvelle et tout rentre dans l'ordre. Si, au contraire, ces mêmes organes sont affaiblis, ils se laissent vaincre par cette anomalie, lâchent plus ou moins gravement, font faillite.

On peut dire, de cette manière, que *le vertige est comme l'hyposystolie ou la claudication intermittente du polygone de l'équilibration.*

De tout cela nous pouvons déduire une sorte de définition du vertige : c'est un *phénomène subjectif psychique, constitué par la transmission au centre O d'une double sensation polygonale, sensation fausse venant de l'appareil d'orientation A B C et sensation de l'insuffisance du polygone à assurer l'équilibre en D E F.*

Le vertige est donc à la fois *signe d'une excitation anormale des centres d'orientation et d'une insuffisance anormale du polygone à assurer l'équilibre.*

Si je reprenais maintenant (ce qui d'ailleurs serait fastidieux et est inutile) les diverses définitions proposées du vertige, vous verriez facilement qu'en général les auteurs ne tiennent pas un compte suffisant de ces deux éléments, les uns ne voyant que le trouble de l'orientation, les autres que le trouble de l'équilibre.

Cela dit sur les éléments constitutifs, essentiels, du vertige, ceux sans lesquels le vertige n'existerait pas, il y a souvent aussi dans le vertige d'autres symptômes, plus ou moins accusés suivant les cas, qui forment comme les éléments accessoires et inconstants du vertige.

Ces éléments secondaires proviennent de deux causes : ou ce sont des conséquences plus ou moins éloignées des deux éléments constitutifs essentiels ou ce sont des signes de l'extension du trouble morbide à d'autres centres, voisins des centres polygonaux de l'équilibration primitivement atteints.

Au premier groupe appartiennent l'angoisse, la terreur, souvent la titubation, parfois la chute... tous signes de la désorientation et de la sensation de déséquilibre poussées très loin.

Dans le second groupe vous aurez les bourdonnements d'oreilles, les troubles de la vue, les nausées, les vomissements, voire même la syncope et la perte de connaissance : ces phénomènes, quand ils se présentent dans le vertige, prouvent l'extension de l'action morbide sur les centres voisins des centres ordinaires de l'équilibration.

Ceci nous fait déjà passer de l'étude du vertige en général à l'étude des vertiges, des *diverses variétés de vertige*.

Dans ces caractères secondaires que nous venons d'énumérer vous pouvez, en effet, trouver un élément de distinction et de classification des divers vertiges considérés en quelque sorte dans leur intensité ou dans la complexité de leur tableau symptomatique.

J'ai déjà proposé ailleurs [1] de diviser les vertiges en trois types répondant à trois degrés différents : le vertige simple, le vertige avec crises épileptiformes, le vertige avec pouls lent [2] permanent et crises syncopales ou épileptiformes.

On a discuté pour savoir s'il y a ou non des vertiges avec perte de connaissance.

La vérité clinique semble être que la perte de connaissance n'est un élément constitutif, ni nécessaire, ni même habituel du vertige, mais qu'il peut le compliquer au même titre que le vomissement ou la syncope.

La présence et l'intensité des symptômes concomitants ne sont pas la seule base de distinction et de classification entre les divers vertiges.

Voici une autre base de classification physiologique qui me paraît susceptible d'applications cliniques importantes, quoique l'étude en soit encore peu avancée.

Les vertiges se comportent différemment suivant les cas en face de la mise en activité ou de la mise au repos des voies centripètes d'orientation.

Les exemples vous feront facilement comprendre la chose.

Il y a des vertiges qui sont soulagés par la fermeture des yeux [3], d'autres qui sont au contraire provoqués ou exagérés par cette même occlusion des yeux.

Ainsi sont atténués ou supprimés par l'occlusion des yeux les vertiges de la valse, du mal de mer, celui des espaces, qu'il

---

1. Du vertige cardiovasculaire ou vertige des artérioscléreux, *Leçons de Clin. médic.*, t. I, p. 522.
2. Il vaudrait mieux dire pouls *rare* (BRISSAUD).
3. Voir mes Leçons, déjà citées, sur le Vertige des artérioscléreux, p 528.

s'agisse de l'étendue en hauteur (vertige des altitudes) ou de l'étendue en largeur (agoraphobie)... Au contraire le vertige de l'indigestion, celui de l'éthylisme aigu, léger, sont provoqués par cette même occlusion des yeux et soulagés par l'ouverture...

De même pour les impressions kinesthésiques.

Certains vertiges sont atténués par l'immobilité, quand la tête est bien calée (kinesthésie labyrinthique au repos) et dans le décubitus dorsal, abandonné (kinesthésie générale au repos). D'autres, au contraire, aggravés par l'immobilité et le décubitus dorsal, sont atténués par la station debout, la marche, les mouvements.

Qu'est-ce que cela veut dire? Comment peut-on interpréter ces particularités bizarres?

Vous trouverez l'explication de ces faits dans les deux principes suivants :

1° Quand un vertige a un point de départ sensoriel, il est soulagé par la mise au repos du sens par lequel vient la sensation génératrice de désorientation.

Ainsi le vertige oculaire, dans lequel l'impression génératrice de désorientation vient par la vue, sera soulagé par l'occlusion des yeux. C'est ce qui arrive par exemple dans le vertige des paralysies oculomotrices à développement rapide et récent ; il suffit, pour le faire disparaître, de fermer les yeux, ou même un œil.

2° Dans les mêmes conditions de production, c'est-à-dire le vertige étant toujours d'origine périphérique, ce vertige sera également soulagé par la mise en activité des sens autres que celui par lequel vient la sensation génératrice de désorientation.

En effet ces autres voies d'orientation transmettent des impressions correctrices ou suppléantes de l'impression maladive ; ce sont des voies de correction et de suppléance pour l'orientation défectueuse qui produit le vertige. Et alors la mise en activité de ces appareils de suppléance diminue la désorientation, atténue ou fait disparaître le vertige.

Naturellement aussi, en sens inverse, la mise au repos de ces sens (autres que le sens générateur du vertige), la suppres-

si on de leur activité compensatrice et correctrice heureuse,
fera naître ou aggravera le même vertige.

Ainsi, par exemple, un vertige stomacal ou, d'une manière plus
générale, un vertige à point de départ périphérique non oculaire, sera plutôt soulagé par l'ouverture des yeux (impressions compensatrices d'orientation) et aggravé par l'occlusion
des yeux (suppression de la correction oculaire). Vous comprenez cela, la vue donnant, dans ces vertiges, des moyens d'orientation qui corrigent l'impression génératrice du vertige, tandis
que l'occlusion des yeux supprime ces moyens supplémentaires d'orientation.

Avec ces deux principes je crois que vous arriverez assez
facilement à expliquer suffisamment les différents cas qui
peuvent se présenter.

Si maintenant vous considérez ces principes comme démontrés, comme constituant des lois cliniques établies, on peut en
déduire un moyen d'analyser cliniquement un vertige donné,
au lit du malade, et d'en rechercher la cause provocatrice
périphérique, quand cette cause n'est pas révélée d'autre part
par des circonstances différentes.

Pour cela, quand vous vous trouvez en présence d'un vertige, étudiez l'action qu'exercent sur ce vertige particulier
l'occlusion et l'ouverture des yeux, l'immobilité et la marche...
et vous en conclurez que tous les sens, dont la mise en activité fonctionnelle soulage le vertige, ne sont pas le point de
départ de ce vertige ; au contraire, le sens dont la mise au
repos fonctionnel soulage ce vertige peut être et est probablement le point de départ périphérique du vertige.

Vous pouvez, en définitive, énoncer cette loi clinique de la
manière suivante :

*La mise au repos du sens générateur d'un vertige atténuera
ou supprimera ce vertige ; au contraire ce même vertige sera
exagéré par la mise en action de ce sens ou par la mise au
repos d'un autre sens, dont l'activité fournit au polygone un
moyen de contrôle et de redressement.*

Tout cela n'est certes pas absolu et nécessite encore des
études complémentaires répétées. Mais enfin il y a là une

indication utile à vous donner, pour l'analyse physiologique des vertiges, que vous pourrez rencontrer ultérieurement chez les malades.

Vous devez comprendre maintenant comment j'ai pu ailleurs[1] comparer le signe de Romberg des ataxiques à un vertige.

Le signe de Romberg est, à proprement parler, une sensation de désorientation et de déséquilibre qui naît ou s'aggrave par l'occlusion des yeux ou par le passage brusque de la lumière à l'obscurité.

Le Romberg est un vertige d'origine kinesthésique.

Ce n'est pas, comme on le disait autrefois, parce que le tabétique ne voit plus ses pieds, qu'il titube et perd l'équilibre quand il a les yeux fermés. Jamais un tabétique ne regarde ses pieds ; il s'oriente avec ses yeux sur les objets environnants en se servant de ses yeux « comme de béquilles[2] ». Mais il ne regarde pas ses pieds.

La preuve en est que si chez un tabétique, debout ou en marche, vous placez un carton large, horizontalement, sous son menton, le malade ne peut plus voir ses pieds et cependant il ne perd pas l'équilibre davantage ; en tous cas il ne présente pas le symptôme de Romberg comme quand on lui fait fermer les yeux. — Vous m'avez vu bien souvent faire cette expérience avec le cahier de visites chez nos tabétiques.

Il faut de plus que le passage de la lumière à l'obscurité soit brusque ou qu'il y ait une brusque et profonde perturbation dans les conditions de la vision (éblouissement subit, pavé miroitant...) Au contraire les tabétiques qui deviennent aveugles et qui (c'est une loi clinique aujourd'hui bien connue) restent frustes pour le reste du tableau de leur ataxie locomotrice ne présentent pas le signe de Romberg comme le tabétique qui y voit bien habituellement et à qui on fait brusquement fermer les yeux.

Vous voyez donc bien les analogies du signe de Romberg

---

1. Vertige des ataxiques (signe de Romberg), *Leçons de Clin. médic.*, t. II, p. 96 et 312.

2. ALTHAUS, Maladies de la moelle épin., trad. franç., 1883, p. 224.

avec le vertige ; c'est bien une sensation de désorientation et
de déséquilibre produite par l'occlusion des yeux.

Le tabétique marche avec son cerveau, ses cordons postérieurs étant malades, et quand son orientation oculaire lui
manque brusquement, il éprouve cette sensation de désorientation, avec angoisse et terreur dans bien des cas, qui ressemble complètement au vertige.

Tous les auteurs ont signalé ces caractères symptomatiques
curieux du Romberg.

Jaccoud[1] note le « sentiment profond de terreur » des malades dans le signe de Romberg. Le malade, dit Van Lair[2]
en décrivant le symptôme, « éprouve un grand sentiment
d'anxiété » et Axenfeld[3] avait déjà écrit : « Nous dirons seulement qu'il y a dans l'incertitude de l'ataxique qui ferme les
yeux quelque chose de moral et que la crainte de tomber...
semble être pour beaucoup dans l'affaissement du corps qui
arrive au bout de ses oscillations. »

N'est-ce pas là la symptomatologie subjective du vertige ?

Appliquez maintenant à ce signe de Romberg considéré
comme un vertige la loi que nous avons posée plus haut pour
la recherche de la cause du phénomène et du siège de l'altération génératrice.

La mise en action de la vue (ouverture des yeux, lumière)
diminue ou supprime ce symptôme ; la mise au repos de la vue
(occlusion des yeux, obscurité) le fait naître ou l'aggrave. —
D'autre part, la mise en action de la kinesthésie (marche, station
debout) le fait naître ou l'exagère, tandis que la mise au repos
de la kinesthésie (repos sur un siège ou au lit) le diminue et le
supprime.

Vous pouvez en conclure que la cause provocatrice de la
désorientation des tabétiques ne vient pas de la vue, puisque
l'occlusion des yeux fait naître cette désorientation et l'ouverture des yeux la fait disparaître.

C'est au contraire par les voies de la kinesthésie générale

1. Jaccoud, Traité de Pathol. interne, 7e édit., 1883, p. 651.
2. Van Lair, Man. de pathol. int., 1890, p. 180.
3. Axenfeld, art. Ataxie locomotr. in Dict. encyclop. des sc. médic., 1867,
p. 67.

que le tabétique reçoit ses impressions de désorientation, la vue exerçant chez lui une fonction de suppléance et de correction utile.

Et en effet les cordons postérieurs (siège de la lésion dans le tabes) sont bien des voies de kinesthésie générale.

L'influence de l'appareil visuel sur l'orientation s'exerce par les pédoncules cérébelleux et le cervelet. Dès lors quand les neurones cérébelleux seront atteints dans leurs prolongements (maladie de Friedreich) ou dans leurs centres (maladie du cervelet) l'ouverture des yeux n'améliore plus la situation et dans ces ataxies (cérébelleuses) il n'y a pas de signe de Romberg.

Nous pouvons arriver enfin au classement clinique habituel des vertiges, classement suivant le siège de l'altération initiale génératrice.

De l'analyse physiologique que nous avons faite plus haut vous pouvez déduire que l'altération polygonale (primitive ou secondaire) est nécessaire à la production du vertige. Une altération périphérique ne suffit pas ; il faut toujours que le polygone du sujet soit malade, ou au moins faible.

Une excitation périphérique quelconque peut bien donner une sensation maladive d'orientation. Mais, pour qu'il y ait vertige, il faut que le polygone réagisse, maladivement aussi, à cette sensation maladive d'orientation et donne une sensation de déséquilibre, qui, jointe à la sensation de désorientation, fait réellement le vertige.

Donc, l'état du polygone d'équilibration intervient toujours comme cause du vertige.

Il semble donc, en prenant les mots au pied de la lettre, qu'il ne doive y avoir que des vertiges centraux, que des vertiges de cause centrale.

C'est vrai, mais il faut aussi remarquer que si l'altération polygonale est nécessaire et par suite constante, dans certains cas cette altération est seule, tandis que dans d'autres cas il y a, en même temps que l'altération centrale, une altération périphérique qui intervient aussi dans la provocation du vertige.

Dès lors, on peut conserver la division ancienne et classique des vertiges en vertiges centraux et vertiges périphériques : les vertiges centraux étant ceux qui ne dépendent que d'une altération centrale et les vertiges périphériques étant ceux dans lesquels il y a à la fois une altération centrale et une altération périphérique.

On comprend du reste que dans ce dernier groupe l'altération centrale sera en général bien moins accusée que dans le premier groupe, puisque la cause périphérique vient collaborer avec elle et que le vertige est alors la résultante d'une double altération génératrice.

A. — *Vertiges périphériques.*

Nous trouvons d'abord une série de vertiges produits par l'altération de l'une des trois grandes voies d'orientation que nous avons étudiées : les voies kinesthésiques générales, les voies labyrinthiques et les voies visuelles[1].

a. Pour la *kinesthésie générale,* nous citerons d'abord les vertiges de l'escarpolette, des montagnes russes, de la valse, du mal de mer..., d'une manière générale ce que l'on peut appeler le *vertige rotatoire.*

Quand on tourne rapidement autour de son axe ou si on est rapidement entraîné sur une planche, mobile autour d'un axe vertical, on a le vertige avec giration dans un sens donné. Et, quand le mouvement cesse brusquement, les « objets environnants ou notre corps nous semblent animés d'un mouvement giratoire de direction opposée à celle du premier mouvement ».

La pathogénie de ces vertiges est certainement complexe, en ce sens que, dans beaucoup de cas, la vue intervient dans leur production.

Mais il paraît évident que la kinesthésie joue ici le principal rôle, surtout si on remarque, avec Déjerine que « pendant

1. Voir, pour tout ce paragraphe, la thèse déjà citée de WEILL, le Vertige cité de Pierre BONNIER et l'article cité de DÉJERINE dans le *Traité de Pathologie générale,* de BOUCHARD.

l'occlusion des yeux, le mouvement illusoire de notre corps est beaucoup plus intense que pendant leur ouverture ».

Ceci est bien conforme à la loi clinique que nous avons posée plus haut pour la classification physiologique des vertiges.

Nous avons ici un vertige kinesthésique; donc la mise au repos de la kinesthésie (immobilité) le soulage et le supprime tandis que la mise en activité de cette même kinesthésie (rotation) le fait naître et l'aggrave. Au contraire la vue, qui n'est pas le sens générateur du vertige, a ici une action correctrice : quand on ferme les yeux et qu'on supprime cette correction, le vertige augmente.

Quand, au contraire (et ceci arrive aussi dans certains cas), le vertige rotatoire est un vertige oculaire, l'occlusion des yeux le soulage.

Le *signe de Romberg*, dont nous avons longuement parlé plus haut et dont nous avons montré la nature vertigineuse, appartient à ce groupe périphérique.

Cependant la lésion dans ces cas siège dans les cordons postérieurs de la moelle, c'est-à-dire dans ce que l'on a l'habitude d'appeler plutôt la portion centrale que la portion périphérique du système nerveux. Mais ici il faut considérer les centres de l'orientation et de l'équilibre. Par rapport à ces centres les cordons postérieurs de la moelle sont périphériques.

Le signe de Romberg est donc un vertige périphérique d'origine kinesthésique.

Il faudrait se garder de confondre ce symptôme avec d'autres vertiges que peuvent aussi présenter les tabétiques : tels le vertige bulbaire et le vertige labyrinthique, qui peuvent se présenter quand le bulbe ou l'appareil labyrinthique participent à la lésion du tabes. Le signe de Romberg est seulement le vertige des cordons postérieurs, des voies centripètes d'orientation kinesthésique des membres.

Toujours dans le même groupe des vertiges périphériques d'origine kinesthésique, nous placerons aussi le *vertige loco-moteur :* vertige dû à la prolongation et au maintien de certaines attitudes fatigantes, les bras étendus par exemple comme les derviches.

b. Le *vertige labyrinthique* est bien connu et tout à fait classique.

Les causes en sont multiples et variées. Dans le livre, fort bien fait d'ailleurs, de Pierre Bonnier, vous verrez cinquante-quatre lésions indiquées comme pouvant entraîner le vertige labyrinthique.

Je me garderai de vous les citer toutes.

Je vous en énumérerai cependant quelques-unes : la commotion labyrinthique (lors de l'insufflation brusque d'air dans le conduit avec la poire de Politzer, à la suite d'une détonation d'armes à feu), les fractures du rocher, l'inflammation de l'oreille interne, la carie, les tumeurs du labyrinthe, l'inondation hémorrhagique du labyrinthe (c'est à cette lésion particulière que correspond historiquement la vraie maladie de Menière, décrite par cet auteur en 1861, dans une communication à l'Académie de médecine publiée par la Gazette médicale de Paris), la sclérose et la rigidité de la membrane, l'ankylose de l'étrier ou de toute la chaîne des osselets, la paralysie du facial, la crampe du muscle du marteau, une modification brusque de la pression de l'air dans la caisse (dans l'éternuement par exemple ou dans l'acte de se moucher), le spasme ou la paralysie du muscle de l'étrier ou du muscle du marteau, les corps étrangers, les tumeurs, les exostoses, les polypes du conduit externe, les bouchons de cérumen, les injections trop fortes, trop chaudes, trop froides, le plongeon...

Le vertige de Menière et, en général, le vertige auriculaire peuvent du reste se présenter sous deux formes cliniques distinctes : sous forme de paroxysmes plus ou moins violents, séparés les uns des autres par un état de santé parfait et une orientation normale et sous forme d'état vertigineux (Charcot), sorte d'état de mal, accidenté de paroxysmes, mais ne permettant jamais au sujet un état d'orientation absolument normal.

Dans ce dernier cas, dit Déjerine, « la marche est presque impossible, le malade rase les murs, s'y cramponne, n'osant

traverser une rue ; son état mental s'altère, il devient neuras-
thénique... »

. La désorientation polygonale est alors complète et a gagné
le centre O.

A ce groupe des vertiges labyrinthiques il faut rattacher ce
que l'on a appelé le *vertige galvanique.*

C'est le vertige qu'engendre l'application des deux électrodes
d'un courant galvanique sur les apophyses mastoïdes.

« Au moment même où le courant est fermé, il semble au
sujet en expérience que les objets environnants se déplacent
du pôle négatif au pôle positif, mouvement comparé par
Purkinje à celui d'une roue se déplaçant parallèlement au
visage : le corps semble aussi tourner dans le même sens ; mais,
ajoute Déjerine à qui j'emprunte cette description, cette illusion est encore plus parfaite pendant l'occlusion des yeux. » —
Ceci est conforme à la loi clinique posée plus haut et montre
que ce vertige n'est pas d'origine visuelle. — « A l'ouverture
du courant le mouvement illusoire change de direction et se
fait de la cathode vers l'anode. »

Le sens du mouvement illusoire n'est du reste pas constant
et est renversé, chez certains individus (Bechterew).

Babinski est récemment revenu sur l'étude de ce vertige
galvanique [1] et a insisté sur ce fait intéressant que, lors du
passage du courant, la tête s'incline sur le côté, vers le pôle
positif. Mais, s'il y a une lésion auriculaire, la loi change : la
tête s'incline toujours du même côté, quel que soit le sens du
courant. Ce qui constitue un moyen de diagnostic de l'existence
d'une lésion auriculaire.

c. Les *vertiges visuels* ou optiques peuvent ressortir à plusieurs groupes parce qu'ils dépendent, suivant les cas, de
mécanismes divers.

L'appareil de la vision, nous l'avons vu, intervient de deux
manières dans l'orientation : comme appareil kinesthésique
(oculomoteur) et comme appareil sensoriel (optique).

---

1. BABINSKI, *Société de Neurologie,* 1901.

De là, deux espèces de vertige visuel : le vertige sensoriel ou optique et le vertige kinesthésique ou oculomoteur.

Le plus souvent d'ailleurs, dans la réalité clinique, la dissociation des deux causes est impossible ; les deux mécanismes s'associent, se superposent et collaborent, d'une manière inextricable, pour produire le vertige-résultante.

Il est en tout cas très facile de vous citer quelques exemples bien connus et classiques de vertige ayant son point de départ dans l'appareil de la vision.

La paralysie d'un oculomoteur d'un seul côté (quand elle se développe brusquement ou au moins rapidement), la diplopie (par faiblesse ou par excitation spasmodique), d'une manière générale, toute perturbation brutale dans l'orientation visuelle entraîneront un vertige, qui disparaîtra le plus souvent par l'occlusion d'un œil.

Le nystagmus peut donner une orientation oscillante et le vertige.

L'abaissement de la cataracte, en changeant brusquement l'orientation visuelle, a donné le vertige (Trousseau et Mignien); de même l'asthénopie musculaire...

Chez certains sujets à polygone plus faible, le simple mouvement des yeux en haut donne le vertige (Abadie).

Voici quelques autres circonstances que l'on a vu entraîner des vertiges visuels, toujours chez certains sujets prédisposés à la chose par la faiblesse de leur polygone : le passage rapide de l'obscurité à la lumière, l'impression brusque d'une lumière vive (Purkinje), la vue de couleurs multiples et chatoyantes, le faux jour produit par des vitraux bleus (Guéneau de Mussy), une tapisserie à losanges (Darwin), une tenture rayée, une grille à barreaux, un treillis, la vue à travers certains brouillards ou à travers des corps transparents irréguliers, un corps tournant, un objet en mouvement, des nuages se déplaçant, un cours d'eau, le chemin de fer (train qui passe ou train dans lequel on est et alors défilé des poteaux télégraphiques ou des arbres qui bordent la voie — surtout si on cherche à suivre du regard ces objets en fuite incessante et si on ajoute ainsi, par une sorte de nystagmus, une sensation kinesthésique oculomotrice à la sensation visuelle proprement dite)..., la vue des

hauteurs, des précipices, des montagnes, des espaces, des
ponts, des escaliers...

Ajoutons, pour terminer ce paragraphe, qu'il faut se garder
de confondre le vertige vraiment oculaire (à point de départ
oculaire), avec le vertige à aura oculaire (Cuignet).

Mais, ce départ fait et cette distinction bien nettement arrêtée
en clinique, il n'en reste pas moins parfaitement démontré qu'il
existe très bien un groupe positif de vertiges à cause occa-
sionnelle oculaire : ils sont engendrés, d'une manière générale, par tout ce qui trouble, un peu brutalement, l'orientation
visuelle, toujours chez des personnes à polygone faible.

d. Voilà les vertiges périphériques principaux. Ce sont ceux
qui se rattachent aux voies principales d'orientation.

Mais il y en a d'autres, qui ont leur importance clinique,
qu'on peut rattacher aux voies accessoires ou secondaires
d'orientation ou encore à des voies accidentelles d'orientation
que la maladie crée ou développe.

Je vous en citerai quelques-uns.

C'est d'abord le *vertige olfactif:* certains parfums, l'odeur
de certaines fleurs, l'encens, les parfums orientaux, les expo-
sitions de parfumerie, les odeurs des foules..., peuvent donner
du vertige à des polygones particulièrement impressionnables.

C'est ensuite le *vertige tactile* ou de sensibilité générale :
l'action brusque du froid ou du chaud (une aspersion froide sur
la figure, par exemple), le chatouillement, certaines excitations
cutanées, des douleurs..., le fait de toucher certaines étoffes
âpres ou soyeuses, le passage du peigne dans les cheveux, le
frôlement des cheveux d'une manière quelconque..., donnent
le frisson et le vertige à certaines personnes.

Agiront de même, certaines excitations de la muqueuse nasale
(impressions de tactilité par le trijumeau et non plus impressions
sensorielles par l'olfactif) : l'ablation des polypes, les recherches
au stylet, l'introduction d'une sonde pour le cathétérisme de la
trompe, le lavage des sinus..., et aussi (non plus dans les
fosses nasales, mais toujours dans le domaine de la cinquième
paire) certaines manœuvres sur les dents..., diverses irritations
gutturales...

Ceci nous conduit au *glossopharyngien,* qui peut aussi être le point de départ du vertige, soit à la gorge, soit au niveau du conduit auriculaire et du tympan.

Enfin le *vertige du pneumogastrique* est certainement un des plus fréquents. Nous citerons notamment le vertige laryngé et le vertige stomacal.

Le *vertige laryngé* sera causé par un accès de toux, l'attouchement des parties supérieures du larynx, l'irritation de l'épiglotte par la luette ou autrement, la coqueluche...

Gardez-vous toujours, bien entendu, de confondre le vrai vertige laryngé, à point de départ laryngé, avec les vertiges à aura laryngée et avec les vertiges à symptômes dans le domaine du nerf vague. Ainsi, la plupart des cas d'ictus laryngé (Charcot) sont plutôt d'origine centrale (lésions bulbaires du tabes), avec des manifestations laryngées initiales : le larynx n'est pas le point de départ du vertige, il est l'aboutissant et le siège de ses premières manifestations.

Les mêmes recommandations sont encore bien plus nécessaires pour l'étude et l'analyse du *vertige stomacal.*

Pour les anciens, le vertige stomacal était extrêmement fréquent et représentait la moitié des vertiges observés (un sur deux, la Mettrie) ; il y avait là certainement confusion de beaucoup de vertiges avec symptômes gastriques; ce qui est tout différent. Il faut se garder de considérer comme d'origine stomacale tous les vertiges dans lesquels le sujet éprouve des nausées ou des vomissements. Pour que le vertige soit vraiment d'origine gastrique, il faut au moins que les symptômes de dyspepsie précèdent nettement le vertige et n'apparaissent pas simplement comme des symptômes compliquant ou manifestant le vertige.

Pierre Bonnier déclare le vertige stomacal très rare ; je suis entièrement de son avis.

Néanmoins, on ne peut pas en nier l'existence et il faut le mentionner ici à cette place : les causes en sont les dyspepsies, la dilatation d'estomac, l'atonie gastrique...

Du vertige stomacal, il convient de rapprocher le *vertige hépatique,* que l'on observe par exemple dans certains cas de coliques hépatiques, et *le vertige intestinal,* qu'entraînent parfois les parasites intestinaux, les coliques, parfois même une selle...

Enfin, quoique cela puisse, à première vue, paraître extraordinaire, c'est encore dans les vertiges périphériques qu'il faut classer les *vertiges corticaux,* c'est-à-dire les vertiges d'origine corticale.

Je dis qu'ils sont périphériques, comme j'ai déjà dit que le signe de Romberg est un vertige périphérique, parce que les vrais centres ici ne sont ni l'écorce cérébrale, ni les cordons postérieurs de la moelle, ce sont les centres du polygone d'équilibration. Or, l'écorce cérébrale est aussi extérieure à ce polygone (au-dessus), que la moelle et les voies périphériques elles-mêmes (au-dessous).

Dans ce groupe des vertiges cérébraux, nous mettrons le vertige des neurasthéniques, des surmenés, des paralytiques généraux, des psychiques.

Lucas Championnière [1] a guéri un cas de ce genre en trépanant en arrière de la bosse pariétale gauche.

Dans une récente statistique, citée par Déjerine, Hitzig a trouvé le vertige 7 fois sur 11 dans les tumeurs du lobe frontal et seulement 5 fois sur 14 dans les tumeurs d'autres sièges c'est-à-dire 63 % dans le premier cas et 35 % dans le second. — Je vous cite ces chiffres, mais je crois qu'il ne faudrait pas exagérer la valeur d'une pareille statistique.

A ce même groupe des vertiges cérébraux appartient encore le vertige par suggestion ou par autosuggestion.

Pierre Bonnier parle de ces sujets qui peuvent se donner le vertige par le seul effet de leur imagination et en quelque sorte à volonté. J'en connais aussi des exemples, pouvant conduire le sujet jusqu'à la nausée ou au vomissement.

Ce sont en général des sujets, vertigineux pour certaines causes faciles, qui se donnent ainsi le vertige en s'imaginant fortement les causes, en s'autosuggestionnant l'impression génératrice du vertige.

---

1. Lucas CHAMPIONNIÈRE, *Soc. de chir.,* 31 mai 1893, cit. Pierre BONNIER, p. 185.

B. — *Vertiges centraux.*

Les causes centrales de vertige sont plus importantes que les causes périphériques, puisqu'elles sont indispensables à la production du symptôme et que sans elles il n'y a pas de vertige, même périphérique.

Leur intensité et l'importance de leur rôle varient seules d'un groupe à l'autre.

Les notions anatomophysiologiques que nous avons exposées plus haut (Deuxième Partie) et que résume le schéma 2 (p. 58) nous permettent de prévoir et d'expliquer le siège des lésions aussi bien dans les vertiges centraux que dans les vertiges périphériques.

C'est dans les divers centres du polygone de l'équilibration que siègent les lésions provocatrices des vertiges centraux et plus spécialement dans trois régions qui sont les vrais organes centraux du vertige : le cervelet, le bulbe et la protubérance, les centres labyrinthiques.

a. — *Cervelet.*

Le vertige fait partie intégrante du syndrome cérébelleux classique ; il peut même le constituer à lui tout seul, ou à peu près.

Vous vous rappelez notre Observation XX : à l'autopsie d'un tuberculeux, nous avons trouvé deux foyers d'hémorrhagie, l'un dans le cervelet, à la partie antérieure du lobe moyen, l'autre dans le pédoncule cérébelleux moyen droit. — Cliniquement, il avait présenté de fréquents accès de vertige, qui, à certains moments, devenaient extrêmement pénibles. « Dès que le malade se soulève ou est soulevé, il pousse des cris ; tout tourne autour de lui, tout lui manque ; il est pris de terreur et hurle. Il ne peut pas quitter l'oreiller sans être pris de ces affreux vertiges. »

Quand je parle ici du cervelet, je veux dire cervelet et ses pédoncules : c'est certainement là un des sièges les plus fréquent sdes lésions génératrices du vertige.

Weill rapporte la statistique suivante de Bernhardt : sur 211 cas de tumeur intracérébelleuse, le vertige est noté 36 fois, soit dans 32 °/₀ des cas ; 8 fois sur 22 (36 °/₀) dans les tumeurs du lobe moyen et 28 fois sur 68 (40 °/₀) dans les tumeurs des lobes latéraux.

Dans 11 cas sur 11, de tumeurs du cervelet (6 du vermis, 5 des hémisphères), Hitzig a trouvé le vertige.

Pour le pédoncule cérébelleux supérieur, vous avez une belle Observation de Raymond (1875) : c'est une femme avec des vertiges tels qu'elle ne pouvait s'asseoir sur son lit.

Pour le pédoncule cérébelleux inférieur, je vous citerai le cas de Curschmann, sur lequel nous reviendrons en étudiant les phénomènes d'entraînement.

Pour le pédoncule cérébelleux moyen, Weill cite les cas de Friedberg, Belhomme et Romberg.

D'après Nothnagel le vertige ne serait produit que par les lésions cérébelleuses augmentant le volume de l'organe. Mais d'autre part, Londe [1] déclare que le vertige n'est pas un symptôme rare dans l'atrophie du cervelet et cite notamment un cas démonstratif de Fraser.

Claude et Josué [2] ont également publié un cas de ramollissement du cervelet par artérite syphilitique, dans lequel il y avait eu du vertige avec chute...

Donc, le vertige est bien, au moins dans certains cas, un symptôme de la lésion cérébelleuse elle-même et pas seulement un symptôme de la compression des organes voisins par le cervelet augmenté de volume, comme pourrait le faire croire la loi de Nothnagel.

On doit donc — la chose est du reste classique — faire figurer le vertige dans les éléments les plus importants de ce que Dieulafoy [3] a appelé le « syndrôme cérébelleux à l'état de pureté ».

b. — *Bulbe et protubérance.*

Le vertige est un symptôme très fréquemment noté dans toute la pathologie bulbaire.

1. LONDE, Hérédoataxie cérébell., 1895, p. 90.
2. CLAUDE et JOSUÉ, *Société anatom.*, 1897, p. 547.
3. DIEULAFOY, *Presse médicale*, 27 juin 1900.

C'est dans ce groupe qu'il faut classer la plupart des vertiges de la sclérose en plaques [1], du tabes... certains vertiges de la paralysie générale..., les vertiges que j'ai étudiés dans l'artériosclérose [2] et qui sont si fréquents.

Le vertige dans ces derniers cas (maladies cardiaques, aortiques ; artériosclérose) est dû à la claudication intermittente du bulbe par ischémie et insuffisance fonctionnelle intermittente.

Il en est de même du vertige observé dans les bradycardies bulbaires et dans la maladie de Stokes Adams.

La maladie et le syndrôme de Stokes Adams sont caractérisés par le pouls lent (que, suivant la remarque de Brissaud, on devrait plutôt appeler le pouls rare) permanent avec attaques syncopales. Certainement cette maladie peut être d'origine myocardique : Huchard [3] l'a bien démontré. Mais elle peut aussi être, et est le plus souvent, un syndrôme bulboprotubérantiel : Brissaud [4] l'a bien établi.

Dans un grand nombre de cas, cette bradycardie, habituelle ou paroxystique, d'origine bulbaire, s'accompagne de vertige, au point qu'on peut faire de ce syndrôme un véritable vertige. C'est ainsi que j'ai constitué le troisième degré clinique des vertiges par le pouls lent permanent et les crises syncopales ou épileptiformes.

Je vous ai cité plus haut deux cas de vertige bulbaire : Observation XVIII (sclérose latérale amyotrophique à début bulbaire) et Observation XIX (chlorobrightisme).

c. — *Centres labyrinthiques.*

J'ai déjà parlé du vertige labyrinthique dans les vertiges périphériques, mais on peut en parler encore plus en étudiant les vertiges centraux. La plupart des vertiges labyrinthiques vrais sont centraux.

La maladie de Menière en est le meilleur exemple.

1. On comprend, d'après ce que nous venons de dire, que les plaques cérébelleuses peuvent aussi entraîner des vertiges.
2. Leçons déjà citées in *Leçons de Clin. médic.*, t. I, p. 522.
3. Huchard, Traité clin. des mal. du cœur et de l'aorte, 1899, t. I ; plus spécialement, p. 409.
4. Brissaud, *Leç. sur les mal. nerv.*, t. II, 1899, p. 340 et 352.

Je vous citerai aussi certains vertiges de tabétiques. Pierre Bonnier a très bien étudié le tabes labyrinthique [1], montrant que l'appareil labyrinthique pris dans son ensemble est « la plus grosse, la plus active, la plus vigilante et la plus importante des racines spinales postérieures [2] ».

Ces vertiges (soit bulboprotubérantiels soit labyrinthiques suivant les cas) forment un symptôme important du tabes. Marie et Walton [3] l'ont trouvé dans les deux tiers des cas. Pierret (1877), Féré et Demars (1881) ont étudié les formes de ce vertige simulant complètement le Menière.

De ce que nous venons de dire, vous pouvez déduire — et c'est une loi aujourd'hui classique — que les centres principaux dont l'altération entraîne le vertige sont : 1° le cervelet et ses pédoncules ; 2° le bulbe et la protubérance ; 3° les centres labyrinthiques.

On peut même dire que dans tout vertige il y a altération d'un ou de plusieurs de ces centres, les causes périphériques, quand il y en a, n'intervenant pour produire le vertige que par l'intermédiaire de ces centres et en agissant d'abord sur eux.

Nous n'avons encore parlé que de la classification des vertiges basée sur le siège de l'altération génératrice ; c'est la seule qui appartienne vraiment à notre sujet, puisque nous faisons uniquement une étude physiopathologique de l'appareil d'équilibration.

Mais vous devez savoir qu'en Clinique, en présence d'un vertige, on n'a pas fini le diagnostic quand on a diagnostiqué le siège de l'altération génératrice. Il reste encore à faire le diagnostic de nature *anatomique* et de nature *nosologique* de cette altération.

1. Pierre BONNIER, Le tabes labyrinthique. *Nouv. Iconogr. de la Salpêtr.*, t. XII, 1899, p. 131. — Voir aussi COLLET, Les troubles auditifs du tabes, Lyon, 1894.

2. Voir aussi BONNIER, Le nerf labyrinthique. *Nouv. Iconogr. de la Salpêtr.*, 1894, t. VII, p. 336.

3. MARIE et WALTON, Troubles vertigineux dans le tabes. *Revue de médec.*, 1883. — Voir aussi PIERRET, *ibid.*, 1877 et FÉRÉ et DEMARS, *ibid.*, 1881.

C'est dire qu'il y a deux autres classifications des vertiges, indépendantes de celle que nous venons de parcourir : une classification basée sur la nature anatomique de la lésion et une classification basée sur la nature nosologique de la lésion.

Pour la nature anatomique on aurait les lésions variées, susceptibles de se localiser sur les régions que nous avons indiquées : sclérose, hémorrhagies, ramollissement, troubles circulatoires, artériosclérose, congestion, anémie, œdème...

Pour la nature nosologique on aurait les maladies diverses comme la goutte, les intoxications, les injections, l'arthritisme, les névroses (hystérie, épilepsie, neurasthénie)...

Il nous suffit de savoir que ces classifications existent et sont indépendantes de l'autre. Cela dit, nous n'avons pas à nous en occuper ici.

C'est dans une classification nosologique que figurerait le *vertige paralysant* ou *maladie de Gerlier*[1] qui n'a d'ailleurs guère du vertige que le nom.

Gerlier, de Ferney-Voltaire, a observé en 1884 et 1885 (à l'époque de l'apparition du mildew dans les vignobles environnants) et a décrit en 1886 cette maladie curieuse qu'il appela vertige paralysant. Cette maladie existait (mais n'avait pas été décrite) au Japon, sous le nom de *kubisagari* (celui dont la tête tombe), et attribuée à la sorcellerie.

Les crises en sont en effet dramatiques.

Il y a des troubles visuels et des parésies. « Le berger veut traire et ses doigts refusent de serrer le pis de la vache ; il veut faucher et sa faux lui échappe des mains ; il veut manger et sa bouche ne peut s'ouvrir ; il veut marcher et ses jambes fléchissent sous lui. Cependant il ne se sent aucun mal ; l'intelligence est nette, il dort, il a de l'appétit, il ne souffre pas... » et guérit spontanément.

En réalité, c'est une maladie à part, épidémique, frappant gens et bêtes, c'est une « névrose infectieuse de la motilité ». *Ce n'est pas un vertige,* et, dans son dernier travail, Gerlier

---

1. Voir GERLIER, Le vertige paralysant ou kubisagari (maladie de Gerlier), *Arch. gén. de médec.*, 1899, t. I, p. 257.

abandonne l'ancien nom de vertige paralysant pour garder la
dénomination japonaise, un peu barbare, de kubisagari.

Nous avons terminé l'étude, peut-être longue mais nécessaire, des symptômes d'orientation ou subjectifs et nous passons
à la seconde grande classe de notre tableau de la page 108 :
les *symptômes d'équilibre ou objectifs*.

Les troubles de l'équilibre se divisent, comme les troubles
de l'orientation, en trois catégories, suivant que l'équilibre est
troublé : par *défaut* (*akinésie*), par *excès* (*hyperkinésie*), ou par
perversion (*parakinésie*).

Mais, de plus, il y a ici une nouvelle division à faire dans
chacun de ces groupes suivant qu'on envisage le corps et les
membres au repos ou en mouvement.

Il y a, en effet, un équilibre au repos et un équilibre en mouvement ; et par suite il y a des symptômes de *déséquilibre au
repos* et des symptômes de *déséquilibre en mouvement*.

D'une manière générale, les déséquilibres au repos constituent les *astasies* et les déséquilibres en mouvement sont les
abasies.

Cette distinction doit se faire dans chacun des trois groupes
des akinésies, des hyperkinésies et des parakinésies, c'est-à-
dire que nous avons ainsi des akinésies abasiques et des
akinésies astatiques, des hyperkinésies abasiques et des hyperkinésies astatiques, des parakinésies abasiques et des parakinésies astatiques.

Cela vous explique les divisions de notre tableau, nous
allons étudier successivement chacun de ces groupes de
symptômes.

5. — LES ABASIES PAR AKINÉSIE.

Abasies paralytiques. — Paralysies nocturnes ou par occlusion des yeux.

Vous savez que Charcot et Blocq [1] ont donné, en 1888, le nom d'*astasie-abasie* à un état spécial caractérisé ainsi : « État morbide dans lequel l'impossibilité de la station verticale et de la marche normale contraste avec l'intégrité de la sensibilité, de la force musculaire et de la coordination des autres mouvements des membres inférieurs. » Et plus loin : cet état implique une « paralysie de synergies musculaires déterminées, c'est-à-dire de mouvements systématisés, comparable à ce qui se passe dans l'agraphie par exemple ».

C'est donc un symptôme physiologique, un symptôme de fonction. C'est un trouble de la fonction de l'équilibre soit dans la marche (abasie), soit dans la station debout (astasie).

Les deux choses peuvent, du reste, être dissociées, témoin cette hystérique dont je vous ai rapporté plus haut l'histoire (Observation XVII).

Vous vous rappelez qu'au moins pendant un temps elle a présenté de l'astasie pure : « Elle ne peut pas se tenir debout, immobile : elle est obligée de marcher pour conserver son équilibre. Si elle s'arrête, les jambes tremblent; puis le tremblement se généralise. Elle est angoissée, se couvre de sueur. Sa vue se trouble. Son estomac lui meurt, dit-elle. Elle s'affaisserait si elle ne s'accrochait à quelque chose, ne s'asseyait ou ne se remettait à marcher. Dès qu'elle marche, tous ces phé-

1. BLOCQ, Sur une affection caractérisée par de l'astasie et de l'abasie, *Arch. de Neurol.*, 1888, nᵒˢ 43 et 44.

nomènes cessent. C'est le véritable *équilibre du vélocipède*. »
Un peu plus tard le syndrôme s'est compliqué et est devenu
de l'astasie-abasie.

En étudiant jadis ce syndrôme de l'astasie-abasie avec vos
prédécesseurs [1], nous avons vu que les divers cas ne doivent
pas être distingués les uns des autres seulement par l'intensité
(quantité) des phénomènes (Blocq), mais aussi par la *qualité*
du trouble générateur du syndrôme.

L'unité apparente du syndrôme n'est que dans la résultante :
l'impossibilité de se tenir debout ou de marcher. Mais il y a
une grande variété dans le trouble initial générateur de ce
déséquilibre.

J'ai distingué ainsi trois types cliniques (peut-être y en a-t-il
d'autres) : 1. l'astasie-abasie déterminée par de la faiblesse :
astasie-abasie paralytique; 2. l'astasie-abasie déterminée par
de l'incoordination : astasie-abasie choréique et ataxique;
3. l'astasie-abasie déterminée par des mouvements cadencés :
astasie-abasie trépidante, trémulante.....

Notre malade de 1889 était un trépidant comme Charcot en
a observé, dont il a publié les histoires analogues dans ses
leçons du mardi à la même époque.

Ces distinctions nécessaires étant faites, on voit facilement
que nous ne devons placer dans le groupe de symptômes
étudié dans ce paragraphe qu'une seule de ces variétés :
l'abasie par faiblesse ou *l'abasie par akinésie* (abasie paralytique).

Ce symptôme a été exceptionnellement observé dans les
lésions organiques.

Cenas [2] vient d'en publier un cas produit par une méningite
alcoolique avec ostéome de la faux comprimant le lobule paracentral droit (lésion surtout irritative).

Mongour [3] a observé de l'astasie-abasie dans un cas de
tumeur du cervelet (tubercule occupant la partie inférieure du

---

1. Un cas d'hystérie mâle avec astasie-abasie. Leçons rec. et publiées (1889)
par le Dr Bourcet in *Leç. de Clin. méd.*, t I, p. 131.
2. Cenas, *Loire médicale*, 1895 (*Revue neurolog.*, 1895, p. 299).
3. Mongour, Tumeur du cervelet, *Soc. d'anat.*, 29 oct. 1894.

vermis médian) : il y avait paraplégie complète dans la station debout, alors que la motilité volontaire était conservée dans le decubitus dorsal. Il n'y avait pas de titubation cérébelleuse.

Mais le plus souvent c'est là un symptôme d'hystérie, comme dans l'Observation que je vous ai rappelée plus haut et celle que j'ai publiée en 1889; tout au moins c'est presque toujours un symptôme de névrose. On l'observe, en effet, aussi dans la *névrose posthémiplégique* : on appelle ainsi un état très curieux d'association névrosoorganique que vous devez bien connaître.

J'ai publié [1], en 1894, l'histoire d'un hémiplégique organique qui, dans certaines circonstances à action psychique intense (vue du monde ou spécialement de certaines personnes, passage dans des lieux déterminés...) était pris d'une phobie de la marche qui lui donnait de l'angoisse, le couvrait de sueur et l'empêchait d'avancer; alors que, dans d'autres conditions, il marchait bien, en hémiplégique amélioré.

Mirallié [2] a publié un autre cas (1898) tout à fait analogue.

C'est un déséquilibre névrosique ajouté au déséquilibre organique de la lésion cérébrale. On comprend l'importance pour le pronostic et le traitement d'une analyse de ce genre au lit d'un malade.

Chez les tabétiques, on voit aussi assez souvent de curieuses associations névrosiques qu'il est indispensable de débrouiller pour préciser le pronostic et même pour ne pas faire des erreurs de diagnostic, fâcheuses pour le traitement.

Tous ces malades sont des sujets à polygone d'équilibration faible et la moindre cause, morale ou autre, entraîne une abasie polygonale par faiblesse qui s'ajoute à la paralysie organique antérieure.

On peut encore rapprocher ces abasies paralytiques observées en clinique de certains troubles expérimentaux constatés par divers physiologistes.

1. Basophobie ou abasie phobique chez un hémiplégique (hémineurasthénie posthémiplégique), *Semaine médic.*, 1894. p. 366 et *Leç. de Clin. méd.*, t. II, 1896, p. 591.

2. MIRALLIÉ, *Congrès de Neurol. d'Angers*, 1898, *Revue neurolog.*, 1898, p. 587.

Ainsi Luciani[1], après lésion du cervelet chez le singe, a signalé un état très analogue qu'il a appelé « asthénie, atonie et astasie ». Donc dans les lésions du cervelet et par suite dans les altérations des centres polygonaux de l'équilibration, s'il n'y a pas paralysie de la motricité volontaire (Laborde, Ferrier, Vulpian, Londe), il y a du moins trouble de l'équilibre par déficit ou par akinésie.

Voilà donc tout un premier important syndrôme faisant partie du groupe que nous étudions dans ce paragraphe : le déséquilibre par akinésie dans les mouvements.

En second lieu on pourrait aussi rattacher à ce même groupe toutes les *paralysies*.

En fait, quelle que soit sa forme clinique, hémiplégique, paraplégique, monoplégique, toute paralysie entraîne par elle-même un déséquilibre et un déséquilibre par déficit kinétique.

Les paralysies en général sont dues à la lésion de l'appareil pyramidal (du neurone cortical périrolandique au neurone gris antérieur de la moelle) et cet appareil pyramidal, nous l'avons vu (schéma 2), appartient à l'appareil d'équilibration.

Donc, toutes les paralysies appartiennent par ce côté au sujet que nous étudions et peuvent figurer ici dans le paragraphe actuel des abasies par akinésie.

Je le constate, mais je n'insiste pas autrement, parce que les paralysies motrices, en elles-mêmes, sont mieux étudiées dans un autre grand chapitre de la séméiologie du système nerveux : le chapitre de l'appareil sensitivomoteur général et de ses altérations.

Mais il y a un groupe de paralysies, spéciales et curieuses, qui doit nous arrêter un peu plus, parce qu'il appartient plus directement et plus exclusivement aux maladies de l'appareil d'orientation et d'équilibre.

Ce sont les *paralysies nocturnes ou par occlusion des yeux* qu'on observe chez les malades dont l'orientation kinesthésique est profondément troublée.

---

1. Luciani, cit. Londe, *loc. cit.*, p. 128.

C'est Duchenne[1] qui a attiré l'attention sur ces troubles étranges de la motilité qu'il a très bien décrits.

Il cite notamment un malade (Observation CLVI) qui, la nuit, était paralysé du membre supérieur droit. De jour, quand il causait en gesticulant, il ne se servait pas du bras droit. On lui demandait pourquoi. Il regardait alors son bras et, à partir de ce moment, le remuait tout comme l'autre.

Voici une autre malade de Duchenne (Observation CLVII) qui ne pouvait se relever de sa chaise lorsqu'elle était surprise par la nuit et ne pouvait mouvoir ses membres inférieurs qu'à la condition de les regarder et de les voir.

Une autre (Observation CLVIII du même auteur) ne pouvait pas remuer, la nuit, dans son lit; le matin, elle se retrouvait dans la position où elle s'était placée le soir en se couchant; alors seulement il lui était possible de se mettre sur les côtés, de se lever et de marcher. Au milieu d'un mouvement qu'elle faisait correctement, on l'empêchait de voir son membre, on détournait son regard : le mouvement s'arrêtait tout à coup et le membre restait dans la même position, comme tétanisé.

Lasègue[2] est revenu sur ces troubles qu'il a bien analysés aussi : on fait fermer les yeux à la malade et on lui demande d'exécuter un mouvement déterminé avec un des deux bras. Alors elle agite le tronc en témoignage de l'effort qu'elle tente; mais le bras reste immobile. Elle se tient debout et marche les yeux ouverts, même sans voir ses membres inférieurs; mais, quand elle a les yeux fermés, elle est incapable de se maintenir en équilibre ou de se mouvoir.

Ces faits ont été également étudiés depuis par divers auteurs et spécialement par Binet[3], Pick[4], Pitres[5]...

Que se passe-t-il dans ces cas? Comment interpréter physiologiquement le mécanisme de ces symptômes bizarres ?

Tous ces sujets sont des kinanesthésiques : ils ont, à des degrés divers, perdu le sens musculaire. Les yeux ouverts et

1. DUCHENNE, De l'électrisation localisée, p. 784, Observ. CLVI et suiv.
2. LASÈGUE, Arch. gén. de médec., 1864 et Études médic., t. I, p. 25.
3. BINET, Les altérations de la personnalité, 1892.
4. PICK, Ueber die sogen. Conscience musculaire, Zeitschr. f. Psychologie u. Physiol. d. Sinnesorg., 1893 (Cit. HENRI).
5. PITRES, Leç. clin. sur l'hyst. et l'hypnotisme, 1891, t. I, p. 109.

de jour, ils suppléent par la vue à cette kinanesthésie. Mais,
les yeux fermés, dans l'obscurité, quand leur attention est détournée, ils sont complètement désorientés et ne peuvent plus
se mouvoir.

Seulement une difficulté surgit immédiatement : toutes ces
mêmes conditions pathogéniques sont réalisées (nous l'avons
constaté) chez le tabétique. Et cependant ce n'est pas le Romberg que présentent nos malades actuels ; il y a des différences symptomatiques très nettes entre les ataxiques et les
sujets atteints de paralysies nocturnes.

Chez le tabétique l'occlusion des yeux et l'obscurité
troublent le mouvement, mais ne le suppriment pas. Ici il
y a arrêt et suspension, presque phobique. C'est vraiment,
dans le cas actuel, une *abasie par occlusion des yeux*.

Pour expliquer cette différence dans le résultat il faut
trouver une différence dans les causes, dans les conditions
génératrices du symptôme.

Cette différence, très réelle, réside dans le fait suivant :
dans un cas (tabes) ce sont les *voies* centripètes d'orientation
qui sont atteintes ; dans l'autre (paralysies nocturnes) ce sont
les *centres*.

Chez les sujets de la première catégorie, l'orientation est
troublée ; mais le polygone, resté sain, s'en tire encore, avec
des erreurs et des hésitations ; c'est l'ataxie, c'est le Romberg.

Chez les sujets de la seconde catégorie, le polygone est
faible, il est lui-même altéré ; et cette désorientation brusque,
par l'occlusion des yeux, le trouble, achève de le troubler, au
point d'annihiler complètement toute son activité propre : et il
s'immobilise.

C'est un phénomène qui, par certains côtés, ressemble au
vertige. En tous cas, nous pouvons dire que, si le Romberg
est un déséquilibre par désorientation périphérique, *la paralysie nocturne est un trouble polygonal* au premier chef.

C'est bien là, par suite, un symptôme type du groupe que
nous venons d'étudier sous le nom d'*abasies par akinésie*.

3 *bis*. — LES ASTASIES PAR AKINÉSIE.

Hypotonies partielles. — Tabes. — Hémiplégies. — Chorée. — Maladies du cervelet.

Les astasies akinétiques sont, comme les symptômes du groupe précédent, des troubles de l'équilibre produits par un déficit kinétique. Mais ils se développent au repos, tandis que les symptômes du premier groupe ne s'observaient que dans les mouvements.

La différence entre les deux groupes de symptômes est donc bien nette au point de vue symptomatique, elle est tout aussi claire au point de vue physiologique : les troubles précédents (abasiques) portaient sur la contraction musculaire en activité, les troubles actuels (astasiques) portent sur l'état des muscles au repos, c'est-à-dire sur le *tonus*.

Il y a d'abord une astasie névrosique par akinésie comme il y a une abasie névrosique par akinésie. C'est une forme dissociée de l'astasie-abasie névrosique par akinésie.

C'est cette astasie dissociée que présentait, à un moment donné, la malade de notre Observation XVII, dont je vous ai rappelé plus haut le tableau symptomatique. Avant que son trouble ne se généralisât, elle avait *l'équilibre du vélocipède* : elle n'était en équilibre que quand elle marchait.

Voilà le symptôme astasie akinétique névrosique : je n'ai rien à vous en dire de plus, après ce que nous avons dit de l'abasie.

Cette astasie par akinésie peut aussi s'observer, en dehors de toute névrose même compliquante, dans les lésions organiques.

Je vous ai montré autrefois [1] un malade atteint de névrite postinfectieuse du tibial antérieur qui avait à la fois l'équilibre du vélocipède et la démarche du steppeur.

Il y a donc des astasies causées par de vraies paralysies, mais ce ne sont pas là des cas purs d'astasie : il y a en même temps chez ces sujets certains troubles de la marche.

En général on peut dire que le trouble akinétique vrai qui produit l'astasie est l'*hypotonie*.

Car, au repos, le tonus joue un très grand rôle, le rôle capital, pour le maintien de l'équilibre, et on comprend que l'hypotonie de certains muscles trouble cet équilibre au repos, entraîne l'astasie.

J'entends l'hypotonie partielle, ou pas absolue. Car l'hypotonie générale et absolue, c'est la résolution musculaire de tout le corps, c'est le coma. Mais l'hypotonie partielle s'observe dans un grand nombre de circonstances moins graves et entraîne alors le déséquilibre au repos.

Pour apprécier l'hypotonie dans les membres d'un sujet donné il faut surtout chercher à apprécier la résistance de ces membres aux mouvements communiqués.

Le sujet ne faisant aucune résistance volontaire à ces mouvements, la limite imposée aux divers déplacements segmentaires est commandée surtout par le tonus des divers muscles étendus.

Quand il y a hypotonie, cette limite recule dans des proportions souvent considérables; il n'y a plus que les ligaments articulaires qui résistent et on arrive dans certains cas à pouvoir faire prendre aux membres les positions les plus acrobatiques.

C'est d'abord et surtout dans le *tabes* qu'on a étudié cette hypotonie.

---

1. Un cas de pseudotabes postinfectieux : paralysie symétrique postérysipélateuse du tibial antérieur. Leçons recueillies et publiées (1892) par le Dr CASTAN, *Leç. de Clin. méd.*, t. II, p. 245.

Déjà en 1869, Lockart Clarke[1] a développé toute une théorie de l'ataxie dans le tabes, basée sur la diminution ou la disparition du tonus dans certains muscles, alors qu'il persiste dans d'autres.

C'était une idée juste, mais incomplète, permettant en effet de comprendre, sinon l'ataxie entière, du moins l'ataxie au repos.

Mais cette hypotension partielle et inégalement disséminée sur l'appareil musculaire était plutôt invoquée alors comme une vue de l'esprit pour étayer une théorie que comme un fait clinique démontré.

En 1880, Debove[2] a repris la question par l'observation clinique et a constaté l'hypotonie chez les tabétiques, non pas la diminution générale du tonus (Tschiriew) mais l'hypotonie partielle et disséminée.

Il a constaté la chose par plusieurs procédés : 1° au toucher, on sent la consistance inégale des divers muscles d'un même membre; 2° avec le myophone de Boudet de Paris, on constate de grandes variations dans la tonalité et surtout dans l'intensité du bruit musculaire (qui est dû au tonus) dans les divers groupes de muscles; 3° en étudiant la secousse musculaire avec les appareils enregistreurs et en déterminant le temps perdu dans divers groupes musculaires, on trouve aussi des différences notables entre les diverses régions explorées.

En 1896, Frenkel[3] a réétudié et développé la question.

Il a montré, avec Maurice Faure, à la Salpêtrière, des tabétiques pouvant présenter « sans effort et sans fatigue des attitudes, ou bien irréalisables ou bien rares et difficiles chez un individu normal ».

---

1. LOCKART CLARKE, Oculocomot. ataxy. *Brit. med. Journ.*, 1869, p. 344, cit. HAMMOND, Traité des mal. du syst. nerv., édit. franç. de LABADIE LAGRAVE, 1879, p. 705.
2. DEBOVE et BOUDET de Paris, Rech., sur l'incoordination motrice des ataxiques, *Soc. de Biol.*, 14 février 1880, et *Arch. de Neurol.*, t. I, p. 39.
3. FRENKEL, Ueber Muskelschlaffheit (Hypotonie) bei d. Tabes dors. *Neurol. Centralbl.*, 1896, p. 355. — FRENKEL et Maurice FAURE, Des attitudes anormales, spontanées ou provoquées, dans le tabes dorsal, sans arthropathies, *Nouv. Iconogr. de la Salpêtrière*, 1896, p. 189. — DEBOVE et ACHARD (*Manuel de diagnostic médical*, t. II, p. 387), citent aussi un travail de PUTNAM in *Brit. med. a. surg. Journ.*, août 1895.

Tels sont les attitudes et les mouvements suivants — je vous cite ces détails parce qu'ils peuvent vous servir pour la recherche clinique de ce symptôme — : le grand écart, — que les gymnastes professionnels ne font qu'après un entraînement patient et prolongé; la flexion complète de la cuisse sur le bassin, la jambe étant en extension complète. Dans ce dernier cas, un sujet sain ne dépasse pas 65° à 75°, rarement il atteint 80°. Le tabétique arrive à la verticale 90°, et certains vont jusqu'à 150', on n'obtient pas des angles semblables chez les chloroformisés qui ont conservé leurs réflexes et leur tonus.

On peut aussi fléchir la jambe contre la cuisse sur toute sa longueur ou produire une abduction telle de la cuisse que le malade, couché sur le dos, la cuisse fléchie et le talon touchant la fesse, peut amener son genou sur le plan du lit...

Ce signe de l'hypotonie serait même un bon signe de la période préataxique du tabes [1].

Sureau [2], en 1898, a étudié l'hypotonie musculaire chez trente-quatre tabétiques du service de Pierre Marie et l'a rencontrée chez tous : le plus fréquemment aux extenseurs et aux fléchisseurs de la jambe (27 sur 34), puis aux abducteurs de la cuisse (26 sur 34), enfin aux muscles agissant sur le pied (20 sur 34).

Je vous ai montré ces positions plus ou moins acrobatiques chez un tabétique récemment entré à la salle des payants. Seulement je ne vous cite pas son cas comme absolument démonstratif, parce qu'il nous a affirmé que son éducation gymnastique avait développé déjà cette facilité aux attitudes excessives avant le début de sa maladie actuelle.

Il est évident que l'hypotonie n'est pas le seul facteur de ces contorsions étranges : le symptôme est certainement facilité par la laxité articulaire (Leclerc [3]) que présentent ces malades et aussi par la diminution ou la suppression de la sensation de fatigue et, en général, des sensations musculaires intrinsèques, phénomène que nous avons constaté et étudié plus haut chez ces sujets.

1. FRENKEL., L'hypotonie musculaire dans le tabes, *Presse médic.*, 1898, p. 29 (*Revue neurolog.*, 1898, p. 805).
2. SUREAU, De l'hypotonie musculaire dans le tabes, sa fréquence, *thèse de Paris*, 1898 (*Revue neurol.*, 1898, p. 805).
3. LECLERC, *thèse de Paris*, 1898. Cit. DEBOVE et ACHARD, *loc. cit.*, p. 388.

Mais ces éléments, réels mais secondaires, ne suffiraient pas à expliquer et à produire ce symptôme des attitudes exagérées, et il faut bien vraiment admettre de l'hypotonie musculaire dans ces cas.

On peut aussi observer cette hypotonie dans des maladies autres que le tabes.

Ainsi Babinski[1], en 1896, l'a montrée dans l'hémiplégie d'origine cérébrale : on peut faire exécuter au membre paralysé certains mouvements passifs d'une étendue plus grande qu'aux membres sains, notamment les mouvements de flexion et d'extension de l'avant-bras sur le bras.

On a même voulu invoquer ces observations pour discuter la théorie habituelle des contractures qui ne comprend guère que l'hypertonie dans des muscles contracturés. Nous avons discuté cela ailleurs. Pour le moment, retenons simplement l'observation de Babinski pour *certains* muscles des hémiplégiques par lésion cérébrale organique.

Sureau et Pierre Marie ont encore constaté cette hypotonie dans la maladie de Friedreich, quoique à un moindre degré que dans le tabes.

Féré et Lance[2] l'ont observée aussi dans la paralysie générale, mais d'une façon inconstante, et sans qu'il y ait de rapport nécessaire avec l'incoordination et avec l'abolition du réflexe rotulien : l'hypotonie semblait donc être, encore là, un symptôme de lésion cérébrale, ou au moins encéphalique.

D'après Bonhœfer[3], la diminution du tonus musculaire est régulière dans la chorée : ce qui confirmerait la théorie de l'auteur, — que nous retrouverons plus loin, — qui place la lésion de la chorée dans le pédoncule cérébelleux supérieur.

Féré[4] a signalé, à la suite des attaques d'épilepsie, de l'hypotonie et les entorses qui peuvent en être la conséquence.

1. BABINSKI, *Soc. de biol.*, 9 mai 1896.
2. FÉRÉ et LANCE, *Soc. de biol.*, octobre 1898, *Revue neurol.*, 1899, p. 229.
3. BONHŒFER, Ueb. Abnahme d. Muskeltonus b. d. Chorea. *Monatsschr. f. Psych. u. Neurol.*, 1898, p. 239 (*Revue neurol.*, 1899, p. 336).
4. FÉRÉ, Note sur des entorses symptomat. (entorse par hypotonie), *Revue de Chir.*, n° 4 (*Jahresbericht f. Neurol.*, t. I, p. 854 et 873).

Enfin, Déjerine[1] l'a observée dans les affections cérébelleuses, notamment dans l'extrémité inférieure (hyperextension de la jambe sur la cuisse, abduction excessive des cuisses) — et, avec Egger, dans deux cas de vertige labyrinthique.

Vous voyez, en somme, les rapports de l'hypotonie avec les lésions de l'appareil entier de l'équilibration.

Je dois vous rappeler cependant ici le point de vue nouveau que peuvent inspirer sur la pathogénie de l'hypotonie les communications récentes sur les centres directeurs du tonus.

D'après les travaux de van Gehuchten, que je vous ai cités plus haut p. 74, c'est le noyau rouge qui serait le centre supérieur, encéphalique, du tonus; centre d'où partiraient des voies inhibitrices par le pont et le faisceau pyramidal et des voies excitatrices par le faisceau rubrospinal (voir plus haut, p. 73 la signification de ces divers mots).

On comprend que cette notion soit indispensable pour interpréter à l'avenir la pathogénie de l'hypotonie, symptôme qui sera la conséquence de l'excitation des voies inhibitrices du tonus ou de la dépression des voies excitatrices de ce même tonus. On saisit ainsi l'influence que des lésions encéphaliques peuvent exercer sur le tonus, quoique le tonus ait paru jusqu'à présent être un réflexe d'ordre purement médullaire.

Je ne crois pas nécessaire d'insister davantage.

Dans ce que nous venons de dire, il y a, ce me semble, des exemples bien suffisants pour caractériser notre cinquième groupe de symptômes du tableau général : les astasies et les abasies par akinésie[2].

Et je passe aux exemples de déséquilibre par hyperkinésie.

---

1. Déjerine, loc. cit., p. 753.
2. On peut aussi ajouter à ce chapitre les *effondrements* observés chez les tabétiques, dans la sclérose en plaques, les maladies du cervelet... Ce sont des déséquilibres brusques par akinésie, soit au repos, soit dans les mouvements.

6. — LES ABASIES ET LES ASTASIES PAR HYPERKINÉSIE.

A. *Entraînements,* mouvements de rotation, giration, propulsion, procursivité, étude expérimentale et clinique.

Névrose (hystérie, paralysie agitante, épilepsie procursive). — Lésions organiques (cervelet et pédoncules cérébelleux, tabes, atrophie musculaire progressive avec lésion pyramidale).

Déviation conjuguée de la tête et des yeux. — Entraînements des labyrinthiques. Continuation automatique des actes.

B. *Raideurs et hypertonie.*

Paralysie agitante, catalepsie, états cataleptiformes et cataleptoïdes, maladie de Thomsen, myotonia congenita d'Erb et paramyotonie congénitale d'Eulenburg claudication intermittente, contractures.

Valeur séméiologique de ces symptômes.

L'hyperkinésie génératrice du trouble d'équilibre peut produire un déplacement, des mouvements plus ou moins étendus du corps entier ou des membres : ce sont les entraînements, mouvements de rotation, etc., que nous étudierons d'abord dans un premier paragraphe A.

En second lieu, dans un deuxième groupe de faits, l'hyperkinésie génératrice du déséquilibre peut n'entraîner aucun déplacement considérable et développer seulement des degrés divers de raideur : c'est l'hypertonie qui va de la raideur parkinsonienne à la contracture en passant par la flexibilité cataleptique.

C'est ce que nous étudierons dans un deuxième paragraphe B.

A. — *Déséquilibre par hyperkinésie, avec entraînement, rotation, giration...*

Ces troubles intéressants et curieux ont été étudiés expérimentalement (a) et cliniquement (b).

a. — Expérimentalement, ces phénomènes ont été observés après l'altération d'un grand nombre de points du système nerveux, appartenant tous à l'appareil d'orientation et d'équilibre.

Ils ont cependant été plus spécialement étudiés : après les lésions du cervelet (Flourens, Ferrier) ou des pédoncules cérébelleux (Magendie, Flourens), après l'altération des canaux semicirculaires (Flourens, Laborde, Vulpian, Cyon, Brown Séquard, Bechterew..., Thomas).

Déjà, Pourfour du Petit [1], ayant fait l'incision d'un pédoncule cérébelleux moyen chez le chien, avait vu cet animal tourner comme une boule autour de son axe longitudinal. C'est le mouvement de *roulement.*

On observe aussi, avec ou sans ce mouvement de roulement, des mouvements *en rayon de roue :* l'animal tourne alors autour de son train postérieur servant d'axe ou autour d'un axe fictif situé sur le prolongement postérieur de l'axe du corps, la tête étant toujours à la circonférence et parcourant par conséquent le chemin le plus étendu.

Enfin, on voit aussi des mouvements de *manège,* l'animal tournant alors comme autour d'une piste.

Magendie a signalé la *déviation des yeux* chez ces animaux, presque toujours en même temps que les mouvements de rotation. Souvent, aussi, il y a en même temps du *nystagmus.*

Longet a vu des mouvements de rotation se produire chez un pigeon, chez lequel une lésion avait brusquement détruit la vue d'un côté.

Flourens, Vulpian, ont pratiqué la section des canaux semicirculaires chez le pigeon. Quand on sectionnait le canal horizontal, on observait du roulement. Quand on sectionnait le canal vertical inférieur, l'animal faisait une culbute en arrière. Quand on sectionnait le canal vertical supérieur, il faisait une culbute en avant.

Les mêmes symptômes ont été signalés chez un coq, observé par Vulpian, chez lequel, après un combat, s'était développée une lésion de l'oreille interne.

1. Voir VULPIAN, Leç. sur la physiol. générale et comparée du syst. nerv., 1864, p. 583.

Les physiologistes contemporains ont bien confirmé et développé ces observations.

Vous verrez notamment, dans la thèse de Thomas sur le cervelet, que je vous ai déjà citée, des résultats du même genre après des destructions plus ou moins étendues du cervelet.

Dans d'autres expériences personnelles, Thomas fait une section unilatérale de la racine labyrinthique et observe des mouvements de rotation en cercle (mouvements de manège) et des mouvements en rayon de roue.

Après la section bilatérale de la racine labyrinthique, Ewald, Thomas, ont observé des oscillations et des entraînements allant jusqu'à la chute de l'animal.

Lange a détruit le labyrinthe et le cervelet : il observe des mouvements de rotation de la tête et des culbutes.

Thomas détruit la huitième paire gauche et l'hémisphère cérébelleux droit : il observe des mouvements de rotation comme l'aiguille d'une boussole, l'axe étant au milieu du corps.

Donc, la physiologie expérimentale nous montre nettement des mouvements d'entraînement et de rotation, des astasies et des abasies par hyperkinésie, après des lésions des diverses parties de l'appareil de l'équilibration.

b.—Cliniquement, on observe des phénomènes plus ou moins analogues d'abord dans certaines *névroses.*

Ainsi, dans l'*hystérie,* on observe une variété d'astasie-abasie qui appartient à ce groupe: c'est l'astasie-abasie par hypertonie ou par entraînement (par hyperkinésie).

Dans la *paralysie agitante* (maladie de Parkinson) dont nous reparlerons à propos de plusieurs autres symptômes (car c'est bien une névrose de l'appareil d'équilibration), le sujet présente des phénomènes bien curieux: il marche penché en avant, en danger de tomber sur la face, il est comme poussé en avant, il finit par prendre le pas de course (Parkinson) ; il court après son centre de gravité (Trousseau).

En dehors de ce symptôme, qui constitue la *festination,* il y a dans cette maladie de vraies *propulsions* (en avant) et d'autres fois de la *rétropulsion* (en arrière) ou de la *latéro-pulsion* (d'un côté ou de l'autre). On révèle facilement ces derniers signes en tirant légèrement le malade debout par son vêtement.

Debove[1] et plus tard Neumann[2] ont observé chez certains Parkinsoniens des *latéropulsions oculaires* qui sont des entraînements partiels, comme nous verrons un peu plus loin que la déviation conjuguée de la tête et des yeux est aussi, au moins dans certains cas, l'analogue des mouvements d'entraînement que nous étudions ici.

Ces symptômes de la paralysie agitante appartiennent bien aux astasies-abasies par hyperkinésie et doivent être rapprochés des entraînements expérimentaux décrits chez les animaux opérés.

Dans certaines formes d'*épilepsie,* la chose est encore beaucoup plus marquée, notamment dans ce que l'on appelle l'épilepsie *procursive.*

Le sujet atteint de cette névrose fera des courses folles en avant, droit devant lui, ou circulairement, autour d'un arbre. Dans d'autres formes, il fera des actes plus ou moins compliqués, tiendra des propos grossiers, fera des gestes obscènes.

Vous trouverez un intéressant travail de mon collègue le professeur Mairet sur l'épilepsie procursive, non dans une thèse de Lille (comme le dit le *Traité de Médecine*), mais dans des Leçons cliniques publiées par lui dans la *Revue de Médecine* en 1889 (nos 2, 7 et 8). Il décrit des phénomènes procursifs de trois ordres: l'épilepsie procursive proprement dite, c'est-à-dire celle dans laquelle la procursion constitue pour ainsi dire toute l'attaque, l'épilepsie avec aura procursive (Bourneville et Bricon) et l'épilepsie avec procursion post-paroxystique.

Ceci nous conduit à ces crises d'automatisme ambulatoire que nous avons étudiées ensemble autrefois[3], crises d'*hyperkinésie polygonale paroxystique,* beaucoup plus compliquées,

1. DEBOVE, *Soc. méd. des Hop.*, 1878, *Progrès médical*, 1878, p. 7.
2. NEUMANN, *Progrès médical*, 1879, p. 32.
3. Voir mes Leçons, déjà citées, sur l'Automatisme psychologique... *Leç. de clin. méd.*, t. III.

avec perte de mémoire, mais pouvant durer des jours et des semaines, pendant lesquelles le sujet fait des actes très compliqués et se réveille parfois à plusieurs kilomètres, à une très grande distance de son point de départ: la distance de Paris à Brest pour un malade de Charcot.

Tout cela est bien du déséquilibre par hyperkinésie.

Dans l'acte morbide il y a bien un certain équilibre polygonal, en ce sens que le sujet se tient debout, marche sans tomber, évite les obstacles, monte en chemin de fer et en descend. Mais l'équilibre général et normal est troublé; c'est bien, dans un certain sens, de l'abasie et surtout de l'astasie par hyperkinésie; il chemine, quand il devrait rester immobile.

Je reconnais que ces grands actes complexes de l'automatisme ambulatoire sortent un peu de notre cadre, parce qu'ils ont une pathogénie multiple. Mais l'épilepsie procursive nous appartient bien.

Il est dès lors intéressant de savoir les lésions qu'on a trouvées dans quelques cas.

Mairet a réuni quatre ou cinq observations avec autopsie, dont une personnelle, et a constaté que dans l'épilepsie procursive il y a des altérations anatomiques et que le siège principal et nécessaire semble en être le cervelet, puisque dans un cas (Duguet) le cervelet était seul atteint.

Ces conclusions, basées sur un petit nombre d'observations, ont évidemment besoin d'être encore confirmées par de nouveaux faits. Mais, telles quelles, elles méritaient de vous être signalées ici : vous voyez facilement pourquoi. Il ne nous est pas indifférent de voir attribuer à un centre d'orientation et d'équilibre comme le cervelet un syndrome que nous classons nettement dans la séméiotique de l'appareil d'équilibration.

Puisque ces cas s'accompagnent d'une altération anatomique, ils nous conduisent naturellement hors des névroses, aux cas d'entraînement et de déséquilibre par hyperkinésie liés à des lésions organiques constatées.

Dans un certain nombre de cas de tabes on a noté des propulsions ou des rétropulsions irrésistibles; c'est d'ailleurs un phénomène assez rare.

Pierret[1] a publié un cas d'atrophie musculaire progressive, avec autopsie, dans lequel on avait observé de la rétropulsion, « La station debout, dit-il, était presque impossible, non par faiblesse absolue des membres inférieurs ou en raison d'un vertige, mais parce que, si le malade ne prenait de grandes précautions et qu'il laissât, par distraction, son centre de gravité se porter un peu en arrière, il était immédiatement entraîné par un mouvement de rétropulsion croissante qu'il caractérisait lui-même d'irrésistible. Le mouvement de recul, d'abord lent, s'accentuait bientôt à tel point qu'une chute devenait inévitable. Le plus souvent, et malgré les efforts les plus énergiques, le malade était incapable de ressaisir son équilibre. »

Vous voyez qu'il n'y a pas là seulement l'équilibre du vélocipède comme chez mon malade atteint de névrite du tibial antérieur[2] et qui était obligé de marcher en avant pour garder l'équilibre. Ce n'est pas non plus le tableau de notre hystérique de l'Observation XVII qui ne pouvait pas rester en équilibre au repos.

En somme, chez le malade de Pierret, il n'y a pas astasie par akinésie, c'est-à-dire par déficit kinétique ; il y a astasie par cause opposée, par hyperkinésie. Il y a chez lui un véritable phénomène d'entraînement en arrière, un symptôme de rétropulsion tout à fait comparable à celui que présentent les Parkinsoniens.

C'est donc un fait à classer dans le paragraphe que nous étudions et il est important puisqu'il y a eu autopsie.

Cette autopsie a révélé la lésion des cornes antérieures de la substance grise de la moelle, qui est habituelle dans l'atrophie musculaire progressive (type Aran Duchenne), et, en plus, des traces manifestes d'inflammation diffuse de la névroglie, tant dans les cordons latéraux que dans les zones radiculaires antérieures.

---

1. PIERRET, Note sur un cas d'atrophie musculaire progressive caractérisé au début par de la rétropulsion irrésistible. *Revue mens. de méd. et de chir.*, 1877, p. 413.
2. Leçons citées sur un cas de pseudobates postinfectieux, *Leçons de Clin. méd.*, t. II, p. 245.

C'est très vraisemblablement à cette dernière lésion qu'il faut attribuer le symptôme de rétropulsion observé.

Car d'abord ces phénomènes d'entraînement ne s'observent pas en général dans le type Aran Duchenne de l'atrophie musculaire progressive, c'est-à-dire dans les cas habituels de poliomyélite antérieure chronique, d'altération des cellules grises antérieures de la moelle.

En second lieu, la lésion des cornes grises antérieures est une lésion destructive qui explique bien des symptômes de déficit comme l'atrophie musculaire. Mais la rétropulsion et en général les symptômes d'entraînement ou d'astasie-abasie par hyperkinésie rentrent plutôt dans le groupe des phénomènes d'excitation.

Il est donc naturel d'attribuer plutôt ces symptômes à une action irritative comme celle exercée dans l'espèce par la sclérose interstitielle diffuse sur les cordons latéraux et les zones radiculaires antérieures.

Nous pouvons donc considérer le cas de Pierret comme un exemple d'astasie hyperkinétique par lésion irritative de la portion spinale du faisceau pyramidal.

Curschmann [1] a observé une tuberculeuse qui était toujours couchée sur le côté droit et qui, quand on la mettait sur le dos, tournait toujours sur elle-même de gauche à droite (nous avons déjà dit un mot de cette malade à propos du vertige qu'elle présentait également).

A l'autopsie, on trouva un foyer de ramollissement à droite dans le faisceau commun que forment à leur origine les pédoncules cérébelleux antérieur et postérieur.

Un peu plus tard, Meschede [2] a publié l'histoire d'un épileptique qui pourrait être rapproché des procursifs. Mairet se refuse à le mettre dans cette catégorie. En tous cas il appartient au groupe des astasiques par hyperkinésie, des malades à entraînement morbide.

---

1. Curschmann, Klin. u. expériment. z. Pathol. d. Kleinhirnschenkel. *D. Arch. f. klin. Med.*, t. XII (*Revue des sc. médic.*, 1874, t. III, p. 116).

2. Meschede, Cas d'épilepsie accompagnée de mouvements et de conceptions irrésistibles; sclérose d'un hémisphère cérébelleux, *Virch. Arch.*, 1880 (*Arch. de Neurol.*, t. I, p. 471).

Quelques jours avant ou après ses accès d'épilepsie, parfois même au milieu d'un intervalle de rémittence plus ou moins prolongé, il présentait des mouvements de locomotion répétés dans une direction déterminée affectant la forme impulsive. C'étaient des allées et venues dans un corridor, des mouvements de manège circulaire de gauche à droite, des mouvements de rotation autour d'un axe longitudinal, etc.

A l'autopsie, on trouva une sclérose avec atrophie de l'hémisphère droit du cervelet: dureté cartilagineuse du corps rhomboïdal du cervelet, induration des deux olives.

Je vous ai cité moi-même plus haut deux cas remarquables de lésion cérébrale avec symptômes d'entraînement.

C'est d'abord (Observation IX) un homme qui avait de la tendance à tourner à gauche, à tomber de son lit de ce côté: l'autopsie montra une vaste encéphalite ayant détruit tout le lobe pariétal droit de la frontale ascendante comprise à la scissure perpendiculaire externe, l'écorce étant seule intacte.

Le second (Observation XVI) est un homme atteint de syphilis cérébrospinale à poussées successives.

Un jour, se promenant sur l'Esplanade, il se sent brusquement entraîné à droite par une force irrésistible, comme si, dit-il, quelqu'un le tirait fortement par le bras. Sous cette impulsion, il fait quelques pas et est prêt de tomber. On le secourt et, soutenu par un bras, il peut marcher et rentrer chez lui. Ni perte de connaissance, ni même éblouissement: le malade s'est très bien rendu compte de l'entraînement.

A plusieurs reprises (sept à huit fois dans un mois), étant à l'hôpital, il a présenté des phénomènes rappelant l'incident de l'Esplanade: étant dans la cour, il se sent brusquement entraîné avec force vers la droite, obligé de courir de ce côté sur un espace d'environ 10 mètres, il perd l'équilibre, se laisse tomber pour se relever tout de suite, sans avoir perdu connaissance. Il conserve toujours le souvenir de tout ce qui vient de se passer.

C'est ce qui le distingue des épileptiques.

Nous venons de réunir une série intéressante de faits

d'entraînement général, observés chez l'homme, et dus, non plus seulement à des névroses, mais à des lésions anatomiques positives.

Nous devons en rapprocher un autre symptôme bien connu en Clinique sous le nom de *déviation conjuguée de la tête et des yeux.*

Vous connaissez l'aspect de ces malades, apoplectiques le plus souvent, en tous cas cérébraux plus ou moins récents, qui ont, d'une manière constante et prolongée, dans leur lit, la tête invariablement tournée d'un côté et les deux yeux synergiquement déviés dans la même direction.

Nous avons vu que Magendie avait observé la déviation des yeux dans ses expériences sur les animaux.

En Clinique, dès son premier travail fait chez Vulpian et qui constitue une date capitale dans l'histoire de ce signe, Prévost[1] montra les relations que présente ce symptôme avec les mouvements d'entraînement et de déplacement.

« Tous ces faits, disait encore tout récemment le même auteur[2], sont bien propres à démontrer, comme je l'avais fait dans ma thèse, que les déviations conjuguées des yeux appartiennent au même ordre de phénomènes que les mouvements de manège ou de rotation consécutifs à certaines lésions encéphaliques... C'est une opinion qui m'avait été suggérée par mon maître le professeur Vulpian, et que tous les faits que j'ai observés depuis lors n'ont pu que confirmer. »

Pour ma part, je crois cette assimilation juste pour *certains* cas de déviation conjuguée, mais pas pour tous.

J'admets en effet, avec Landouzy, que la déviation conjuguée n'est pas toujours un symptôme de même ordre pathogénique, mais qu'elle est, suivant les cas, tantôt d'ordre paralytique, tantôt d'ordre irritatif ou convulsif.

Prévost paraît du reste admettre très bien cette distinction.

---

1. PRÉVOST, De la déviation conjuguée des yeux et de la rotation de la tête dans certains cas d'hémiplégie, *thèse de Paris*, 1868.
2. PRÉVOST, De la déviation conjuguée des yeux et de la rotation de la tête en cas de lésion unilatérale de l'encéphale, volume jubilaire publié par la *Société de Biologie* lors de son cinquantenaire (1899).

Voici en effet les deux premières conclusions de son dernier travail : « 1. J'ai pu confirmer expérimentalement l'opinion émise par Landouzy et par Grasset et montrer qu'une déviation conjuguée des yeux avec rotation de la tête, produite par une lésion des hémisphères ou de la région cérébelleuse, se transforme en une déviation en sens inverse quand, au moyen d'une excitation électrique, on transforme une influence paralysante en une excitation des mêmes parties. » — 2. « Les mouvements conjugués des yeux se font, comme je l'avais dit dans ma thèse, du côté de la lésion, si cette lésion occupe un des hémisphères ; le plus souvent du côté opposé, si elle siège dans le cervelet ou ses dépendances. Le sens est inverse (Landouzy, Grasset) en cas de lésions provoquant une excitation et non une paralysie de ces mêmes régions. »

Donc, la déviation conjuguée de la tête et des yeux est, suivant les cas, un symptôme irritatif, hyperkinétique, ou un symptôme paralytique, akinétique.

S'il en est ainsi, quand la déviation est d'ordre convulsif ou irritatif, on peut et on doit la rapprocher des mouvements d'entraînement des animaux. Mais quand cette déviation est d'ordre paralytique la simple paralysie d'un hémioculomoteur peut entraîner la déviation conjuguée par action, non contre-balancée, du symétrique, sans véritable entraînement pathologique.

Sous le bénéfice de ces réserves, il reste donc vrai que la déviation conjuguée doit figurer pour certains cas, dans le groupe que nous étudions des déséquilibres par hyperkinésie : c'est un déséquilibre partiel au lieu d'être un déséquilibre total ; voilà toute la différence.

Il est donc utile de rappeler ici le siège habituel de la lésion dans ces cas de déviation conjuguée de la tête et des yeux.

En 1879, nous avons essayé, Landouzy[1] et moi[2], indépendamment l'un de l'autre, d'établir que la région corticale dont la lésion entraîne la déviation conjuguée est vers le pli courbe. Cette opinion est admise aujourd'hui par beaucoup d'auteurs

1. LANDOUZY, Soc. anat., 18 avril 1879 et Progrès médical, septembre 1879.
2. Acad. de Montpellier, 5 mai 1879; Montpellier médical, juin 1879.

(Picot, Henschen, Wernicke [1]) et c'est au lobule pariétal inférieur et au pli courbe qu'est figuré le centre cortical de la déviation conjuguée sur les planches murales classiques de Strümpell et Jakob.

Pour Ferrier, le pli courbe [2] est une des deux régions dont l'excitation entraîne la déviation des yeux du côté opposé, l'autre centre étant au pied de la deuxième frontale. Divers auteurs [3] ont insisté sur cette dernière localisation et il y a en effet des cas de déviation conjuguée par lésion de cette aire frontale [4].

Je crois [5] qu'il faut voir dans cette aire frontale le centre sensitivomoteur de l'hémioculomoteur, le centre sensoriomoteur se trouvant dans le lobule pariétal inférieur. Car les mouvements de direction des yeux peuvent se produire par provocation sensorielle (nerf hémioptique) ou par provocation sensitive générale (nerf trijumeau). Le centre oculomoteur correspondant est dans le voisinage du centre de chacun de ces nerfs sensitifs : lobule pariétal inférieur pour l'hémioptique, aire frontale pour le trijumeau.

En tous cas, alors même que cette conception du centre cortical double de l'hémioculomoteur devrait être modifiée, il reste une chose absolument et définitivement démontrée [6] : c'est qu'il y a dans l'écorce une zone (ou plusieurs) qui innerve le droit interne du même côté et le droit externe du côté opposé [7]. Donc, comme c'est le centre cortical qui fait l'unité et l'individualité d'un nerf pour le physiologiste et pour le clinicien, il faut admettre un nerf hémioculomoteur ou rotateur du globe oculaire (dex-

---

1. Voir mon Anatomie clinique, p. 41. — Voir aussi les objections de FLECHSIG in SOURY, loc. cit., p. 952.

2. Sur le schéma du cerveau de chien publié, d'après FERRIER, par LAMY (art. Epilepsie corticale in Dictionn. de physiol., de Charles RICHET, 1901, t. V, p. 473), le centre (13) de déviation des yeux du côté opposé est figuré sur la deuxième circonvolution longitudinale bien en arrière du sillon crucial et des centres des membres, au-dessus du syrus suprasylvien : c'est bien la région de notre pli courbe.

3. Voir SOURY, loc. cit., p. 953.

4. Voir Joanny ROUX, Arch. de Neurol., 1899, p. 182.

5. Voir : Diagn. des mal. de l'encéphale, Actual. médic., 1901, p. 32.

6. Le chiasma oculomoteur : sémidécussation de l'oculomoteur commun, Revue neurol., 1897, t. V, p. 321 et Leçons de Clin. méd., t. III, 1898, p. 502.

7. TOUCHE de BRÉVANNES vient de communiquer à la Société de Neurologie (Revue neurol., 1900, p. 1126), un cas de paralysie de l'hémioculomoteur lévogyre par hémorrhagie sous-corticale de la deuxième frontale droite.

trogyre ou lévogyre), qui, venu de l'écorce, traverse le centre
ovale, la région capsulaire et le pédoncule, traverse la ligne
médiane et rencontre son neurone mésocéphalique ou inférieur [1]. Là l'hémioculomoteur se dissocie, envoie ses fibres
aux noyaux mésocéphaliques (origine réelle) de l'oculomoteur
externe et de l'oculomoteur commun. De ces derniers neurones
partent le nerf du droit externe du même côté (croisé pour
l'écorce) et le nerf du droit interne du côté opposé (direct, avec
boucle pour l'écorce).

Il faut encore indiquer ici les entraînements, classiquement
connus, qui manifestent parfois les lésions labyrinthiques et
qui, d'une manière générale, accompagnent certains vertiges
graves.

Vous vous rappelez que nous n'avons pas voulu confondre
ces déséquilibrations avec le vertige lui-même, dont nous
avons fait seulement un symptôme subjectif de sensation illusoire de désorientation et de sensation de déséquilibre. C'est
bien ici, dans les phénomènes objectifs de déséquilibre hyperkinétique, qu'il faut les classer.

Dans le vertige il y a souvent de la latéropulsion, en général
du même côté. Cela s'observe surtout très bien dans le vertige de Menière.

Dans certaines formes le sujet est jeté à terre, s'il n'est pas
à temps à s'accroupir préventivement.

Pierre Bonnier cite, dans certains vertiges, « de la propulsion
parkinsonienne, du tournoiement, des impulsions en tous
sens ».

Je ne crois pas nécessaire d'insister davantage.

Enfin je vous citerai encore un dernier exemple de déséquilibre produit par une hyperkinésie qui déplace anormalement
les membres.

Il s'agit de certains désorientés kinanesthésiques qui, les yeux

---

1. C'est le centre B de la fig. 1 de mon Diagn. des mal. de l'Encéphale,
p. 30. Cette figure doit remplacer la figure 10 (p. 46. de mon Anatomie clinique. — Voir : RAYMOND et CESTAN, Trois observations de paralysie des mouvements associés des globes oculaires, Revue neurol.. 1901, p. 70.

ouverts, se servent convenablement de leurs membres. Mais si, pendant un acte volontairement commencé et régulièrement exécuté, on leur fait brusquement fermer les yeux, cela trouble complètement leur statique : on ne les voit pas s'immobiliser inertes et impuissants comme ceux que nous avons étudiés dans le paragraphe précédent (paralysies nocturnes). Mais on les voit continuer automatiquement et inconsciemment, pendant un temps plus ou moins long, l'acte commencé.

Ainsi si le sujet levait le bras ou décrivait un cercle avec sa main au moment où il a fermé les yeux, il continuera à lever le bras ou à le mouvoir circulairement, comme si son mouvement volontaire conscient s'était transformé en un tic inconscient.

C'est là une hyperkinésie automatique, un entraînement inconscient au repos, à la suite d'un acte.

B. — Dans tout le groupe de symptômes qui précède, l'hyperkinésie morbide qui trouble l'équilibre entraîne un déplacement du membre ou de ses segments et se traduit par suite par des mouvements variés que fait le sujet.

Il nous faut maintenant envisager, dans ce même chapitre des astasies et abasies par hyperkinésie, un second groupe de symptômes dans lesquels l'hyperkinésie génératrice du déséquilibre n'entraîne pas du tout de déplacement, mais seulement une raideur des membres ou des segments de membre atteints.

Cette raideur constitue l'*hypertonie*.

Cette hypertonie peut se présenter sous trois formes qui sont en quelque sorte trois degrés du même trouble : la raideur de la paralysie agitante, la raideur cataleptique et la contracture.

Il y a des déséquilibrations à étudier pour chacun de ces trois troubles.

a. — Dans la *paralysie agitante* on observe une raideur toute spéciale.

De cette raideur dérivent beaucoup des symptômes de la maladie de Parkinson et des plus importants, de ceux même qui peuvent parfois permettre le diagnostic de la névrose en l'absence du tremblement caractéristique.

Parkinson avait déjà décrit l'attitude spéciale de la tête chez ces malades : fortement inclinée en avant et fixée dans cette posture. Charcot a très bien décrit ce qu'il a appelé l'*attitude soudée* générale : le malade ne tournant pas la tête, se tournant tout d'une pièce.

Le *masque parkinsonien* est constitué surtout par l'immobilité des traits donnant, suivant les cas, une expression de tristesse, d'hébétude, de dignité, de tranquillité majestueuse (Hirt). La rigidité toute particulière de la partie inférieure du visage empêche le sujet de sourire et d'exprimer la plupart des émotions.

La rigidité des muscles de la face supprime toute mobilité et, par suite, toute vivacité et toute actualité dans l'expression de la physionomie.

Le tronc est également incliné en avant, quelquefois plié en deux (la tête touchant presque les genoux) et fixé dans cette position bizarre.

Les membres supérieurs sont aussi fixés contre le tronc, comme collés et adhérents au corps, le plus souvent immobilisés en flexion.

La *rigidité musculaire,* cause de tous ces symptômes, est générale, au point de simuler la contracture et d'entraîner des déformations persistantes. Les muscles sont durs et résistent aux mouvements passifs communiqués ; ils sont en hypertonie manifeste.

Le plus souvent les réflexes tendineux sont exagérés en même temps ; or, c'est encore là un symptôme qui marche habituellement avec l'hypertonie.

b. — Dans la *catalepsie* vous connaissez bien tous l'état spécial d'hypertonie qui immobilise le sujet dans toutes les positions qu'on lui donne et qu'il garde, quelque pénibles et invraisemblables qu'elles puissent être.

Dans cette névrose, la raideur hypertonique est paroxystique et survient par crises, tandis qu'elle est continue dans la maladie de Parkinson.

La crise immobilise le sujet dans la position où elle le saisit : le bras étendu vers un plat chez la petite fille de Tissot qui voit prendre par sa sœur un morceau ardemment convoité par elle-même; le bras en l'air, une bouteille à la main, chez le militaire d'Henry François qui veut frapper son camarade; le poing tendu vers l'insulteur, comme le magistrat de Fehr, injurié pendant son réquisitoire; montant une échelle ou jouant aux cartes (Frank); saluant son médecin (Boerhave)...

Les muscles se laissent alors tirer comme de la cire molle : on imprime aux membres et aux segments de membres la posture qu'on veut.

Il y a là, au point de vue pathogénique, trois éléments constitutifs : l'absence de contraction volontaire des muscles, l'hypertonie qui fixe les attitudes et l'absence de sensation de fatigue; tous troubles qui font bien de la catalepsie une névrose de l'appareil d'orientation et d'équilibre.

Dans ces cas le polygone est séparé de son centre O; il y a *désagrégation mentale* [1] suspolygonale, complète et totale, à la fois centripète (idéosensorielle) et centrifuge (idéomotrice).

Cet élément, qui est très réel dans la catalepsie, ne suffit cependant pas à la produire. Dans la distraction et dans le sommeil le polygone est également séparé du centre O et il ne suffit cependant pas d'être distrait ou de dormir pour être cataleptique.

Dans la catalepsie, il y a, en plus de l'émancipation des polygones, de l'*inertie* du polygone supérieur : le malade n'a, pendant la crise, aucune activité psychique personnelle, même inférieure.

Il y a enfin aussi un état anormal du polygone d'équilibration, qui se traduit par l'exagération du tonus et la disparition de la sensation de fatigue.

Ce qui montre bien que le syndrome catalepsie appartient réellement aux maladies de l'orientation et de l'équilibre que nous étudions, c'est qu'on peut l'observer chez certains désorientés à lésion organique de l'appareil d'équilibration.

Dans certaines lésions corticales, en effet, on constate des

1. Voir mes Leçons déjà citées sur l'Automatisme psychologique .., p. 197

attitudes cataleptiformes curieuses quand le malade a les yeux fermés.

J'en ai publié en 1880 deux belles Observations que je vous ai rappelées en tête de ces Leçons, suivies d'autopsie l'une et l'autre.

L'une de ces malades (Observation XI) présentait des « espèces de phénomènes cataleptiques : garde ses membres supérieurs dans la position où on les met, mais plutôt par oubli de les remettre en place ». A l'autopsie, on trouve dans l'hémisphère droit un foyer de ramollissement rouge occupant : du haut en bas, le tiers inférieur de la première frontale et la moitié supérieure de la deuxième ; d'arrière en avant, les deux tiers postérieurs de ces deux circonvolutions ; en épaisseur, la partie superficielle des faisceaux supérieur et moyen.

Chez l'autre (Observation X) la lésion cérébrale était située immédiatement en arrière de la moitié inférieure de la pariétale ascendante, entre la scissure de Sylvius et la scissure interpariétale.

« Son bras droit soulevé reste en l'air (état cataleptiforme), puis il s'abaisse lentement. »

Pour cette dernière Observation j'ai même retrouvé dans le texte publié en 1880 une curieuse particularité que je n'ai pas vue notée dans les autres cas analogues que j'ai dépouillés ; pendant que le bras était ainsi en catalepsie, si le malade avait besoin de se gratter, il le faisait, puis remettait son bras dans la même position qu'avant : l'attitude cataleptiforme était donc déterminée par un trouble suspolygonal qui laissait intacte la faculté polygonale de se gratter ou plutôt, pour être plus rigoureux, la lésion siégeait au-dessus des centres qui président au réflexe de se gratter : car ce réflexe peut très bien avoir son centre plus bas que le polygone de l'automatisme supérieur.

D'autres auteurs ont également observé des attitudes cataleptiformes dans les lésions corticales.

Dans ce même groupe on peut aussi comprendre les attitudes cataleptoïdes ou les catalepsies observées dans certaines infections ou intoxications à localisation encéphalique (sans lésion démontrée à l'autopsie).

Tels sont les cas de Brissaud[1] et Lamy dans l'urémie, de Dupré et Rabé[2] dans le mal de Bright, la colibacillose et la pneumococcie.

L'expérimentation a démontré aussi que l'on peut observer chez les animaux des états cataleptiformes partiels et localisés à certains groupes musculaires, après des intoxications.

Ainsi Spina[3] injecte un centimètre cube de teinture d'opium fraîche dans l'abdomen d'un rat non lié : en passant doucement à plusieurs reprises la main sur sa queue, on peut provoquer dans les muscles caudaux un état cataleptiforme. L'excitation des nerfs sensitifs produit, par réflexe, la contraction et la raideur.

c. — Nous trouvons des termes de transition entre le deuxième et le troisième groupe de nos astasies-abasies hyperkinétiques et comme des termes d'introduction aux cas de déséquilibre par contractures dans deux syndromes spéciaux qu'on appelle la *maladie de Thomsen* et la *claudication intermittente*.

Thomsen[4] a décrit en 1876 un syndrome curieux, dont il était lui-même atteint, caractérisé par un spasme musculaire survenant au début des mouvements volontaires : maladie à lésion inconnue, mais appartenant certainement à la famille névropathique[5].

Quand le sujet, atteint de cette affection[6], commence un mouvement, pour monter un escalier par exemple, fermer la main, monter à cheval..., il voit survenir dans ses muscles une sorte de rigidité tétanique, une contraction permanente, une hyperkinésie qui dure quelques secondes (5 à 30), les muscles étant alors durs au toucher.

---

1. BRISSAUD, Urémie cérébrale avec attitudes cataleptoïdes, *Semaine médic.*, 1893, p. 125.
2. DUPRÉ et RABÉ, Méningisme et catalepsie, *Presse médic.*, 1898, p. 45 (*Revue. neurol.*, 1898, p. 252).
3. SPINA, Sur l'état cataleptiforme chez les rats, provoqué expérimentalement. *Mém. de l'Acad. tchèque*, 1893, p. 36 (*Revue neurol.*, 1894, p. 196).
4. THOMSEN, Tonische Krämpfe in willkürlich beweglichen Muskeln in Folge von ererbter Psych., Disposition (ataxia muscularis)? *Arch. f. Psych.*, 1876, p. 702.
5. Voir KORNHOLD, La mal. de Thomsen, *thèse de Paris*, 1897, n° 475.
6. Voir, pour tout ce paragraphe, RAUZIER dans notre *Traité*, t. II, p. 557.

Puis, quand les « membres se sont échauffés », cette rigidité disparaît et le mouvement s'exécute normalement. Certains sujets arrivent, en s'échauffant ainsi, à faire de longues marches et même à danser.

Mais pendant le début de l'acte le trouble est profond.

Ainsi un des malades de Benedikt avait une telle raideur au début des mouvements volontaires qu'il était forcé de prier quelqu'un de lutter avec lui pour lui assouplir les membres.

Le trouble peut frapper tous les muscles du corps, même ceux de la face, des yeux, de la langue... à la suite d'un mouvement brusque, un malade peut être saisi d'une raideur généralisée et tomber à terre [1].

Les muscles, souvent hypertrophiés, présentent ce qu'Erb a appelé la réaction myotonique, c'est-à-dire une hyperexcitabilité notable à toutes les excitations, mécanique (marteau), électrique ; c'est le tonisme de Déléage. — De cette réaction myotonique vient le nom de *myotonia congenita* donné par Erb à cette maladie.

En fait, ce qui domine (Déjerine) dans ce syndrome, c'est la lenteur de la décontraction ; décontraction lente des muscles qui s'observe, soit après l'action des excitants extérieurs, soit après l'action de la volonté.

Eulenburg [2] a décrit sous le nom de *paramyotonie* [3] *congénitale* un état analogue à la maladie de Thomsen.

Il en diffère cependant en ce qu'ici il n'y a pas de réaction myotonique et que la raideur est suivie d'une parésie plus ou moins longue, ce qui donne beaucoup plus de durée à la crise totale de déséquilibre.

Dans ces hyperkinésies déséquilibrantes nous pouvons comprendre aussi la *claudication intermittente*.

---

1. DÉJERINE, *loc. cit.*, p. 719.
2. EULENBURG, Ein Fall von Hypertonia musculorum pseudohypertrophica, *Neurol. Centralbl.*, 1884, p. 385 et surtout Ueber eine familiäre, durch 6 Generationen verfolgbare Form congenitaler Paramyotonie, *ibid.*, 1886, p. 265.
3. *Paramyotonie* et non *paramyoclonie* comme une faute d'impression le fait dire à DÉJERINE, p. 720.

C'est là un syndrome[1] observé d'abord en médecine vétérinaire (Bouley 1831), puis en clinique humaine (Charcot, Société de Biologie 1858).

On peut dire qu'il constitue l'inverse de la maladie de Thomsen en ce sens que le début de l'acte musculaire est normal ; le sujet commence à marcher comme tout le monde.

Puis après un certain temps (deux à quinze ou vingt minutes) il éprouve de la douleur dans la jambe avec engourdissement des extrémités, fourmillements plus ou moins pénibles, sensations de froid ou de brûlure. La douleur s'accroît, finit par devenir intolérable. Le sujet ralentit forcément la marche, il traîne la jambe. Enfin il est obligé de s'arrêter et de s'asseoir.

Les muscles sont alors durs et saillants.

Après un repos de deux à trois minutes, tout rentre dans l'ordre et le malade peut recommencer à marcher.

La cause de ce syndrome est l'artérite, l'insuffisance circulatoire dans les muscles. C'est une pseudo-contracture par ischémie. Au fond c'est un déséquilibre d'origine périphérique musculaire, qui n'appartient pas aux maladies de l'appareil *nerveux* d'orientation et d'équilibre.

C'est au point de vue du diagnostic différentiel qu'il était nécessaire de le mentionner ici.

d. — Ceci nous conduit enfin aux hyperkinésies déséquilibrantes à forme de *contractures* vraies.

Ici nous trouvons des cas bien nets à lésion anatomique précise : c'est le syndrome du faisceau pyramidal, ou plutôt de la portion spinale ou sousprotubérantielle de ce faisceau pyramidal.

Ce sont par exemple les malades — vous en avez souvent vu dans les salles et je vous en ai spécialement présenté tout récemment deux nouveaux exemples — ce sont les malades qui présentent la démarche spastique ou spasmodique.

Je n'insisterai pas sur la description clinique de ces sujets ;

1. Voir DUTIL et LAMY, Contribution à l'étude de l'artérite oblitérante progressive et des névrites d'origine vasculaire, *Arch. de médec. expériment.*, 1893, t. V, p. 102 et 114. — Voir aussi BOURGEOIS, Contribution à l'étude de la claudication intermittente par oblitération artérielle, *thèse de Paris*, 1897, n° 62.

ils marchent les jambes raides, les membres inférieurs ne cèdent pas sous le poids du corps comme ceux des paraplégiques flasques ; les malades ne peuvent pas les fléchir. Ces raideurs, d'abord éparses dans les extrémités, se généralisent, deviennent des contractures vraies ; le sujet avance en sautillant (degré moindre) ou comme sur des échasses (degré plus accentué). Alors les jambes sont collées l'une à l'autre ; il marche en varus equin, glissant sur la pointe et sur le bord externe du pied.

Quand toute la moitié inférieure du corps est ainsi raide et que tous les segments sont immobilisés, les uns par rapport aux autres, c'est la démarche des gallinacés (Charcot), la marche à la façon des canards.

Si le degré est encore plus avancé, c'est la vraie impotence par contractures. Le malade ne marche plus du tout ou, pivotant sur des béquilles, il projette ses membres inférieurs en bloc, comme le battant d'une cloche : c'est la démarche pendulaire [1].

Dans tous ces cas il y a en même temps exagération des réflexes tendineux, trépidation épileptoïde, danse de la rotule, renversement du réflexe plantaire ; tous les signes habituels de la lésion du faisceau pyramidal [2].

Ce grand syndrôme parétospasmodique, qui apparaît surtout dans les mouvements et spécialement dans la marche, est complété par des troubles d'équilibre, même au repos : mouvements involontaires, secousses, tremblements, raideurs spontanées...

Le même tableau, ou tout au moins un tableau analogue, mais unilatéral, est réalisé par les vieux hémiplégiques qui ont des contractures tardives et permanentes dans leurs membres paralysés.

Je ne peux qu'indiquer ici comme sources de déséquilibre, ces divers symptômes dont l'histoire vraie et complète appartient plutôt aux maladies de l'appareil sensitivomoteur général qu'aux maladies de l'orientation et de l'équilibre.

---

1. Voir Déjerine, loc. cit., p. 529.
2. Voir mon Diagn. des maladies de la moelle. Siège de lésions, 2ᵉ édit., 1901.

Reste cependant une dernière question que nous devons indiquer ici, c'est celle de la *valeur séméiologique* des symptômes de ce dernier groupe.

En présence d'un déséquilibré par hypertonie ou contractures, le clinicien doit se poser cette question : Quel est le siège probable de la lésion génératrice ?

Naturellement cette question ne peut en rien être élucidée par les cas de névroses (paralysie agitante, catalepsie...) Il faut tout demander aux cas de lésion organique démontrée par l'autopsie.

Où doit siéger une lésion organique pour produire de l'hypertonie ou des contractures ?

J'ai déjà étudié cette question [1] avec vous.

En somme, l'hypertonie et la contracture sont deux degrés successifs du même état ; c'est l'idée de Charcot et de beaucoup d'autres que je conserve. Van Gehuchten n'a voulu admettre cette identité que pour la contracture des médullaires et pas pour la contracture des cérébraux qui répondrait au contraire à de l'hypotonie.

J'ai essayé de démontrer et je crois encore que l'hypotonie notée chez les cérébraux ne siège pas dans les muscles contracturés.

Dans de récentes recherches, Lugaro [2] a étudié les rapports qu'il y a entre le tonus musculaire, la contracture et les réflexes. Il montre que l'hypertonie marche avec l'exagération des réflexes tendineux et que les lésions partielles du faisceau pyramidal sont accompagnées d'un état d'hypotonie des muscles directement frappés et d'hypertonie des muscles qui ont conservé un certain degré de motilité.

J'estime en définitive qu'on doit, jusqu'à meilleure preuve du contraire, conserver cette idée que l'hypertonie et la contracture relèvent d'un même siège de lésion.

De même j'ai essayé de vous démontrer que l'ancienne formule de Charcot reste vraie : la contracture est fonction du

---

1. Leçons sur les contractures et la portion spinale du faisceau pyramidal, recueillies et publiées par le Dr Gibert, *Nouveau Montpellier médical*, t. VIII, 1899. — Voir aussi : Diagnostic des maladies de la moelle, 2e édit., 1901.

2. Lugaro, *Riv. di patol. nerv. e ment.*, 1898, p. 481 (*Revue neurol.*, 1899, p. 332).

faisceau pyramidal médullaire. C'est une proposition très discutée, mais que je crois toujours cliniquement vraie.

La contracture n'est pas fonction du faisceau pyramidal entier, mais de la seule portion spinale de ce faisceau pyramidal.
Tant que le faisceau pyramidal e st lésé dans sa seule portion
cérébrale, la paralysie reste flasque. Quand, par dégénérescence secondaire descendante ou par lésion d'emblée médullaire, la portion sousprotubérantielle de ce même faisceau est
altérée, la contracture apparait.

Comment expliquer cela ?

Le tonus est un réflexe médullaire. Mais comme tous les
réflexes (j'ai déjà insisté sur cette idée plus haut), il reçoit
dans son centre médullaire des actions opposées qui viennent
des centres supérieurs : actions inhibitrices et actions excitatrices.

Van Gehuchten, qui a très bien étudié cette question, admet
deux ordres différents de voies : l'action inhibitrice vient par le
faisceau pyramidal et l'action excitatrice par les voies indirectes
pontocérébellospinales.

Mais où sont ces centres supérieurs, directeurs du tonus ?

D'après ce que nous venons de dire des données cliniques, il

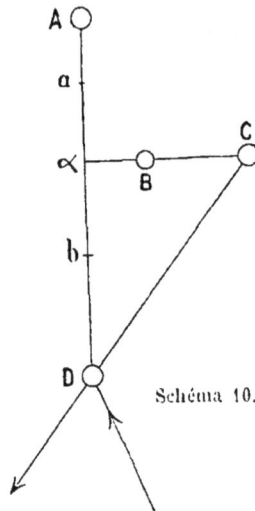

Schéma 10.

faut placer ces centres de telle sorte que : 1° Dans les lésions

du faisceau pyramidal en *a* (schéma 10), c'est-à-dire dans les
lésions de la portion cérébrale du faisceau pyramidal, le tonus
ne soit pas modifié ; 2° Dans les lésions du faisceau pyramidal
en *b*, c'est-à-dire dans les lésions de la portion spinale du faisceau pyramidal, le tonus soit exagéré.

Donc l'action supérieure des centres sur le tonus ne peut pas
venir de l'écorce A; elle ne peut s'exercer qu'en un point
quelconque α, entre a et b, là où se fait le passage de la flacci-
dité à la contracture, de la portion cérébrale à la portion
spinale du faisceau pyramidal.

Et je concluais de là, dans mes Leçons de 1899, que ce centre
doit être dans la protubérance.

Ce dernier point est hypothétique et, je le reconnais, encore
insuffisamment démontré.

Mais, malgré les objections faites de divers côtés, je maintiens la première partie du raisonnement et je dis: les centres
modificateurs du tonus et par suite générateurs de la contracture doivent être *vers* la protubérance, au niveau du polygone
de l'équilibration. Car c'est de ces centres du polygone de
l'équilibration que partent les influences directrices du tonus,
puisque le tonus est l'intermédiaire, comme l'agent, de l'équilibre au repos.

Les travaux récents me paraissent confirmer cette manière
de voir.

Luciani place les centres toniques supérieurs dans le cervelet; Brissaud[1], à propos de la paralysie agitante, parle plutôt
du locus niger.

Le locus niger (substantia nigra de Sœmmering) est entre les
deux étages du pédoncule, au-dessous du noyau rouge; le
pédoncule cérébelleux supérieur abandonne des fibres au
locus niger[2].

Enfin, tout récemment, van Gehuchten, dans une Communication au Congrès de Paris, dont je vous ai déjà parlé[3], place
dans le noyau rouge le centre des réflexes tendineux.

1. BRISSAUD, Leçons sur les maladies nerveuses, t. I, p. 500.
2. BRISSAUD, Anatomie du cerveau de l'homme, texte, p. 261.
3. Voir aussi VAN GEHUCHTEN, Considérations sur les réflexes cutanés et les
réflexes tendineux, *Journal de Neurol.*, 1900, p. 471.

Je crois donc que vous pouvez conserver le schéma ci-dessus (schéma 10) et toute l'explication qu'il synthétise pour la pathogénie des contractures. Seulement, au lieu de la protubérance, il faut mettre, à côté du centre B, les mots « centres du polygone d'équilibration », peut-être plus spécialement le locus niger ou le noyau rouge.

Dans ces centres polygonaux de l'équilibration s'organisent donc les synergies nécessaires pour l'équilibre, soit au repos, soit dans les mouvements; le processus pouvant se passer tout entier dans le polygone ou être influencé et dirigé par O.

Cette action du centre O sur le polygone d'équilibration peut en effet s'exercer aussi bien sur l'équilibre au repos que sur l'équilibre dans les mouvements, comme nous l'avons déjà expliqué plus haut en parlant de la force de situation fixe.

Nous avons terminé les deux grandes divisions de symptômes objectifs de notre tableau général, les déséquilibrations par akinésie et les déséquilibrations par hyperkinésie.

Reste à étudier une dernière grande famille de symptômes de déséquilibre : les symptômes de déséquilibration par *parakinésie*.

Dans ce groupe, l'équilibre n'est plus troublé ni par un déficit, ni par un excès de la kinésie, mais par une *perversion* de cette fonction, c'est-à-dire par la survenance de *mouvements anormaux* et pathologiques.

Ces mouvements surajoutés, qui troublent l'équilibre, peuvent se ranger sous deux chefs: des mouvements quelconques, plus ou moins désordonnés (ataxies et chorées) ou des tremblements, c'est-à-dire des mouvements rythmés et réguliers de part et d'autre de la position normale.

De plus, chacun de ces genres de mouvements superposés peut, suivant les cas, troubler l'équilibre *dans les mouvements* ou troubler l'équilibre *au repos,* entraîner en d'autres termes des abasies ou des astasies.

De là les quatre grandes divisions indiquées pour cette famille symptomatique dans notre tableau général sous les numéros 7, 8, 9 et 10 : 7. les déséquilibres par mouvements irréguliers troublant les mouvements normaux; ce sont les *ataxies*. 8. les déséquilibres par mouvements irréguliers troublant le repos; ce sont les *chorées* 9. les déséquilibres par tremblements dans les mouvements; c'est le *type sclérose en plaques*. 10. les déséquilibres par tremblements au repos : c'est le *type paralysie agitante*.

7. — LES ATAXIES.

A. — Dans les névroses : hystérie, neurasthénie, chorée.
B. — Dans les lésions organiques : *a*. Nerfs périphériques et racines postérieures; *b*. Cordons postérieurs de la moelle ; *c*. Faisceau cérébelleux ascendant; *d*. Cervelet; *e*. Labyrinthe; *f*. Protubérance ; *g*. Capsule interne, région optostriée ; *h*. — Centre ovale et écorce.

D'après ce que nous venons de dire, il y a ataxie ou incoordination, toutes les fois que les mouvements volontaires et normaux sont troublés par la superposition de mouvements irréguliers anormaux et pathologiques: dans la nomenclature de notre tableau, ce sont des *parakinésies irrégulières dans les mouvements*.

Nous n'avons ni le temps ni le désir d'étudier ici en détail ce symptôme dont la description clinique est classique. Je dois seulement passer successivement en revue avec vous les divers cas dans lesquels on peut observer l'ataxie, c'est-à-dire étudier la valeur séméiologique et le diagnostic différentiel pathogénique de ce symptôme.

Une première grande division est basée sur ce fait que l'ataxie peut être un symptôme de névrose et un symptôme de lésion organique.

A. — Dans les *névroses* pouvant se manifester par l'ataxie, nous trouvons tout d'abord l'*hystérie*.

Ce que l'on observe surtout dans ces cas, c'est l'astasie-abasie par incoordination et plus spécialement l'*abasie ataxi-*

que; car l'astasie par incoordination appartient plutôt aux chorées et aux ataxies du tonus.

Quand un malade de cette catégorie veut marcher, il est pris de mouvements irréguliers dans tous les sens, affectant souvent des formes particulières comme le piétinement avec trépidation (forme trépidante) ou la forme saltatoire de Brissaud; les mouvements de flexion et d'extension des membres inférieurs peuvent être très énergiques; le sujet peut être obligé de procéder par bonds, de sauter au lieu de marcher.

L'ataxie s'observe dans d'autres névroses: par exemple dans la *neurasthénie* (?).

D'après Déjerine, l'ataxie se rapproche alors beaucoup de l'incoordination cérébelleuse: il y a des vertiges, de l'hésitation et de l'incertitude dans la marche, quelques oscillations du tronc.

La *chorée* peut aussi entraîner des mouvements anormaux qui troublent la marche. Mais comme les plus caractéristiques de ces mouvements pathologiques se produisent au repos, c'est dans le chapitre suivant qu'il faut réellement placer cette névrose.

B. — Nous avons ensuite le groupe des ataxies par *lésion organique :* c'est un groupe beaucoup plus important que le précédent et surtout plus intéressant pour l'étude de physiologie pathologique que nous faisons ici.

La lésion génératrice de l'ataxie peut, comme la lésion génératrice de la kinanesthésie, siéger à tous les étages de l'appareil d'orientation et d'équilibre.

C'est là une proposition incontestée en Clinique, mais que l'on perd facilement de vue quand, au lieu d'étudier les maladies de chaque grand appareil physiologiquement, on étudie séparément les maladies des divers tronçons artificiels du système nerveux (maladies des nerfs, maladies de la moelle, maladies du cervelet).

Nous étudierons successivement ce symptôme dans les huit régions suivantes : a. organes périphériques (nerfs et racines postérieures); b. moelle (cordons postérieurs); c. moelle (fais-

ceau cérébelleux ascendant); d. cervelet; e. labyrinthe; f. pont;
g. région capsulaire optostriée; h. écorce cérébrale.

On n'a qu'à se reporter à notre schéma 2 de la page 58 pour
comprendre et justifier cette division sans autre explication.

a. — *Nerfs périphériques et racines.*

Nous envisageons ici la partie extrarachidienne du protoneurone sensitif et du neurone moteur inférieur. On peut le
faire au point de vue expérimental et au point de vue clinique.

α. — *Expérimentalement,* « van Deen, Longet, Claude Bernard, Brown Séquard ont sectionné les racines postérieures
correspondant aux membres inférieurs chez la grenouille :
après la section, les mouvements étaient irréguliers et incoordonnés; si la section portait sur toutes les racines, on assis-
tait à un véritable état ataxique du membre. La même expérience répétée sur le singe par Mott et par Sherrington a donné
des résultats identiques [1]... »

β.—*Cliniquement* l'ataxie d'origine périphérique est discutée[2].
Elle paraît cependant exister, mais reste un symptôme rare.

Jaccoud[3] en a publié un cas, consécutif à la diphtérie : chez
ce malade la guérison a bien semblé indiquer la nature névri-
tique du processus.

Dreschfeld[4] a de même publié un cas de névrite alcoolique
avec ataxie.

A tous ces faits on peut objecter l'absence d'autopsie; ce qui
empêche d'affirmer absolument l'intégrité complète de la
moelle. Car on sait que la moelle peut, elle aussi, être le siège
de processus curables. Mais la même objection ne peut plus
être faite aux faits de Déjerine (nervotabes périphérique).

---

1. DÉJERINE, *loc. cit.*, p. 623.
2. Voir BABINSKI, Traité de médecine, t. VI, p. 731.
3. JACCOUD, Traité des paraplégies, 1864, Obs. XV (cit. BABINSKI).
4. DRESCHFELD, cit. BABINSKI. p. 732.

Westphal, Pierret, Déjerine avaient d'abord montré la fréquence des altérations névritiques dans le tabes classique. Mais ensuite Déjerine a montré des cas dans lesquels tout le tabes est constitué par les seules névrites.

Ainsi, avec Sollier, Déjerine a observé un malade dont la démarche «tenait le milieu entre la titubation cérébelleuse et l'incoordination de la sclérose postérieure». A l'autopsie, la moelle était intacte, tandis qu'il existait des lésions des nerfs.

Cliniquement, ce tabes périphérique simule le tabes ordinaire : ataxie, signe de Romberg, abolition des réflexes tendineux, douleurs fulgurantes, anesthésies... Il s'en différencie [1] cependant par : la rapidité de son évolution (quelques semaines à quelques mois), l'absence du signe pupillaire d'Argyll Robertson et de troubles sphinctériens, la douleur à la pression des troncs nerveux et des masses musculaires, l'amyotrophie, la topographie périphérique des troubles sensitifs (tandis que dans le tabes classique on observe plutôt la topographie radiculaire [2]).

Dans ce même groupe des ataxies par lésion périphérique nous devons encore faire rentrer les *ataxies arsénicales,* de Dana [3]. Ce sont des ataxies (pseudotabes) par névrites sans myélite.

Dans les autres pseudotabes (alcoolique...), l'ataxie n'est en général pas réelle : c'est du steppage qui simule plus ou moins l'incoordination. Cependant on a aussi signalé l'ataxie dans les intoxications saturnine, cuprique, nicotinique [4]...

Déjerine et Sottas ont également décrit, en 1893, une névrite interstitielle hypertrophique, « qui ressemble par plus d'un symptôme à l'ataxie héréditaire de Friedreich » et qui notamment se traduit par de l'incoordination. Il y a dans ces cas lésion des nerfs et des racines, mais aussi lésion consécutive des cordons postérieurs.

Et alors ceci nous conduit au groupe suivant.

---

1. DÉJERINE, *loc. cit.*, p. 636.
2. Voir, sur les Névrites radiculaires transverses du tabes, NAGEOTTE, *Soc. de biol.*, 1900, p. 354 et 357 (*Revue neurol.*, 1900, p. 1095).
3. DANA, *Brain*, 1887. — Voir : RAYMOND, Clinique des mal. du syst. nerveux, t. II, p. 226.
4. DÉJERINE, *loc. cit.*, p. 636.

b. — *Cordons postérieurs.*

La lésion des *cordons postérieurs* est la lésion génératrice classique de l'ataxie : c'est la lésion du tabes.

Dès sa première description magistrale, Duchenne caractérise le tabes par « l'abolition progressive de la coordination des mouvements et une paralysie apparente, contrastant avec l'intégrité de la force musculaire ».

Vous connaissez le tableau de la maladie confirmée : le sujet jette ses jambes à droite et à gauche, les lève trop haut, les appuie trop fortement et trop brusquement du talon sur le sol... tout cela s'accentue, souvent terriblement, quand il ferme les yeux : il s'arrête angoissé ou le plus souvent titube encore plus et tombe s'il n'est retenu.

Quand la maladie est moins avancée, on peut dépister l'ataxie par certains artifices : on fait marcher le sujet au commandement, brusquement; on le fait s'arrêter aussi brusquement et au commandement; on lui fait faire volte-face dans les mêmes conditions, on lui fait descendre un escalier, on lui fait fermer les yeux quand il se tient sur un pied... au lit, on lui fait atteindre un objet avec la main, avec le pied; on lui fait faire divers mouvements, les yeux ouverts, puis les yeux fermés...

Vous nous avez bien souvent vu faire tout cela chez nos tabétiques, notamment chez les malades de nos cinq premières Observations.

La lésion des cordons postérieurs ne produit pas l'ataxie seulement quand elle est systématisée à cette région (tabes), mais aussi quand elle se produit pour une cause quelconque, comme épiphénomène d'une autre maladie.

Ainsi Rabaud[1] a repris l'étude des lésions spinales postérieures dans la paralysie générale. Je ne parle pas de la superposition des deux maladies tabes et paralysie générale

---

1. RABAUD, Contribution à l'étude des lésions spinales postérieures dans la paralysie générale, *Thèse de Paris*, 1898.

(Ballet, Renaud); je parle des localisations sur les cordons postérieurs des lésions de la paralysie générale.

Dans ces cas aussi il y a ataxie.

Erb, Oppenheim, Raymond[1] ont vu des îlots de sclérose en plaques localisés sur les cordons postérieurs et faisant encore de l'ataxie.

De même, dans la syringomyélie (Raymond[2], Schlesinger[3]), dans la méningite spinale chronique (Vulpian, Déjerine), dans l'ergotisme (Tuczek[4]), la pellagre (Tuczek[5]) et la lèpre[6]. — De même encore dans l'anémie pernicieuse progressive (Lichtheim, Minnich), dans le diabète (Bouchard), la maladie d'Addison[7]...

Je ne peux pas entrer ici dans l'étude de la physiologie pathologique de ce symptôme dans la lésion médullaire postérieure. Vous trouverez tous les éléments de la question dans le dernier travail de Jules Soury[8].

c. — Faisceau cérébelleux ascendant.

Nous avons déjà dit que le *faisceau cérébelleux ascendant* est lésé dans la maladie de Friedreich, en même temps du reste que les cordons postérieurs.

Dans ces cas il y a aussi ataxie.

Cette ataxie se rapproche de celle du cervelet et s'écarte de

---

1. RAYMOND, Clinique des maladies du système nerveux, t. II, p. 550.

2. RAYMOND, Ibid, t. II, p. 510.

3. SCHLESINGER, Die Syringomyelie, travail de la 3ᵉ Clinique médicale et de l'Institut d'anatomie et de physiologie des centres nerveux à l'Université de Vienne, 1895.

4. Voir Pierre MARIE, Traité de médecine, t. VI, p. 314. — Rapprocher notre Note sur les dangers du seigle ergoté dans l'ataxie locomotrice, *Progrès médical*, 17 mars 1884.

5. Voir Pierre MARIE, *ibid.*, p. 319.

6. Voir JEANSELME et MARIE, Sur les lésions des cordons postérieurs dans la moelle des lépreux, *Revue neurol.*, 1898, p. 751.

7. Voir encore, pour ce paragraphe, DÉJERINE, *loc. cit*, p. 637 et les Rapports présentés au dernier Congrès de médecine de Paris (section de neurologie) par BRUCE, DANA et HOMEN, sur les Lésions non tabétiques des cordons postérieurs de la moelle (août 1900).

8. Jules SOURY, Anatomie et physiologie pathologiques du tabes, *Archives de Neurologie*, 1901, t. XI, p. I.

celle des cordons postérieurs, en ce qu'il n'y a pas de signe de Romberg : comme chez le cérébelleux l'occlusion des yeux n'aggrave pas le déséquilibre.

D'autre part, cette ataxie s'écarte de celle du cervelet et se rapproche de celle des-cordons postérieurs en ce qu'il y a abolition des réflexes rotuliens comme dans le tabes.

Cette double caractéristique clinique de l'ataxie de Fried-reich est exprimée dans le mot d'ataxie tabétocérébelleuse (Charcot).

d. — Cervelet.

α. — Les physiologistes ont très bien étudié *expérimentale-ment* l'ataxie des cérébelleux [1].

Nous avons déjà vu les faits d'entraînement et de rotation observés dans ces cas. Voici maintenant des observations d'in-coordination.

Flourens [2], en 1824, détruit le cervelet couche par couche chez un pigeon et observe : du manque d'assurance dans les mouvements, puis de l'incoordination motrice vraie : l'animal s'agite, mais sans adaptation de ses mouvements; il culbute dans tous les sens. Flourens en conclut que le cervelet est l'organe coordinateur des mouvements volontaires. Le pigeon trébuche du reste en avant, en arrière ou par côté suivant la localisation de la lésion, si elle est partielle.

Luciani [3], en 1891, a bien étudié aussi cette ataxie des céré-belleux en insistant davantage sur l'hypotonie et la faiblesse musculaire concomitantes.

Récemment Gatta [4] a montré encore que la destruction com-plète du cervelet de l'animal, comme les lésions cérébelleuses des cas cliniques, déterminent des phénomènes évidents d'ataxie, d'asthénie et d'atonie.

Dans le travail de Thomas (1897), vous trouverez un très

1. Voir, pour ce paragraphe, HEDON, Précis de Physiologie, 2ᵉ édit., p. 517.
2. Voir l'œuvre de FLOURENS dans la thèse citée de THOMAS, p. 6.
3. Voir l'œuvre de LUCIANI dans la thèse citée de THOMAS, p. 25.
4. GATTA, Les fonctions du cervelet, *Rif. med.*, 1900, p. 363 (*Revue neurol.*, 1900, p. 1079).

complet résumé de tous les travaux physiologiques sur le
cervelet et de nouvelles expériences personnelles. Vous y
trouverez notamment aussi une très bonne description de la
démarche des animaux dont le cervelet a été plus ou moins
complètement détruit.

β. — *Cliniquement,* la démarche des cérébelleux a été très
bien étudiée par Duchenne. Seulement il a eu surtout pour
but, dans ses descriptions, de la distinguer de la démarche des
ataxiques. Et, comme l'a remarqué Déjerine, il n'a pas suffisamment séparé les phénomènes vertigineux qui dominent
dans les tumeurs cérébelleuses et les phénomènes ataxiques
qui dominent dans les atrophies cérébelleuses. De là son nom
de « titubation vertigineuse ».

En réalité, c'est plutôt la démarche ébrieuse. Voici la description de cette démarche par Thomas [1].

Déjà, au repos, dans la station debout, les membres inférieurs sont écartés pour élargir la base de sustentation; le
tronc et la tête oscillent.

Dans la marche, « les oscillations de la tête et du tronc
augmentent, le malade ne marche pas suivant une ligne droite
vers le but, mais suivant une ligne brisée, il festonne. Le corps
se porte trop d'un côté ou de l'autre; on dit que le malade
chancelle, titube. Les jambes sont écartées comme dans la
station debout, la progression se fait surtout à petits pas... le
malade ne lance les jambes, ni ne talonne; mais elles sont
soulevées brusquement au-dessus du sol et retombent de
même. Les oscillations sont quelquefois d'assez grande amplitude pour déterminer les chutes fréquentes. »

En somme, conclut plus loin le même auteur, « le syndrôme
cérébelleux se caractérise surtout par des troubles de l'équilibration [2] et des mouvements contrastant avec l'intégralité
apparente de la force musculaire et de la sensibilité ».

En quoi cette ataxie cérébelleuse diffère-t-elle et peut-elle se

---

1. THOMAS, *loc. cit.*, p. 161.
2. Voir plus loin, au chapitre des chorées, les idées de BONHOEFFER sur le faisceau cérébellocérébral de l'ataxie.

distinguer de l'ataxie médullaire (cordons postérieurs) que nous avons précédemment analysée?

Le vrai caractère différentiel entre ce syndrôme et l'ataxie tabétique est, chez le cérébelleux, l'absence d'anesthésie et du signe de Romberg.

Nous avons déjà proposé une explication de la chose.

L'absence d'anesthésie s'explique par l'intégrité de la voie sensitivocorticale (cordons postérieurs, substance grise, région capsulothalamique, écorce).

Quant à l'absence du signe de Romberg, absence que Lussana et Luciani ont notée chez les animaux expérimentés, cela vient de ce que les sensations visuelles d'orientation sont altérées ou détruites toutes les fois que les neurones cérébelleux sont atteints : alors l'occlusion des yeux n'aggrave pas l'ataxie, Au contraire les sensations visuelles d'orientation persistent dans les lésions des cordons postérieurs ; elles corrigent alors en partie la désorientation kinesthésique et par suite quand on les supprime par l'occlusion des yeux l'ataxie augmente.

Ce qui confirme cette interprétation, c'est que, en fait, une des caractéristiques du syndrôme cérébelleux pur est le contraste entre l'incoordination motrice et la persistance de la kinesthésie (notion de position des membres).

En somme, le signe de Romberg existerait quand la lésion porte sur les seules voies afférentes d'orientation kinesthésique et n'existerait pas, quand la lésion porte sur les centres polygonaux de l'équilibre où aboutissent les voies d'orientation visuelle.

Le tableau clinique est le même dans les diverses lésions destructives du cervelet : atrophie et sclérose, hérédoataxie cérébelleuse de Pierre Marie et de Londe et autres types cliniques que je vous ai déjà énumérés plus haut.

Babinski [1] a récemment attiré l'attention sur un trouble d'équilibre dans la marche, qu'il considère comme « pathogno-

---

[1]. BABINSKI, de l'asynergie cérébelleuse, *Société de Neurol.*, 9 novembre 1899 et 7 février 1901.

monique d'une perturbation dans les fonctions cérébelleuses »
et qu'il appelle *asynergie cérébelleuse.*

L'attitude du malade, quand il cherche à marcher, a un
aspect tout à fait spécial, dit-il ; la partie supérieure du corps
ne suit pas le mouvement du membre inférieur et reste en
arrière. — Sa marche n'est ni de la paralysie ni de la contracture : le sujet marche la jambe raide sans fléchir le genou et
en tapant du pied. On fait étendre le malade par terre, on lui
fait fléchir la cuisse et la jambe ; puis on lui dit de remettre le
membre inférieur par terre : au lieu d'avoir un mouvement
synergique d'ensemble, il présente des actes successifs à la
cuisse et à la jambe ; il étend d'abord la jambe, puis étend en
bloc la cuisse et la jambe étendues, en barre, l'une sur
l'autre.

e. — Tout à côté des ataxies cérébelleuses, il faut placer les
ataxies *labyrinthiques.*

« Les affections de l'oreille interne produisent quelquefois
des troubles de la marche et de l'équilibre, qui ressemblent
jusqu'à un certain point aux désordres de l'ataxie cérébelleuse :
ce sont des oscillations de la tête et du corps, de la titubation,
l'élargissement de la base de sustentation, de l'instabilité [1]... »

L'ataxie labyrinthique diffère de l'ataxie cérébelleuse en ce
qu'elle est exagérée par l'occlusion des yeux (signe de Romberg) ; preuve que les impressions visuelles d'orientation ne
sont pas troublées dans ce cas (des lésions labyrinthiques) et
servent à corriger les impressions troublées du labyrinthe.

Par là l'ataxie labyrinthique se rapproche de l'ataxie des
cordons postérieurs. Mais elle en diffère d'autre part en ce qu'il
n'y a pas de troubles de sensibilité et pas d'abolition des
réflexes rotuliens·

Ces diverses particularités et ces caractères distinctifs des
ataxies dans le tabes, dans la maladie de Friedreich, dans les
lésions du labyrinthe et chez les cérébelleux sont résumées dans
le tableau ci-contre, qui me paraît assez clair pour n'avoir pas
besoin d'autre développement (p. 252).

---

1. Déjerine, *loc. cit.*, p. 643.

f. — Nous avons peu de chose à dire des ataxies *protubé-rantielles*[1].

Nothnagel a insisté sur leur fréquence : « Il s'agit d'une ataxie simple des membres, associée à des troubles du sens musculaire, de la sensibilité de localisation; parfois elle se combine avec l'ataxie cérébelleuse. »

Ewald, Pétrina, Ladame, Rosenthal ont noté de la titubation dans les lésions de la protubérance [2].

TABLEAU V. — LES ATAXIES.		
ATAXIE.	Exagérée par l'occlu-sion des yeux (signe de Romberg) : intégrité de l'orientation visuelle et des neurones cérébelleux.	Non exagérée par l'oc-clusion des yeux (pas de Romberg) : altération de l'orientation visuelle et des neurones cérébelleux.
Avec troubles sensitifs et abolition des réflexes rotuliens (signe de West-phal) : altération de l'o-rientation kinesthésique générale et sensitive.	Lésion des cordons pos-térieurs : ataxie tabétique.	Lésion des cordons pos-térieurs et du faisceau cérébelleux ascendant : ataxie de Friedreich.
Sans troubles sensitifs ni abolition des réflexes rotuliens (pas de signe de Westphal) intégrité de l'orientation kinesthé-sique générale et sensi-tive.	Lésions du labyrinthe : ataxie labyrinthique.	Lésions destructives du cervelet : ataxie cérébelleuse.

Long[3] a publié, en 1898, un cas remarquable d'incoordina-tion dans les mouvements de la main et de la jambe gauches par tumeur bulboprotubérantielle prédominant à droite.

g. — Plus importantes et mieux étudiées sont les ataxies par

---

1. DÉJERINE, *loc. cit.*, p. 644.
2. Observations prises dans le Traité de Diagnostic des maladies de l'encé-phale, de NOTHNAGEL et citées par WEILL, *loc. cit.*, p. 54.
3. LONG, *Arch. de physiol.*, octobre 1898 et thèse citée Obs. XLII, p. 164.

lésion des *hémisphères* et d'abord par lésion de la région *capsulaire* et *optostriée*.

J'ai publié [1] en 1880 un cas de mouvement posthémiplégique à forme d'hémiataxie, hémiataxie posthémiplégique, avec autopsie, qui peut servir d'exemple pour ce groupe d'ataxies.

Je vous l'ai déjà résumé (Observation XIII).

Pas d'instabilité au repos. Mais dès que le sujet veut agir avec ses doigts, prendre par exemple un crayon pour écrire, ses doigts, au lieu de s'appliquer régulièrement sur le crayon, sont pris de contractions désordonnées, qui l'empêchent d'écrire et lui font même souvent projeter le crayon au loin. Il a toutes les peines du monde à bien placer le crayon, la pointe en bas, à l'assujettir ainsi et à écrire. Les mêmes phénomènes se présentent quand il veut saisir une épingle, en un mot toutes les fois que les doigts ont besoin de s'adapter à un acte volontaire un peu précis. L'occlusion des yeux n'exagère pas ces mouvements.

Trois foyers de ramollissement dans l'hémisphère gauche : le premier occupant, sur la coupe pédiculofrontale de Pitres le haut du corps strié, sur la coupe frontale le noyau caudé et le haut de la couche optique, de la capsule interne et du noyau lenticulaire ; à ce même niveau, la partie inférieure de la capsule interne est jaunâtre ; — le deuxième, beaucoup moins volumineux, occupant le tiers interne (ventriculaire) de la couche optique ; — le troisième, très petit, à la partie inférieure de la couche optique sur la même coupe, confinant à la capsule interne qui est intacte.

C'est un exemple d'hémiataxie posthémiplégique par lésion démontrée de la région optostriée.

Déjà Bouchut [2] en 1879, avait noté le défaut absolu de coordination dans un cas de tubercules des couches optiques.

Puis Galvagni, en 1880, observe de l'hémiataxie dans un cas de ramollissement circonscrit au centre de la couche optique avec plaque jaune à la face supérieure du cervelet.

---

1. D'une variété non décrite de phénomène posthémiplégique (forme hémiataxique). *Progrès médical*, 1880, p. 927.

2. Tous les faits qui suivent ont été réunis par CLAPARÈDE dans sa thèse sur le Sens musculaire à propos de quelques cas d'hémiataxie posthémiplégique, Genève, 1897.

Senator, en 1881, donne un nouveau cas d'hémiataxie avec lésion capsulolenticulaire; et Bassi, la même année, un cas d'hémiataxie gauche sans signe de Romberg avec un foyer hémorrhagique dans le noyau lenticulaire droit, une des parois touchant la capsule interne.

En 1882, Leyden : hémiataxie bilatérale avec ramollissement dans le corps strié gauche et trois petits foyers au milieu de la substance propre de la protubérance — et Ricoux : deux faits d'hémiataxie (avec Romberg) avec lésion du corps strié et un fait de Demange de mouvements ataxiformes (sans Romberg) des quatre membres avec lésion bilatérale symétrique dans les corps optostriés.

Oppenheim (1889) :' hémiataxie (avec Romberg) et lésion capsulothalamique.

Masing (1894) : hémiataxie par lésion capsulolenticulaire.

Enfin Claparède (1897) donne un cas d'hémiataxie (avec Romberg) par lésion de la couronne rayonnante et de la couche optique.

Voilà un groupe de faits (tous avec autopsie) bien suffisant pour établir l'existence de l'ataxie par lésion capsulostriée : ce sont en général des ataxies posthémiplégiques.

h. — Reste enfin le groupe des ataxies par lésion cérébrale, *du centre ovale ou de l'écorce.*

Je vous en ai rapporté deux exemples remarquables avec autopsie [1] (Observations X et XI).

Le sujet de l'Observation X remue le bras droit avec une certaine incoordination ; il ne paraît pas bien le diriger.

La femme de l'Observation XI a de l'incertitude dans la direction du bras gauche : elle a de la peine à saisir ma main que je lui présente pour la serrer.

Dans l'hémisphère gauche du premier, lésion immédiatement en arrière de la moitié inférieure de la pariétale ascendante, entre la scissure de Sylvius et la scissure interpariétale.

Dans l'hémisphère droit de la seconde un foyer de ramollissement rouge occupe : de haut en bas, le tiers inférieur de la

1. Voir aussi notre Observation XII (sans autopsie).

première frontale et la moitié supérieure de la deuxième ;
d'arrière en avant, les deux tiers postérieurs de ces deux circonvolutions ; en épaisseur, la partie superficielle des faisceaux supérieur et moyen.

Vous remarquerez que ces lésions sont, l'une un peu en
arrière, l'autre un peu en avant de la zone motrice proprement dite.

Nous pouvons rapprocher de ces Observations un fait de
Bruns[1], dans lequel on trouva une tumeur du lobe frontal en
dehors de la zone motrice et un de Burzio[2] avec gliome des
deux lobes frontaux.

Voici maintenant deux autres exemples d'ataxie par lésion
corticale, empruntés à la thèse, déjà citée, de Claparède.

Vetter, en 1878, observe de l'hémiataxie droite et trouve
dans l'hémisphère gauche un gliome comprimant les circonvolutions pariétales et pénétrant jusqu'à la couronne rayonnante.

Vous voyez que là encore la lésion est un peu en arrière de
la zone motrice.

Demange, en 1882, dans un cas d'hémiataxie, trouve un
ramollissement cortical occupant les deux tiers inférieurs de
la frontale ascendante, le pied des deuxième et troisième
frontales, l'insula, les deux tiers inférieurs de la pariétale ascendante, la première pariétale, le long de la scissure interpariétale, les deuxième et troisième pariétales, toutes les circonvolutions temporosphénoïdales et occipitales.

La lésion est trop vaste dans ce cas pour beaucoup servir à
la localisation ; mais ce fait et ceux qui précèdent prouvent
qu'avec l'intégrité de la région optostriée, l'ataxie peut se produire par lésion corticale ou immédiatement souscorticale.

Dans ces cas ce n'est plus l'ataxie phénomène posthémiplégique ; c'est vraiment l'ataxie cérébrale, manifestation directe
de la lésion cérébrale — cette lésion cérébrale étant peut être
le plus souvent un peu voisine de la zone motrice ou *incomplètement* destructrice de la zone motrice[3].

1. Bruns, cit. Déjerine, *loc. cit.*, p. 645.
2. Burzio, *Ann. di fren. e sc. affini*, 1900, t. X, p. 280 (*Revue neurol.*, 1901,
p. 96).
3. Au moment où je corrige ces épreuves, paraît un travail de Lenaz sur
l'Ataxie in D. *Zeitschr. f. Nervenh.* 1901, t. XIX, p. 151.

8. — Les chorées.

A. — Dans les névroses : chorée de Sydenham, autres chorées, myoclonies.

B. — Dans les lésions organiques : ataxie du tonus, chorées par lésions cérébrales, épilepsies symptomatiques.

Dans le groupe précédent le déséquilibre était produit par des contractions plus ou moins irrégulières se développant pendant les mouvements voulus. Nous passons maintenant au groupe des cas de déséquilibre produits par des contractions plus ou moins irrégulières aussi, mais *au repos*.

C'est le groupe des *chorées*, que nous considérons ainsi comme des *parakinésies irrégulières au repos*.

A. — Là nous trouvons d'abord la *chorée de Sydenham*, névrose spéciale, bien caractérisée dans la phrase suivante de Raymond[1] : « La spontanéité du passage des contractions d'un groupe musculaire à un autre, l'inépuisable activité des muscles, la rapidité avec laquelle certaines convulsions apparaissent et disparaissent, la lenteur et la gaucherie des mouvements volontaires, les contrastes que présente le facies, grimaçant par instants, inerte et comme hébété dans l'intervalle des spasmes... » et dans ce passage de Sydenham qui l'a, le premier, bien décrite : « Le bras étant appliqué sur la poitrine ou ailleurs, le malade ne saurait le maintenir un moment dans la même situation et, quelque effort qu'il fasse, la distorsion convulsive de cette partie la fait continuellement changer de place... »

1. Raymond, article Danse de Saint Guy in *Dict. encyclop. de sc. méd.*

Puis c'est la *chorée rythmée,* étudiée par Charcot et rattachée à l'hystérie : ce ne sont plus des gesticulations illogiques et contradictoires, mais des mouvements plus ou moins complexes, toujours cadencés et rythmés.

L'hystérie peut du reste se manifester aussi par la chorée ordinaire non rythmée et par l'*astasie choréique* (analogue, au repos, de l'abasie ataxique dans les mouvements).

Dans ce même groupe des déséquilibres au repos par mouvements irréguliers nous plaçons la *chorée chronique,* héréditaire ou de l'adulte, décrite par Huntington en 1872 et qui garde son nom. C'est une maladie à part. Mais pour le symptôme qui nous occupe elle ne diffère pas de la chorée de Sydenham[1], pas plus que la *chorée des femmes enceintes* que certains auteurs décrivent à part.

Citons encore l'*athétose* que Hammond, en 1871, a caractérisée ainsi: mouvements incessants des doigts et des orteils et impossibilité de maintenir ces parties dans la position, quelle qu'elle soit, où on cherche à les fixer. C'est une chorée des extrémités, à mouvements lents.

Nous trouvons au contraire des mouvements plus brusques, vraies secousses, dans les *chorées électriques,* soit française de Bergeron[2], soit italienne de Dubini (1846), qui nous conduisent au *paramyoclonus multiple*[3].

Ce symptôme, décrit par Friedreich en 1881, est constitué par des secousses cloniques, singulières, souvent symétriques, ordinairement non rythmées, isolées ou agglomérées en crises[4].

1. En dehors du symptôme chorée, la maladie de Huntington a une individualité propre : elle se termine le plus souvent dans la démence et paraît, au moins à la fin, liée à de l'encéphalite corticale et à de l'atrophie cérébrale (PAVIOT et LAUNOIS). Peut-être faut-il rattacher à cette maladie certaines formes débutant à la naissance (Gilbert BALLET).

2. On peut en rapprocher la *Chorée fibrillaire* de MORVAN, sorte de réduction de la chorée de BERGERON.

3. La lésion dans le paramyoclonus symptomatique ne paraît pas encore bien établie. Voir cependant, sur ce point : RAYMOND, *Clin. des mal. du syst. nerv.,* t. I, 1896 (faits de FARGES, myélite, et de MORVAN, affection cérébrospinale) ; Léopold LÉVI, *Bull. de la Soc. anatom.,* 1895, p. 323 (biopsie du muscle) et Léopold LÉVI et FOLLET, Du paramyoclonus symptomatique, *Soc. de neurol., Revue neurol*, 1900, p. 1115.

4. « Sous le nom de *Myokimie,* M. G. BIANCONE (*Riv. sperim. d. ren. e d. med. leg.,* t. XXIV, 2), après KNY, SCHULTZE, BASTIANELLI, HOFFMANN, BERN-

Les *myoclonies*, mouvements brusques et incoordonnés, nous font passer aux *tics* que Guinon définit : « Un mouvement convulsif, habituel et conscient, résultant de la contraction involontaire d'un ou de plusieurs muscles du corps et reproduisant le plus souvent, mais d'une façon intempestive, quelque geste réflexe ou automatique de la vie ordinaire. »

C'est l'élément essentiel de la *maladie des tics* décrite par Gilles de la Tourette en 1885.

Des tics se rapprochent les *spasmes fonctionnels* qui, quand ils se produisent au repos, rentrent bien dans le cadre de ce chapitre : tels notre *tic du colporteur* [1] qui troublait si péniblement l'équilibre au repos de notre sujet ; et aussi la *chorée variable des dégénérés* de Brissaud, maladie héréditaire avec mouvements choréiformes, influençables par la volonté, variables d'aspect et d'intensité.

Enfin on peut dire que les *convulsions* de l'hystérie, de l'épilepsie, de l'urémie qui viennent, plus ou moins brutalement, troubler l'équilibre au repos du sujet, rentrent encore aussi dans ce même chapitre.

Voilà tout un groupe, considérable comme vous voyez (car je n'ai pu faire qu'une rapide énumération), des symptômes *névrosiques* de ce paragraphe.

Passons à l'étude de ces mêmes symptômes dans des cas de *lésion organique* : ce qui nous permettra d'essayer la *séméiologie* de ces phénomènes et d'indiquer les éléments d'un diagnostic de siège de l'altération génératrice.

B. — Nous avons d'abord de l'astasie parakinétique avec lésion organique dans ce que nous avons appelé l'*ataxie du tonus*.

Le symptôme caractéristique habituel du tabes est l'incoordination des mouvements, l'ataxie des mouvements. Dans un certain nombre de cas, le tabétique présente aussi des mouvements involontaires *au repos*.

HANDT, décrit un trouble caractérisé comme le paramyoclonus par des contractions cloniques, fasciculaires, généralisées à tout le corps et à la face... » (Joanny Roux, Diagn. et Traitem. des mal. nerveuses, 1901, p. 63, en note.)

1. Tic du Colporteur ; spasme polygonal postprofessionnel. *Leçons de clin. méd.*, t. III, p. 386.

Ces mouvements, qui ont été décrits tout d'abord par Friedreich en 1876, constituent ce que j'ai étudié sous le nom d'ataxie du tonus [1].

Je vous en ai cité plus haut trois remarquables exemples (Observations II, IV et V).

Le premier de ces deux tabétiques présente de légers mouvements involontaires au repos; quelques contractions musculaires au repos n'entraînant pas de déplacement des membres.

Le second a, au repos dans son lit, des contractions fibrillaires et des mouvements involontaires dans les cuisses et dans les jambes.

Enfin, je vous ai cité un troisième malade plus complexe qui, avec le syndrôme tabétique, présentait de l'ataxie du tonus à un degré tel qu'on pouvait qualifier le symptôme de *chorée médullaire*.

Dès la première période de sa maladie, « lorsque j'étais assis, dit-il, mes jambes se mettaient parfois à danser d'elles-mêmes sans que je pusse les en empêcher. Ces mouvements duraient quelques minutes, mais se répétaient souvent. » Dans le service, vous avez vu ces mouvements involontaires dans les membres inférieurs : ce sont tantôt des contractions fibrillaires dans les muscles de la cuisse ou du mollet, de rapides ondulations visibles; d'autres fois, dans les mollets ou à la partie supérointerne de la cuisse des crampes douloureuses; enfin, des crises vraies de contractions musculaires avec déplacements. Ce sont de vrais mouvements choréiformes. Le chatouillement de la plante des pieds, une piqûre, provoquent ces crises, soit dans un membre inférieur, soit dans les deux. Le pied se fléchit, s'étend, est porté en dedans, en dehors; il y a un tremblement rapide dans la jambe et dans la cuisse. Ces mouvements ne se produisent qu'au repos; la volonté ne peut les maîtriser; la marche les fait plutôt passer.

1. Des mouvements involontaires au repos chez les tabétiques, ataxie du tonus. Leçons recueillies et publiées par SACAZE in *Leç. de Clin. méd.*, t. II, p. 271. — Dans son récent livre déjà cité (p. 53), Joanny Roux dit : « Cette ataxie du tonus suppose des variations brusques, et alors qu'est-ce qui la séparera de la contraction? » Je veux bien qu'il y ait des contractions; mais ces contractions, au lieu de troubler les mouvements, troublent le repos, c'est à-dire le tonus. Voilà l'idée que j'ai voulu exprimer par les mots « ataxie du tonus ».

Rapprochez ces trois faits de ceux déjà rapportés dans mes anciennes leçons (citées plus haut) sur l'ataxie du tonus et vous verrez que voilà un groupe cliniquement bien constitué de notre symptôme par lésion organique : dans l'espèce, lésion des cordons postérieurs de la moelle[1].

Voici maintenant un deuxième groupe de ces mêmes symptômes, toujours par lésion organique, mais par lésion organique *cérébrale* : ce sont les *chorées hémiplégiques,* præ ou posthémiplégiques.

Weir Mitchell, en 1874, puis Charcot et Raymond [2] ont fait connaître et bien étudié l'hémichorée des hémiplégiques. Ce sont des mouvements anormaux, spontanés et involontaires, qui se développent parfois un peu avant l'arrivée de l'hémiplégie, le plus souvent un temps variable après cette hémiplégie.

Cette hémichorée peut être à forme d'hémiathétose.

Quant au siège de la lésion, je vous rappelle d'abord notre Observation XIV.

Cet homme présente, un jour, des mouvements incessants dans le membre inférieur droit ; l'instabilité, au repos est constante. Le lendemain matin, il a une hémiplégie droite complète : les mouvements involontaires, incessants la veille, ont disparu.

A l'autopsie, nous trouvons un foyer hémorrhagique dans le noyau lenticulaire et la capsule interne à gauche.

Ce cas confirmait trois faits antérieurs consignés dans la thèse de Raymond.

Depuis cette époque, déjà lointaine, on est beaucoup revenu sur cette question du siège des lésions dans les chorées cérébrales.

On a abandonné, comme trop étroites, la théorie de Charcot localisant cette lésion dans un faisceau spécial de la capsule

---

1. On pourrait rapprocher, dans les chorées médullaires : certaines chorées congénitales ou de la première enfance, liées à la maladie de Little, et les chorées liées à la maladie de Friedreich (comme à l'ataxie cérébelleuse).

2. RAYMOND, Etude anatomique, physiologique et clinique sur l'hémichorée, l'hémianesthésie et les tremblements symptomatiques, 1875.

interne, en avant et en dehors du faisceau sensitif; et la théorie de Hammond, Gowers et Nothnagel la localisant à la partie postérieure de la couche optique.

Les classiques admettent plutôt aujourd'hui avec Kahler et Pick (1879) que, pour produire ces mouvements, la lésion doit irriter le faisceau pyramidal sur un point quelconque de son trajet, du cortex à sa terminaison. C'est l'opinion qu'adoptent encore Déjerine [1] et Périetzeanu [2] (pour l'hémiathétose).

Bonhœfer [3] a combattu cette manière de voir et la rejette. Après un examen serré des faits publiés avec autopsie il montre la fréquence des lésions dans la région des noyaux rouges et des pédoncules cérébelleux supérieurs. Il rappelle les observations de Gowers, Wenzel, Kirchhoff, Huppert, Hammarberg, Duguet qui ont montré des mouvements choréiformes dans les lésions du cervelet et il conclut qu'il faut chercher la lésion de l'hémi-chorée dans une voie cérébropète qui passe par le cervelet, le pédoncule cérébelleux supérieur et le noyau rouge pour aller à l'écorce, voie « dont la fonction consiste à transporter aux circonvolutions motrices les impulsions des régions inférieures souscutanées qui sont nécessaires pour la coordination des mouvements volontaires ».

Vous rapprocherez immédiatement cette description de notre schéma 2 à la page 58.

L'irritation de ce faisceau produirait la chorée, son déficit entraînerait l'ataxie.

Dans un plus récent travail, Bonhœfer [4] est revenu sur cette théorie et en a donné comme nouvelle preuve l'hypotonie et l'absence des réflexes rotuliens [5] dans certains cas où l'on

---

1. DÉJERINE, loc. cit., p. 492.
2. Jean PERIETZEANU, Contribut. à l'étude anatomopathol. et clin. de l'hémia-thétose, thèse de Paris, 1900, n° 609 (Revue neurol., 1901, p. 96). Observation personnelle avec lésion intéressant le tiers moyen de la capsule interne ainsi que la plus grande partie de la couche optique.
3. BONHŒFER, Ein Beil. z. Localisat. d. choreat. Beweg. Monatschr. f. Psych. u. Neurol., 1897 (Revue neurol., 1897, p. 18).
4. BONHŒFER. Ueber Abnahme des Muskeltonus b. d. Chorea, ibid, 1898, p. 239 (Revue neurol., 1899, p. 336).
5. Sur ce point, comparer : ODDO. Communic. au Congrès de médec. de Paris (Sect. de Neurol.), en août 1900 et Etude sur la localisation des symptômes de la chorée de Sydenham, Revue de médecine, janvier et février 1901. — Extrait des conclusions : « . . Chez les choréiques, les réflexes rotuliens peuvent être

observe de la chorée. Vous rapprocherez encore de cela ce que
nous avons dit plus haut (p. 74) des idées de van Gehuchten
sur le noyau rouge considéré comme centre des réflexes tendineux.

Touche[1] a réuni un grand nombre d'observations personnelles de chorée cérébrale et il montre aussi que la théorie de
Pick et Kahler ne s'applique qu'à presque tous les cas et il
a, dit-il, plutôt de la tendance à se rallier à la théorie soutenue
par Bonhœfer et Muratow[2], qui place les lésions de ces cas sur
le trajet du faisceau coordinateur qui unit l'écorce cérébelleuse
et l'écorce périrolandique en « empruntant la voie du pédoncule
cérébelleux supérieur, du noyau rouge, de la couche optique,
du genou de la capsule interne, du segment antérieur de celle-
ci, de la partie antérieure du noyau lenticulaire et probablement aussi de la partie du noyau caudé avoisinant le segment
antérieur de la capsule interne ».

C'est bien toute la partie encéphalique de notre appareil
d'orientation et d'équilibre.

Et, en fait, Touche donne des observations avec autopsie,
dont les lésions répondent aux sièges suivants :

Cervelet, Observation IX : chorée généralisée des muscles de
la face, des membres et du tronc; ramollissement aigu du vermis supérieur et de la partie voisine de la face supérieure du
cervelet.

Noyau rouge, Observation V : chorée du membre supérieur
dans la région sousoptique, petit foyer hémorrhagique occupant
tout l'espace compris entre le bord externe du corps de Luys
et le noyau rouge; partie inférointerne du noyau rouge touchée.

Région capsulaire optostriée : 7 Observations (I, II, III, VI,
VII, VIII et X) ; inutile de détailler, classique.

---

normaux, supprimés ou exagérés... La suppression bilatérale des réflexes est
le cas le plus fréquent... Le plus souvent c'est la diminution d'un côté et la suppression de l'autre. Les mouvements choréiques et l'affaiblissement musculaire
prédominent du côté où le réflexe manque totalement... Les réflexes présentent,
bien plus souvent que les troubles moteurs, la tendance à la généralisation et à
la disposition symétrique... »

1. TOUCHE, Contribution à l'étude clinique et anatomopathologique de l'hémichorée organique. *Arch. gén. de médecine*, 1900, t. III, p. 288.

2. Voir aussi MURATOW, *Monatsschr. f. Psych., u. Neurol.*, 1899, t. V,
p. 180 (*Revue neurol.*, 1900, p. 837).

Couronne rayonnante, Observation V : athétose à droite, foyer hémorrhagique de la couronne rayonnante, comme un gros pois, à la face profonde de la frontale ascendante, sur les limites d'implantation de la troisième frontale.

Boinet[1] rapporte aussi un cas inédit de Brissaud d'hémichorée rythmée d'origine corticale chez un paralytique général. Il en rapproche des faits analogues de mouvements choréiformes d'origine corticale observés aussi chez des paralytiques généraux par Sage[2] et Léon Mongin[3] et ceux observés par Boucarut[4] et par lui-même[5] dans la méningite tuberculeuse.

La conclusion générale de cette étude séméiologique est que, dans les chorées, la lésion siège, soit dans la moelle, soit dans l'encéphale, en divers points de l'appareil d'orientation et d'équilibre. En somme les chorées constituent au premier chef un symptôme de ce grand appareil.

Ces faits pourront servir plus tard à faciliter l'étude de la pathogénie des chorées névroses.

Au même chapitre appartiennent les *épilepsies symptomatiques,* c'est-à-dire les convulsions épileptiformes liées à une lésion, dont le siège nous intéresse.

La plus importante est l'épilepsie dite jacksonienne[6], du nom d'Hughlings Jackson qui l'a très bien étudiée, de 1881 à 1890, longtemps après la première description française de Bravais en 1827.

Débutant[7] par une aura (motrice, sensitive, sensorielle, psychique ou vasomotrice), l'attaque convulsive est souvent partielle, parfois hémiplégique. L'aura, quand elle a un point de

---

1. BOINET, De l'hémichorée préparalytique. *Arch. gén. de médecine,* 1900, t. III, p. 41.

2. SAGE, Contribution à l'étude des mouvements choréiformes chez les paralytiques généraux. *thèse de Lyon,* juillet 1884, n° 221.

3. Léon MONGIN, Etude anatomique et physiologique sur l'hémichorée symptomatique, *thèse de Paris,* 1887, n° 41.

4. BOUCARUT, *Nouveau Montpellier médical,* 1898, p. 685.

5. BOINET, *Congrès de Neurol.* de Marseille, 1899.

6. Voir l'étude de RAUZIER sur l'Epilepsie jacksonienne, dans la 4° édit. de notre *Traité,* t. I, p. 276 et dans le *Traité de Pathologie et de Thérapeutique.* de BROUARDEL.

7. Voir LAMY, art. Epilepsie corticale in *Dictionn. de physiol.,* de Charles Richet, 1901, t. V, p. 472.

départ net, indique le siège de la lésion qui est corticale ou très voisine de l'écorce.

L'hémiplégie peut aussi s'accompagner d'accidents épileptiformes généralisés, simulant complètement la vraie crise d'épilepsie. Bellisari[1] en a cité un exemple et Touche[2] en a fait l'étude complète. Le symptôme est dû au ramollissement cérébral qui produit en même temps des troubles sensitivosensoriels.

Mais il y a aussi des convulsions par lésion mésocéphalique ou mieux bulboprotubérantielle. C'est le centre vrai des convulsions dans l'urémie, l'épilepsie. .

Hans Luce[3] vient de reprendre la question de l'épilepsie protubérantielle. Il cite les expériences de Nothnagel, de Binswanger et Bechterew. Puis il réunit et résume dix-huit observations de divers auteurs et une personnelle, toutes avec autopsie ; il conclut à l'existence d'une épilepsie subcorticale (protubérantielle).

Dans les deux groupes de symptômes que nous venons de passer en revue, les mouvements anormaux étaient plus ou moins irréguliers. Dans les deux derniers groupes qu'il nous reste à étudier, les mouvements anormaux surajoutés ou troublants sont des *tremblements,* c'est-à-dire des oscillations régulières de part et d'autre de la position normale.

Ces tremblements se divisent d'ailleurs en deux catégories distinctes, suivant qu'ils se produisent *dans les mouvements* ou *au repos.*

---

1. BELLISARI, *Rif. med.,* 1898 (*Revue neurol.,* 1899, p. 20).
2. TOUCHE, Les accidents épileptiformes généralisés au cours de l'hémiplégie. *Arch. gén. de méd.,* 1899, t. II, p. 60.
3. HANS LUCE, Z. Kapitel d. Ponshämorrh. Ein Beitr. z. Frage nach. d. Existenz von Nothnagels Krampfcentrum in. der Varolbrücke d. Menschen. *D. Zeitschr. f. Nervenh.,* 1899, t. XV, p. 327.

9. — Tremblements dans les mouvements, tremblements dits intentionnels.

Sclérose en plaques. — Mouvements posthémiplégiques.

Ces parakinésies régulières dans les mouvements sont typiquement représentées par le tremblement décrit par Charcot comme caractéristique de la *sclérose en plaques,* par opposition au tremblement de la paralysie agitante (que nous retrouvons dans le paragraphe suivant).

Nul au repos, ce tremblement naît au moment des actes, s'accentue par la continuation ou la répétition de l'acte, prend une amplitude croissante et, à la fin, très grande (jusqu'à 30 et 40 centimètres, dit Déjerine), avec une rapidité moyenne de 6 à 7 oscillations par seconde — le tremblement lent (paralysie agitante, sénile, héréditaire) étant de 3 à 5 oscillations et le tremblement rapide ou vibratoire (maladie de Basedow, paralysie générale) étant de 8 à 9 oscillations par seconde.

Vous m'avez vu faire chez ces malades l'expérience classique du verre qui est la meilleure manière de démontrer le symptôme.

Classiquement le tremblement de la sclérose en plaques est massif et part de la racine des membres.

Ainsi Pierre Marie : ce tremblement « est massif, c'est-à-dire qu'un membre tout entier, le tronc, la tête, soit conjointement, soit séparément, se trouve emporté par ses oscillations. C'est donc tout le contraire de ce qui se passe pour la plupart des autres tremblements que l'on pourrait qualifier de segmentaires parce qu'ils n'affectent guère qu'une très petite portion d'un membre (la main, les doigts). De plus, le tremblement de la sclérose en plaques est surtout un tremblement partant de la racine du membre, tandis que la plupart des autres tremblements en affectent de préférence la périphérie ».

De même, Déjerine : ce tremblement « est toujours plus accusé aux membres supérieurs qu'aux inférieurs et c'est le membre entier qui tremble, et non pas seulement la main ou les doigts. C'est donc surtout un tremblement de la racine des membres. »

J'ai observé un fait[1] qui prouve que ces propositions sont trop absolues. C'est une femme atteinte de sclérose en plaques qui avait un tremblement en gant, c'est-à-dire ni massif ni de la racine, mais segmentaire et de la périphérie.

Nous faisions l'expérience classique du verre chez elle : pour saisir le verre, elle tremble beaucoup et de plus en plus si on déplace le verre et si on rend plus long et plus difficile cet acte de le saisir. Mais, une fois le verre bien saisi, elle le porte à la bouche vivement, sans trembler; et, même en répétant cet acte une série de fois, elle le fait correctement. Mais de nouveau, quand, le verre étant près de la bouche, il faut faire les mouvements nécessaires pour boire, le tremblement reparaît et augmente si on fait répéter cet acte particulier, non de porter le verre à la bouche, mais de le saisir ou de le vider.

Il est facile d'analyser cette particularité qui, à première vue, ferait croire que le signe classique de la sclérose en plaques n'existe pas chez elle, puisqu'en somme elle porte correctement à la bouche le verre une fois saisi.

En réalité, elle a le tremblement intentionnel classique ; seulement il est limité aux mouvements des doigts et de la main sur l'avant-bras. Dans l'expérience du verre, ce tremblement apparaît dans les mouvements nécessitant l'action des doigts et de la main; il n'apparaît pas dans les mouvements d'ensemble du membre supérieur, qui laissent la main et les doigts dans une inactivité relative.

---

1. Un cas de tremblement segmentaire dans la sclérose en plaques. Xe *Congrès de Neurologie;* Marseille, 1899. *Revue neurol.,* 1899, p. 271.

De même, il est impossible à cette malade d'enfiler une aiguille, de coudre, d'écrire. Mais, si on lui immobilise bien le poignet et les doigts sur un crayon, elle trace correctement une ligne droite horizontale, à condition de ne mouvoir que le coude et l'épaule.

Donc, c'est un tremblement segmentaire, en gant.

Donc, en présence d'un tremblement il faut toujours, en Clinique, tenir compte de sa *distribution*.

Cette distribution permet notamment de distinguer les trois types suivants : tremblement distribué comme les nerfs, type nerveux périphérique ; tremblement distribué comme les racines, type radiculaire ; tremblement distribué comme les metameres spinaux, type segmentaire [1] spinal.

Au fond, le tremblement segmentaire est, je crois, beaucoup plus fréquent qu'on ne croit dans la sclérose en plaques : le tremblement massif en est une variété, portant sur la totalité du membre. C'est donc le tremblement segmentaire qui serait la règle, au lieu d'être l'exception, dans cette maladie.

Et alors nous trouverions là une preuve de plus d'un fait, généralement admis d'ailleurs, que le tremblement de la sclérose en plaques est un symptôme d'origine médullaire ou plutôt bulbomédullaire.

Charcot l'attribuait à la persistance du cylindre axe que l'on constate habituellement au milieu des plaques de sclérose : la transmission des impressions volontaires serait ainsi gênée, comme saccadée, à travers la plaque, et de là naîtrait le tremblement.

Pierre Marie a développé cette théorie comparant le cylindre axe dépouillé de sa myéline à un fil électrique dépouillé de son enveloppe isolante, et ainsi il se produit des « fuites de courants » qui physiologiquement se traduisent par le tremblement.

La théorie peut être discutée, mais enfin le fait reste, bien

---

1. Voir mes Leçons sur la distribution segmentaire des symptômes en séméiologie médullaire, recueillies et publiées par GIMENT, *Nouveau Montpellier médical*, 1899, p. 737.

établi, de l'existence d'un tremblement intentionnel par lésion médullaire de l'appareil d'équilibre.

Ce n'est pas tout.

Le tremblement intentionnel (type sclérose en plaques) figure parmi les *mouvements posthémiplégiques*.

Bernheim en a publié un cas sans autopsie, en 1881, dans la *Revue médicale de l'Est*. Dès 1878, Demange observait un cas semblable sur lequel il faisait une leçon clinique en 1880, et dont il avait l'autopsie en 1881, qu'il publiait dans la thèse de son élève Ricoux [1] en 1882 et dans un travail personnel [2] en 1883 : il y avait dans ce cas une lésion symétrique des noyaux lenticulaires.

Ces faits de tremblement intentionnel posthémiplégique sont dès lors établis. Je les fais figurer dans mon tableau de classification des mouvements posthémiplégiques [3] (1884), généralement adopté ensuite, notamment par Bidon [4] dans son Mémoire couronné par l'Académie de médecine en 1885.

En 1887, Stephan de Zaandam (Hollande) résume dans la Revue de médecine [5] sa thèse qu'il avait soutenue à Leyde, en 1884, sur la pathogénie du tremblement intentionnel. Il conclut que « le trouble dans l'accomplissement des mouvements intentionnels est sous la dépendance de la lésion des centres coordinateurs ; c'est pourquoi une lésion du faisceau pyramidal sur un point quelconque du trajet (Kahler et Pick) n'est pas suffisante pour que ce trouble ait lieu ; mais il faut une irritation du faisceau pyramidal dans la capsule interne, dans le voisinage de la couche optique, qui renferme ces centres coordinateurs ; car il n'est pas illogique d'accepter qu'une lésion de cette partie peut avoir pour conséquence un état plus ou moins altéré de ces centres ».

1. RICOUX, Des hémitremblements præ et posthémiplégiques, *Thèse de Nancy* 1882.

2. DEMANGE, Contribution à l'étude des tremblements præ et posthémiplégiques et en particulier des formes rappelant l'ataxie, la paralysie agitante et la sclérose en plaques. *Revue de médecine*, 1883, p. 371.

3. Article Paralysie in *Dict. encyclop. des sc. méd.*, 1884, p. 569.

4. BIDON, Essai sur l'hémichorée symptomatique des maladies de l'encéphale. *Revue de médecine*, 1886, p. 667.

5. STEPHAN, Les tremblements præ et posthémiplégiques et leurs rapports avec les affections cérébrales. *Revue de médecine*, 1887, p. 204.

Le tremblement intentionnel a été aussi observé[1] dans les tumeurs du cerveau (Ball et Krishaber) et dans les tumeurs du pédoncule cérébral (Mendel, Charcot).

Quant à la nature physiologique plus intime du tremblement intentionnel, on voit nettement que c'est un trouble de la contraction : c'est une *contraction déséquilibrée,* soit que l'on admette des contractures (Debove et Boudet), soit que l'on admette une décomposition de la contraction en ses éléments constitutifs (Fernet).

Ce qu'il vous faut surtout retenir, c'est que ce *déséquilibre par tremblement dans la contraction musculaire* peut, comme siège de l'altération génératrice, correspondre à des lésions de la moelle et aussi (plus encore peut-être) à des lésions de la région capsulostriée : partie médullaire et partie capsulostriée de l'appareil d'équilibration.

L'expérimentation paraît étendre les données de la Clinique pour ce siège des lésions.

Luciani[2] a en effet constaté, dans les bras d'un singe opéré du cervelet, un véritable tremblement intentionnel, que Ferrier avait d'ailleurs déjà signalé et qu'il avait comparé au tremblement de la sclérose en plaques.

Vous voyez donc (ce qui n'est pas pour nous étonner) que le champ de la lésion pour le tremblement intentionnel se rapprocherait beaucoup du champ que nous avons vu assigner par Bonhœfer (voir plus haut p. 261) à la lésion de la chorée posthémiplégique. Tout cela est intéressant à reporter sur notre schéma 2 de la page 58.

1. Déjerine, *loc. cit.*, p. 678.
2. Luciani, cit. Londe, *loc. cit.*, p. 129.

Reste enfin à dire un mot sur le dernier groupe de symptômes de notre tableau de la page 108 : les parakinésies régulières au repos, tremblements au repos, ou *tremblements du tonus*.

Le type en est donné par la *paralysie agitante*.

Vous connaissez, et je vous ai montré souvent, ce tremblement au repos, qui s'arrête dans les mouvements volontaires, au moins dans les phases de début de la maladie ; à la main, ce tremblement prend des formes variées, qui simulent des mouvements volontaires, indéfiniment répétés : le sujet roule des pilules, file de la laine, roule un crayon, émiette du pain... Ce tremblement est lent (4 à 5 oscillations par seconde) et présente, outre la régularité de tous les tremblements, un certain degré de coordination dans les mouvements exécutés.

Voilà donc, classé dans nos troubles de l'équilibration, un nouveau symptôme — le plus caractéristique — de la paralysie agitante. Nous en avons trouvé une série d'autres dans les divers chapitres qui précèdent : l'attitude soudée, l'hypertonie, les propulsions et les entraînements...

Si le temps ne nous était pas limité, nous pourrions réunir tous ces symptômes et chercher à élucider ici la physiologie pathologique générale de cette névrose, qui est, au premier chef, une maladie de l'équilibration.

Nous trouverions d'abord le tremblement : à ce tremblement du tonus, au repos, on peut appliquer la théorie proposée par

Fernet pour le tremblement intentionnel et dire que le tonus est décomposé dans ses éléments constitutifs.

Remarquez cette particularité que, chez les Parkinsoniens, ce tremblement du tonus se rencontre souvent avec l'hypertonie. Donc, ou bien l'hypertonie s'observera sur des muscles différents de ceux qui tremblent, ou bien le tremblement lui-même est dû à une excitation du tonus.

Autre question intéressante: quel rapport la paralysie agitante a-t-elle avec la force de situation fixe?

Nous avons vu plus haut, à la fin des notions anatomophysiologiques (p. 95), ce qu'est la force de situation fixe (action de O sur le polygone, dans l'équilibre au repos).

Dans la paralysie agitante cette force de situation fixe est évidemment diminuée. Je vous l'ai enseigné depuis longtemps: la paralysie agitante est une névrose par déficit de la force de situation fixe. « Le tremblement au repos (paralysie agitante), disais-je, en 1879, est donc à la force de situation fixe ce que le tremblement dans les actes (sclérose en plaques) est à la contraction[1]. »

Les autres symptômes de la maladie de Parkinson sont bien encore des troubles de la force de situation fixe: l'instabilité est la fatigue de la situation fixe, la propulsion est l'affaiblissement de la force de situation fixe... J'ai vu ce symptôme plus marqué chez un sujet fatigué: c'est donc un signe de fatigue, d'affaiblissement de la force de situation fixe.

Où est la lésion de la paralysie agitante? Anatomiquement ce siège est encore inconnu. Il n'y a que quelques faits épars que nous retrouverons tout à l'heure avec ceux d'hémiparalysie agitante posthémiplégique.

On ne sait donc pas le siège de la lésion dans la maladie de Parkinson. Mais on voit que c'est une maladie de l'équilibration. D'où certaines hypothèses vraisemblables comme celle que vous a proposée Vires dans son enseignement de l'Hôpital général[2].

Notre distingué collègue termine une discussion serrée de la physiologie pathologique de cette maladie par la conclusion

---

1. *Leçons sur les maladies du système nerveux*, 1879, t. II, p. 516.
2. Vires, *Leçons de Clin. médicale*, 1900.

suivante : le syndrôme parkinsonien est le résultat de la lésion
des neurones automatiques, c'est-à-dire des neurones ponto-
bulbaires et cérébelleux.

Le tremblement au repos (type paralysie agitante) a été observé aussi dans un autre groupe de faits (ceux-ci à lésion
anatomique mieux connue) : après des lésions cérébrales,
comme phénomène posthémiplégique, au même titre que
l'hémichorée, l'hémiataxie et l'hémitremblement intentionnel.

J'ai cru indiquer la chose pour la première fois en 1878. «Je
vous signalerai enfin, disais-je alors [1], un ordre de faits sur
lesquels les auteurs n'ont pas encore attiré l'attention : c'est
une paralysie agitante hémilatérale posthémiplégique, analogue à l'hémichorée posthémiplégique. Vous avez actuellement à l'Hôpital général une femme hémiplégique à droite
sans anesthésie, qui présente aujourd'hui un tremblement
du bras droit cessant dans les mouvements volontaires (ce
n'est donc pas le tremblement ordinaire des hémiplégiques).
De plus, elle porte la tête en avant, a l'attitude caractéristique .. et éprouve des sensations de chaleur. En un mot,
elle présente tout le tableau symptomatique de la paralysie
agitante. »

Bientôt après [2], j'ai trouvé dans le livre de Nothnagel [3], un
fait analogue de Leyden [4] avec autopsie : c'était un tremblement du bras droit, présentant les caractères de la paralysie agitante et composé de 200 oscillations à la minute ; il
y avait un sarcôme occupant toute la couche optique gauche.

Depuis lors, les faits se sont multipliés et la chose est
devenue classique [5] : le tremblement au repos (type paralysie
agitante) figure dans les mouvements posthémiplégiques au
même titre que le tremblement intentionnel, l'ataxie et la
chorée.

Nous pouvons réunir dans un même paragraphe les faits

1. Leçons sur les maladies du système nerveux, 1879, t. II, p. 502.
2. Traité pratique des maladies du système nerveux, 2ᵉ édit., 1881,
3. NOTHNAGEL, Top. Diagn. d. Gehirn Krankh. p. 223.
4. LEYDEN, Virchow's Archiv., t. XXIX.
5. Voir les travaux déjà cités de DEMANGE, RICOUX, BIDON, STEPHAN...

anatomocliniques de paralysie agitante primitive et de paralysie agitante secondaire pour essayer de poser, sinon de résoudre, la question encore obscure du siège de la lésion génératrice du tremblement au repos.

Avec Rauzier[1], nous avons classé sous trois chefs les lésions trouvées dans ces cas : lésions de la moelle, lésions de l'encéphale, lésions de la moelle et de l'encéphale.

a. *Moelle.* — Lebert, Cohn trouvent des foyers diffus ; Charcot et Joffroy (trois cas), de la myélite épendymaire avec oblitération du canal ; Cayley et Murchisson, Charcot et Joffroy (trois cas), Demange, de la myélite périépendymaire et de la colonne de Clarke ; Dubief (1887), Gauthier, Borgherini, Koller, encore des lésions médullaires périépendymaires ou latérales.

Plus récemment, Ballet et Faure[2] trouvent : l'oblitération du canal central, de la sclérose artérielle et périartérielle ; les cellules antérieures ratatinées, pigmentées, avec des ruptures de prolongements protoplasmiques en grand nombre.

b. *Encéphale.* — Marshal Hall trouve une sclérose du pont de Varole et des tubercules quadrijumeaux ; Cohn, une atrophie cérébrale ; Rosenthal, un ramollissement du pont et de la moelle allongée ; Leyden, de la couche optique et du pont ; Chvostek, de l'encéphalite et de la sclérose de la corne d'Ammon ; Teissier (1888), une lésion de la zone bulboprotubérantielle ; Blocq et Marinesco, une tumeur du pédoncule...

Benedict a décrit un cas de tremblement au repos avec syndrôme de Weber (paralysie de la troisième paire d'un côté et des membres de l'autre) avec lésion pédonculoprotubérantielle. C'est cette association symptomatique qui porte, depuis, le nom de syndrôme de Benedict.

Il faut rapprocher de ces faits l'opinion de Brissaud qui localiserait la lésion dans le locus niger de Sœmmering.

1. Quatrième édition du Traité pratique des maladies du système nerveux, t. II, p. 654.
2. BALLET et FAURE, Lésions des cellules de la moelle dans un cas de maladie de Parkinson. *Soc. méd. des hôpitaux*, 1898. *Revue neurol.*, 1898, p. 94.

c. *Moelle et Encéphale*. — Parkinson déjà avait signalé l'augmentation de volume et l'induration du pont, du bulbe et de la moelle cervicale. Stoffella et Oppolzer ont vu l'atrophie du cerveau, une lésion de la couche optique, du pont et du bulbe, une myélite lombaire; Skoda, Meschede : des lésions éparses.

Dana[1], en 1893, réunit 48 cas avec autopsie et conclut d'abord qu'il y a lésion de la substance grise des parties centrales et antérieures de la moelle avec dégénération des grandes cellules motrices, puis la sclérose des cordons latéraux, quelquefois avec leptoméningite annulaire. La lésion peut envahir certains noyaux bulbaires, la protubérance et même l'écorce cérébrale, surtout au niveau du lobule paracentral.

Enfin Sass[2], ayant trouvé de la névrite interstitielle chronique, admet la possibilité d'une origine périphérique.

En somme, de tout cela il paraît difficile de tirer une conclusion précise et définitive[3].

Il y a cependant deux régions sur lesquelles l'attention doit être tout particulièrement attirée dans l'autopsie de ces cas : c'est d'une part la région de la myélite périépendymaire (avec oblitération du canal central) et de l'autre nos centres polygonaux bulboprotubérantiels et la région capsulothalamique.

Il faut ajouter que Luciani a comparé au tremblement de la paralysie agitante ce qu'il a observé sous le nom d'astasie chez les animaux opérés du cervelet : c'est encore un centre polygonal de l'équilibration.

---

1. DANA, *New-York. med. journ.*, 1893, p. 629 (*Revue neurol.*, 1893, p. 442).
2. SASS, *S. Petersb. med. Wochenschr.*, 1891 (*Semaine méd.*, 1891, p. 236).
3. Voir la thèse de GILLI, Paris, 1900, n° 509.

CINQUIÈME PARTIE

LE SYNDROME GÉNÉRAL DE L'ORIENTATION ET DE
L'ÉQUILIBRE : APERÇU SYNTHÉTIQUE.

1. Voies souspolygonales (médullaires). — 2. Polygone (cervelet, appareil labyrinthique, noyau rouge, noyaux du bulbe et de la protubérance). — 3. Voies suspolygonales (région capsulaire optostriée, centre ovale et écorce).

Arrivé au terme de cette longue analyse des symptômes énoncés dans notre tableau de la page 108, je devrais maintenant reprendre synthétiquement la question et résumer l'entière physiopathologie de l'appareil nerveux d'orientation et d'équilibre. Nous ne pouvons malheureusement qu'esquisser ce chapitre très important : tous les éléments en sont, du reste, contenus dans les chapitres qui précèdent.

Jetez les yeux de nouveau sur notre schéma 11, qui résume les notions anatomophysiologiques exposées, et vous verrez que nous devons envisager la séméiologie[1] successivement des voies souspolygonales (médullaires), du polygone (mésocéphalique et cérébelleux) et des voies suspolygonales (région capsulaire, optostriée, centre ovale et écorce).

---

1. Il va sans dire que, pour chacun de ces appareils, nous ne relevons ici que les symptômes d'orientation ou d'équilibre.

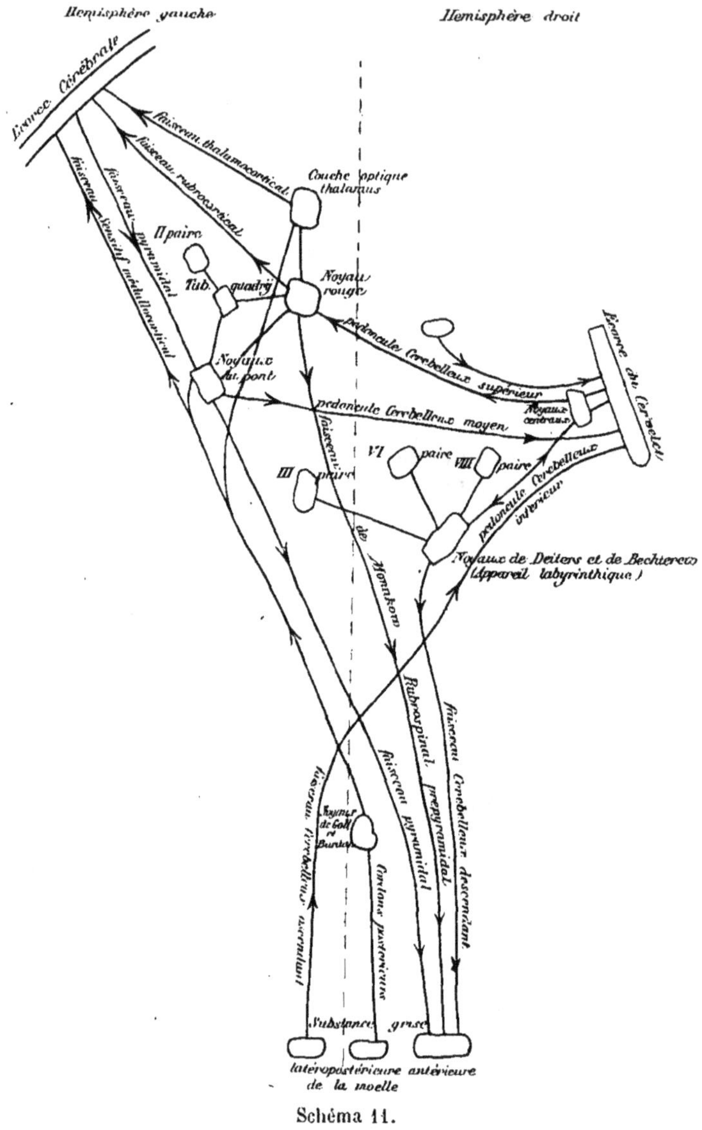

Schéma 11.

Appareil nerveux de l'orientation et de l'équilibre.

1. — *Voies souspolygonales (médullaires).*

A. A la séméiologie des *cordons postérieurs* appartiennent :

l'ataxie (avec signes de Romberg et de Westphal[1]), la kinanesthésie ou l'hypokinesthésie, les troubles de la sensation de fatigue, l'hypotonie, les hypesthésies générales et les erreurs de localisation sensitive, la chorée (ataxie du tonus)...

B. Au *faisceau cérébelleux ascendant* appartient l'ataxie sans signes de Romberg ni de Westphal et sans troubles sensitifs proprement dits...

C. De la *portion spinale du faisceau pyramidal* dépendent certains déséquilibres par paralysie et par contractures (état parétospasmodique) ou par tremblements ..

2. — *Polygone (cervelet, appareil labyrinthique, noyau-rouge, noyaux du bulbe et de la protubérance).*

A cette séméiologie appartiennent : tout d'abord et en tête le vertige (cervelet, appareil labyrinthique, bulbe), puis l'ataxie sans signe de Romberg (cervelet), les convulsions généralisées (bulbe, protubérance), les modifications du tonus (noyau rouge), les entraînements, les chorées, les tremblements...

3 — *Voies suspolygonales : région capsulaire optostriée, centre ovale et écorce.*

Nous trouvons ici : comme à la moelle, les déséquilibres par paralysie (ici sans contractures), les kinanesthésies et les hypokinesthésies..., comme au polygone, les chorées, les tremblements, certaines ataxies, les vertiges..., et, en plus, les attitudes cataleptiformes ou cataleptoïdes, les paralysies nocturnes ou par occlusion des yeux, la continuation automatique des actes commencés, les convulsions unilatérales...

---

1. Abolition des réflexes rotuliens.

SIXIÈME PARTIE

LE TRAITEMENT PHYSIOLOGIQUE DES MALADIES DE L'ORIENTATION ET DE L'ÉQUILIBRE.

1. Étude expérimentale et clinique des suppléances dans l'appareil nerveux de l'équilibration.

2. Indications thérapeutiques à en tirer : traitement physiologique du tabes, de l'hémiplégie, des chorées.

Nous n'avons naturellement pas à nous occuper ici des indications tirées soit de la lésion anatomique soit de la nature nosologique dans les maladies de l'orientation et de l'équilibre. Mais de l'étude physiopathologique que nous venons de faire on peut déduire certaines *indications physiologiques*, à signaler ici.

C'est en se basant sur la connaissance des *suppléances* que les diverses parties de l'appareil nerveux d'équilibration peuvent présenter, les unes par rapport aux autres, que l'on peut esquisser les principes d'un traitement physiologique de ces maladies, principes analogues à ceux qui président depuis longtemps au traitement physiologique des aphasies [1].

1. — La suppléance possible entre les divers centres de l'équi-

---

1. Voir mon article Traitement de l'aphasie in *Traité de Thérapeut. appliquée d'Albert Robin*, fasc. XIV, 1898, p. 179 et Diagnostic des maladies de l'encéphale, 1901, p. 75.

libration a été très nettement établie par l'expérimentation [1].

Ewald d'abord, en 1895, chez le chien, Lange chez le pigeon, Thomas, Roncali [2] ont montré que l'écorce cérébrale et le labyrinthe se compensent mutuellement : les troubles résultant des destructions labyrinthiques s'atténuent progressivement, mais reparaissent intenses si on détruit l'écorce cérébrale (zone périrolandique).

L'un et l'autre de ces centres et le cervelet peuvent être compensés à leur tour par les sensations visuelles : l'animal privé de ses centres labyrinthiques et de son écorce cérébrale ou de son cervelet, ne s'améliore pas dans une chambre obscure comme à la pleine lumière.

Le labyrinthe et le cervelet se suppléent aussi : les troubles labyrinthiques, améliorés, presque disparus, reparaissent par la destruction du cervelet; les troubles par lésion simultanée des labyrinthes et du cervelet n'ont aucune tendance à s'améliorer.

Vous trouverez un bon tableau de ces phénomènes de suppléance et de la reprise de la marche chez les animaux opérés dans la thèse déjà citée de Thomas (p. 309).

Enfin Bickel [3] vient de montrer la suppléance de l'orientation médullaire par les divers autres centres de l'équilibration. Le chien, ataxique par section des racines postérieures, s'améliore; si alors on extirpe le labyrinthe, il survient une nouvelle ataxie incurable. La même suppléance peut être exercée par l'œil, les parties sensorielles du cerveau, la zone sensitivo-motrice de l'écorce et probablement aussi (ajoute l'auteur) le thalamus, les tubercules quadrijumeaux, le cervelet.

La Clinique a démontré, elle aussi, la possibilité de cette suppléance des cordons postérieurs de la moelle. Schultze a publié [4], en 1882, l'observation et l'autopsie d'un tabétique qui avait été guéri par Erb douze ans avant et chez lequel il trouva

1. Voir THOMAS, Étude expérimentale sur les fonctions du labyrinthe et sur les suppléances entre le labyrinthe, le cervelet et l'écorce cérébrale. *Revue internat. de Rhinol., otol.*, etc., 1899 et Jules Soury, *loc. cit.*, p. 1523

2. RONCALI, *Il. Policlin.*, 1899 (*Revue neurol.*, 1900, p. 180).

3 BICKEL, *Soc. de médec. int. de Berlin, München med. Woch.*, 4 déc. 1900 (*Revue génér. de Pathol. interne*, 1901, p. 32).

4. SCHULTZE, Z. Frage d. Heilbarkeit d. Tabes, *Arch. f. Psych.*, 1882, t. XII, p. 232.

cependant la lésion persistante des cordons postérieurs. Donc le tabes guérit *cliniquement* sans guérir anatomiquement ; donc les cordons postérieurs, restés altérés, ont été suppléés.

Ces faits prouvent que, par la suppléance, non seulement les centres et les conducteurs survivants peuvent remplacer ceux qui ont été détruits, mais qu'encore la fonction de ces survivants peut s'accroître dans de fortes proportions et que les conductions qui se faisaient normalement par les organes détruits peuvent arriver à se faire par des organes absolument étrangers à l'exercice normal et physiologique de cette fonction [1].

2. — Vous prévoyez les indications et les applications thérapeutiques que l'on peut tirer de ces faits.

C'est le point de départ du traitement de Frenkel (1890) dans l'*ataxie*. Je l'ai étudié ailleurs [2].

On analyse soigneusement les troubles d'incoordination de chaque tabétique, puis on s'efforce de lui faire corriger cette incoordination par la concentration sur l'acte de sa volonté et de son attention. Le malade réapprend à faire lentement, aussi régulièrement que possible et d'une façon réfléchie, les mouvements qu'il ne sait plus faire ou qu'il fait mal. « On est obligé, dit Hirschberg, de lui enseigner comment il faut s'y prendre pour s'asseoir, pour se lever, pour se tourner... »

Evidemment, par l'action cérébrale voulue, on crée ou on met en action un nouveau système de coordination spinale, chez le tabétique dont la coordination spinale est détruite ou altérée. En somme, comme je le disais dans le travail cité plus haut (1897), « la méthode de Frenkel revient à une *rééducation de la moelle par le cerveau* ».

« On arrive à refaire avec son cerveau les mouvements perdus ; même, quand le progrès est suffisant, le cerveau qui a

1. C'est ce qui se passe aussi pour la conduction intramédullaire des sensibilités. Cela a fait dire à Vulpian que, pour la transmission médullaire des impressions sensitives, « il n'y a pas de route indispensable, exclusive ». Il suffit pour le clinicien qu'il y ait une route *habituelle*, dont l'interception pathologique fait un symptôme. — Voir mon Anatomie clinique, p. 20.

2. Voir mon Rapport au Congrès de Moscou (août 1897) sur le Traitement du tabes in *Leç. de Clin. méd.*, t. III, 1898, p. 567 et plus spécialement p. 580 et 634 : Bibliographie de 1890 à 1897.

tout fait et tout conduit jusque-là peut arriver à s'abstenir, au moins par moments ; la suppléance médullaire s'est reconstituée et le tabétique peut recommencer à marcher et à agir automatiquement, sans y penser chaque fois. »

Utilisant tous les genres possibles de suppléance, Gräupner [1] a ajouté au traitement de Frenkel « les effets résultant de l'activité simultanée du sens de l'ouïe... L'appareil imaginé est des plus ingénieux : le malade ne voit pas seulement, il entend s'il a exécuté, du bout des pieds, des mouvements correspondant à la représentation mentale voulue. »

Il y a là une méthode thérapeutique générale qui peut s'appliquer à des symptômes autres que l'ataxie.

Comme le dit très bien Lagrange [2], « l'exercice musculaire sollicite l'entrée en jeu des facultés psychiques,... est un moyen d'exercer et de développer la volonté » ; il devient pour certains malades « un moyen d'éducation qui tend à rétablir l'équilibre en atténuant la sensibilité et en fortifiant la volonté »... « En réalité, dans l'immense majorité des cas, l'exercice physique agit sur le cerveau parce qu'il se double d'un véritable travail intellectuel. » Chez beaucoup de malades, « on arrivera ainsi peu à peu, en faisant l'éducation de leurs muscles, à faire, dans la mesure du possible, l'éducation de leur cerveau ».

En d'autres termes, on remplace et on corrige l'automatisme défaillant par la direction supérieure de l'écorce.

On a notamment appliqué cela au traitement des *paralysies*.

« Les hémiplégiques et les paraplégiques, dit encore Lagrange (p. 425), pourront toujours gagner quelque chose à exercer leurs cellules motrices cérébrales ou médullaires, en exécutant chaque jour tous les mouvements actifs que leur permet la maladie. Presque toujours, en sollicitant méthodiquement et avec persistance des efforts volontaires dans un membre en apparence dépourvu de toute motilité, on finit par y voir apparaître quelques mouvements et à plus forte raison réussit-on

1. GRÄUPNER, Revue citée de Jules Soury dans les *Archives de Neurol.*, 1901, p. 4.
2. Fernand LAGRANGE, La médication par l'exercice, 1894, p. 418 (Paris, F. Alcan).

à augmenter l'étendue et l'énergie des mouvements qui avaient persisté. »

De même, dans la *chorée,* « à l'Hôpital des Enfants malades, dès l'année 1854, de nombreuses guérisons ont été obtenues dans des cas de chorées anormales ou rebelles par M. Laisné, qui était attaché au service du professeur Blache, comme professeur de gymnastique médicale ».

Les exercices passifs ont déjà une action remarquable (Blache). « Au début, la volonté du patient n'intervient pas dans le mouvement, ou même le contrarie. Puis, peu à peu, on sent que les muscles utiles prennent l'habitude de s'y associer, par une tentative que l'opérateur constate aisément... » Plus tard, quand il y a déjà un certain degré d'amélioration on passe aux mouvements actifs exécutés en mesure [1].

Enfin on applique les mêmes principes au traitement de certains *tics* (Brissaud, Pitres) : torticolis mental, spasmes professionnels [2] ..

---

1. LAGRANGE, *loc. cit.*, p. 426.
2. Voir HENRY MEIGE et E. FEINDEL. Sur la curabilité des tics. *Gaz. des Hôpitaux*, 1901, p. 673.

TABLE DES MATIÈRES

DEUXIÈME PARTIE

TROISIÈME PARTIE

QUATRIÈME PARTIE

CINQUIÈME PARTIE

SIXIÈME PARTIE

FÉLIX ALCAN, ÉDITEUR

108, boulevard Saint-Germain. — Paris.

BIBLIOTHÈQUE SCIENTIFIQUE INTERNATIONALE

Publiée sous la direction de M. Émile ALGLAVE

Beaux volumes in-8°, la plupart illustrés, cartonnés à l'anglaise, chaque volume : **6 fr.**

QUATRE-VINGT-QUINZE VOLUMES PARUS

EXTRAIT DU CATALOGUE

PHILOSOPHIE SCIENTIFIQUE

L'audition et ses organes, par le Dr GELLÉ, membre de la Société de
Biologie. 1 vol. in-8 avec 70 gravures dans le texte . . . . . 6 fr.
Les *sourds* ont toujours été un sujet d'observations aussi intéressant pour les
philosophes et les savants que curieux pour les gens du monde. Dans cet ouvrage
l'auteur examine successivement les caractères des vibrations sonores et les organes
auditifs. Puis il arrive aux sensations auditives qu'il étudie dans toutes leurs
variétés, dans leurs formes normales et dans leurs déformations morbides, si
curieuses pour le public et si intéressantes pour ceux qui étudient les maladies
de l'oreille. De nombreuses illustrations permettent de suivre les descriptions et
reproduisent les phénomènes les plus importants.   (*Mercure de France.*)

L'évolution régressive en biologie et en sociologie, par MM. DEMOOR,
MASSART et VANDERVELDE, professeurs à l'Université de Bruxelles . 1 vol.
in-8 avec 84 gravures dans le texte. . . . . 6 fr.
Le mot *évolution* n'implique par lui-même aucune idée de progrès ou de regrès :
il désigne toutes les transformations soit favorables, soit défavorables. Les auteurs
se sont appliqués à étudier ces dernières. Les analogies qui existent, au point de
vue de l'évolution, entre la biologie et la sociologie, résultent de ce que l'évolution des sociétés, aussi bien que des organismes, est le concours des deux facteurs :
la *ressemblance* et l'*adaptation*. Sans pousser jusqu'à l'exagération l'assimilation entre les organismes sociaux et les organismes végétaux ou animaux, MM.
Demoor, Massart et Vandervelde ont réussi à découvrir des analogies très curieuses
dans l'étude de la régression dans ces trois ordres de phénomènes.

L'esprit et le corps considérés au point de vue de leurs relations suivi d'études
sur les *Erreurs généralement répandues au sujet de l'esprit*, par Alex.
BAIN, professeur à l'Université d'Aberdeen (Écosse). 1 vol. in-8, 6° édit. 6 fr.
Dans cet ouvrage, M. Alexandre Bain, qui continue avec tant d'éclat les tradi-
tions de la philosophie écossaise, examine le grand problème de l'âme, surtout
au point de vue de son action sur le corps. Il fait l'histoire de toutes les théories
émises sur la nature de l'âme et sur la nature du lien qui peut l'unir au corps.
Il étudie ensuite les sentiments, l'intelligence et la volonté, ce qui lui donne
l'occasion d'exposer des vues fort originales, et il est conduit à indiquer une
solution nouvelle du grand problème qu'il a abordé.

Les illusions des sens et de l'esprit, par James SULLY. 1 vol. in-8,
2° édition . . . . 6 fr.
Cette étude embrasse le vaste domaine de l'erreur. L'auteur s'est constamment
tenu au point de vue strictement scientifique, c'est-à-dire à la description, à la
classification des erreurs reconnues telles, qu'il explique en les rapportant à leurs
conditions psychiques et physiques. C'est ainsi qu'après les illusions de la perception, il étudie celles des rêves, de l'introspection, de la pénétration, de la
croyance, de l'amour-propre, de l'attente, de la mémoire, les erreurs de l'esthétique et de la poésie, etc.

Le magnétisme animal, par MM. Alfred BINET, directeur du laboratoire de
psychologie physiologique de la Sorbonne, et Ch, FÉRÉ, médecin de Bicêtre.
1 vol. in-8, 4° édition . . . . 6 fr.
Les expériences de l'école de la Salpêtrière ont donné au magnétisme une place
importante. La délimitation précise des trois états : *léthargie, catalepsie,
somnambulisme*, et l'étude des phénomènes qui les accompagnent ont ouvert la
voie aux médecins et aux philosophes pour l'examen des faits psychologiques et
pathologiques les plus curieux.

Les auteurs de ce livre sont deux des élèves de M. le professeur Charcot : ils furent ses collaborateurs les plus assidus, et ont pu expérimenter toutes les méthodes de magnétisme, reproduire toutes les expériences relatées par les magnétiseurs et les soumettre à une analyse critique et sévère.

Les altérations de la personnalité, par Alfred BINET, directeur du laboratoire de psychologie physiologique de la Sorbonne. 1 vol. in-8 avec figures . . . . 6 fr.

M. Binet montre que le fameux *moi* indivisible de la vieille philosophie peut se dédoubler en plusieurs personnalités coexistantes ou successives parfaitement distinctes, en un mot qu'un même homme peut être à la fois plusieurs personnes. Ces faits extraordinaires, constatés scientifiquement, conduisent M. Binet à expliquer d'une manière naturelle des faits réputés miracles ou impostures, comme les phénomènes du spiritisme.

Le cerveau et ses fonctions, par le Dr J. LUYS, 1 vol. in-8 avec gravures, 7e édition . . . . 6 fr.

Dans une première partie purement anatomique, M. Luys expose d'abord l'ensemble des procédés techniques par lesquels il a obtenu des coupes régulières du tissu cérébral, qu'il a photographiées avec des grossissements successivement gradués, procédés qui lui ont permis de pénétrer plus avant dans les régions encore inexplorées des centres nerveux.

La seconde partie est physiologique ; elle comprend la mise en valeur des appareils cérébraux préalablement analysés, et donne l'exposé physiologique des diverses propriétés fondamentales des éléments nerveux considérés comme unités histologiques vivantes. Enfin l'auteur montre comment, grâce à la combinaison, à la participation incessante, à la totalisation des énergies de tous ces éléments, le cerveau sent, se souvient et réagit.

Le cerveau et la pensée chez l'homme et chez les animaux, par CHARLTON BASTIAN, professeur à l'Université de Londres. 2 vol. in-8 avec 184 gravures dans le texte, 2e édition . . . . 12 fr.

M. Charlton Bastian examine successivement les différentes classes d'animaux avant d'arriver au cerveau de l'homme, et montre la gradation de toutes les fonctions intellectuelles, au fur et à mesure qu'on monte dans l'échelle animale. Les chapitres consacrés aux singes supérieurs et à l'homme sont très curieux ; dans l'intelligence humaine, l'auteur a fait une grande place à l'examen de toutes les déviations intellectuelles, et cite un grand nombre d'observations qui ne sont pas un des moindres attraits du livre.

Théorie scientifique de la sensibilité : *Le Plaisir et la Peine*, par Léon DUMONT. 1 vol. in-8, 4e édition. . . . . 6 fr.

Dans une première partie, l'auteur s'occupe de l'analyse générale, et passe en revue les théories sur le plaisir et la peine ; il examine le caractère essentiel de ces affections, ainsi que leur relativité.

Dans la seconde division, M. Dumont aborde la synthèse particulière ; il classe les émotions, distingue les plaisirs et les peines en plaisirs et peines positifs et plaisirs et peines négatifs. Il traite de l'expression de l'émotion chez l'homme et les animaux, de la contagion des émotions, de l'influence des émotions sur la volonté, et termine par une intéressante étude sur la production volontaire des deux causes de plaisir et en particulier sur l'art.

Le crime et la folie, par H. MAUDSLEY, professeur à l'Université de Londres, 1 vol. in-8, 6e édit . . . . 6 fr.

Il s'est opéré, depuis un siècle, un grand changement, soit dans l'opinion, soit dans la pratique, en tout ce qui concerne les maladies mentales. Dans sa préface, M. Maudsley montre cette évolution ; il fait sentir combien le moyen âge, durant lequel on traitait les fous comme des criminels ou des bêtes féroces, était en retard sur l'antiquité. Celle-ci comprenait qu'il fallait, dans la folie, soigner le corps et l'esprit, et les soignait avec charité. L'auteur procède ensuite à une démarcation précise de la zone mitoyenne entre la sanité et l'insanité ; puis, il traite des diverses formes de l'aliénation mentale, des rapports de la loi et de la folie, de la folie partielle, de la folie épileptique et de la folie sénile. Il termine sa savante étude par une détermination nette des moyens qui permettent de se préserver de la folie. Il montre les pernicieux effets de l'intempérance, et préconise une éducation solide, doublée de croyances fortes et éclairées.

FÉLIX ALCAN, ÉDITEUR

BIBLIOTHÈQUE

DE

PHILOSOPHIE CONTEMPORAINE

EXTRAIT DU CATALOGUE

PSYCHOLOGIE EXPÉRIMENTALE

ARRÉAT (Lucien).— **La psychologie du peintre.** 1892. 1 vol. in-18.   2 fr. 50

BINET (Alfred), directeur du laboratoire de psychologie physiologique à la Sorbonne. — **La psychologie du raisonnement.** *Recherches expérimentales par l'hypnotisme.* 2ᵉ édit., 1896. 1 vol. in-18 . . . . .   2 fr. 50

CRÉPIEUX-JAMIN (J.). — **L'écriture et le caractère.** 4ᵉ édit., 1896, 1 vol. in-8. . . . .   7 fr. 50

DANVILLE (Gaston). — **Psychologie de l'amour.** 2ᵉ édit, 1900. 1 vol. in-18 . . . .   2 fr. 50

DUMAS (Georges), agrégé de philosophie, docteur en médecine. — **Les états intellectuels dans la mélancolie.** 1895. 1 vol. in-18. . .   2 fr. 50

FERRERO (Guillaume). — **Les lois psychologiques du symbolisme.** 1895. 1 vol. in-8.   5 fr.

GERARD-VARET (L.), professeur à l'Université de Dijon. — **L'ignorance et l'irréflexion.** *Essai de psychologie objective.* 1899. 1 vol. in-8 . .   5 fr.

GODFERNAUX (A.). docteur ès lettres. — **Le sentiment et la pensée** *et leurs principaux aspects physiologiques.* 1894. 1 vol. in-8. . . . . .   5 fr.

HOFFDING, professeur à l'Université de Copenhague. — **Esquisse d'une psychologie fondée sur l'expérience,** trad. POITEVIN, préface de PIERRE JANET. 1900 1 vol. in-8. . . . .   7 fr. 50

JAELL (Mme Marie). — **La musique et la psycho-physiologie.** 1896. 1 vol. in-18 . . . .   2 fr. 50

JANET (Pierre), chargé de cours à la Sorbonne. — **L'automatisme psychologique.** 3ᵉ édit., 1899. 1 vol. in-8. . . . .   7 fr. 50

LANGE (Dr), professeur à l'Université de Copenhague. — **Les émotions.** *Étude psycho-physiologique,* traduite par le Dr GEORGES DUMAS, agrégé de philosophie. 1895. 1 vol. in-18. . . . .   2 fr. 50

MALAPERT (P.), docteur ès lettres, professeur au Lycée Louis-le-Grand. — **Les éléments du caractère et leurs lois de combinaisons.** 1897. 1 vol. in-8 . . . .   5 fr.

MOSSO, professeur à l'Université de Turin. — **La peur.** *Étude psycho-physiologique,* traduite de l'italien par M. F. HÉMENT. 2ᵉ édit., 1892. 1 vol. in-18, avec figures dans le texte . . . .   2 fr. 50

— **La fatigue intellectuelle et physique,** traduit de l'italien par P. LANGLOIS. 2ᵉ édit., 1896. 1 vol. in-12, avec grav. dans le texte . .   2 fr. 50

PIDERIT. — **La mimique et la physiognomonie,** traduit de l'allemand par M. GIROT. 1888. 1 vol in-8, avec 100 grav. . . . .   5 fr.

RAUH (F.), maître de conférences à l'École Normale supérieure. — **De la méthode dans la psychologie des sentiments.** 1899. 1 vol. in-8. 5 fr.

RIBOT (Th.), de l'Institut, professeur au Collège de France. — **La psychologie de l'attention.** 5ᵉ édit., 1900. 1 vol. in-18 . . . . 2 fr. 50
— **L'hérédité psychologique.** 6ᵉ édit., 1901. 1 vol. in-8 . . 7 fr. 50
— **La psychologie des sentiments.** 3ᵉ édit., 1899. 1 vol. in-8. 7 fr. 50
SERGI, professeur à l'Université de Rome.— **Éléments de psychologie.** 1888. 1 vol. in-8, avec grav. . . . . 7 fr. 50
SOLLIER (Dr P.). — **Le problème de la mémoire.** *Essai de psycho-mécanique.* 1900. 1 vol. in 8 . . . . 3 fr. 75
THOMAS (P.-F.), docteur ès lettres, agrégé de philosophie. — **La suggestion,** *son rôle dans l'éducation.* 1895, 1 vol. in-18 . . . . 2 fr. 50
TISSIÉ. — **Les rêves,** physiologie et pathologie, avec préface de M. le prof. AZAM. 2ᵉ édit., 1898, 1 vol. in-8 . . . . 2 fr. 50
— **Hypnotisme et suggestion,** traduit de l'allemand par E. KELLER. 1893. 1 vol. in-18. . . . . 2 fr. 50

PSYCHOLOGIE PATHOLOGIQUE

DUPRAT (G.-L.), docteur ès lettres. — **L'instabilité mentale.** *Essai sur les données de la psycho-pathologie.* 1899. 1 vol. in-8 . . . . . 5 fr.
— **Les causes sociales de la folie.** 1900. 1 vol. in-12 . . . 2 fr. 50
GURNEY, MYERS et PODMORE. — **Les hallucinations télépathiques,** adaptation de l'anglais par L. MARILLIER, avec préface de M. CH. RICHET, 3ᵉ édit., 1899. 1 vol. in-8 . . . . 7 fr. 50
MURISIER, professeur à l'Université de Neufchâtel. — **Les maladies du sentiment religieux.** 1901. 1 vol. in-12. . . . . 2 fr. 50
NORDAU (Max). — **Dégénérescence.** 1898. 2 vol. in-8, 5ᵉ édit. 17 fr. 50
— **Psycho-physiologie du génie et du talent,** trad. DIETRICH. 3ᵉ édit. 1900. 1 vol. in-12. . . . . 2 fr. 50
RIBOT (Th.), de l'Institut, professeur au Collège de France. — **Les maladies de la mémoire.** 14ᵉ édit., 1901. 1 vol. in-18 . . . . . 2 fr. 50
— **Les maladies de la volonté,** 15ᵉ édit., 1901. 1 vol. in-18. 2 fr. 50
— **Les maladies de la personnalité,** 9ᵉ édit., 1901. 1 vol. in-18. 2 fr. 50
SOLLIER (le Dr P.). — **Psychologie de l'idiot et de l'imbécile.** 2ᵉ édit., 1901. 1 vol. in-8 avec planche. . . . . 5 fr.

VARIA

FIERENS-GEVAERT. — **Physiologie d'une ville.** *Essai sur Bruges.* 1901. 1 vol. in-12 . . . . 2 fr. 50
LÉVY-BRUHL, maître de conférences à la Sorbonne. — **Lettres inédites de J..Stuart Mill à Auguste Comte,** publiées *avec les réponses de Comte* et une introduction 1899. 1 vol. in-8 . . . . 10 fr.
NOVICOW (J.). — **L'avenir de la race blanche.** *Critique du pessimisme contemporain.* 1897. 1 vol. in-12 . . . . 2 fr. 50
RENARD (G.), professeur au Conservatoire des Arts et Métiers.— **La méthode scientifique de l'histoire littéraire.** 1900. 1 vol. in-8 . . . 10 fr.
STUART MILL (J.). — **Correspondance inédite avec Gustave d'Eichthal (1828-1842 — 1864-1871).** — Avant-propos et traduction par EUGÈNE D'EICHTHAL. 1898. 1 vol. in-8. . . . . 2 fr. 50
VACHEROT (Ét.), de l'Institut. — **Essais de philosophie critique.** 1864. 1 vol. in-8. . . . . 7 fr. 50

JANVIER 1903

FÉLIX ALCAN, ÉDITEUR

Successeur de GERMER BAILLIÈRE et Cie

Paris, 6°. — 108, boulevard Saint-Germain. — Paris, 6°.

BIBLIOTHÈQUE
Scientifique Internationale

Publiée sous la direction de M. Émile ALGLAVE

Beaux volumes in-8, la plupart illustrés, cartonnés à l'anglaise, chaque volume : **6 fr.**

QUATRE-VINGT-DIX-HUIT VOLUMES PARUS

Derniers Volumes publiés :

La géologie générale, par STANISLAS MEUNIER, professeur au Muséum d'histoire naturelle. 1 vol. in-8, avec 43 gravures. . . . . 6 fr.

L'eau dans l'alimentation, par F. MALMÉJAC, pharmacien de l'armée, docteur en pharmacie ; préface de M. SCHLAGDENHAUFFEN, directeur honoraire de l'Ecole supérieure de pharmacie de Nancy. 1 vol. in-8. . . . . 6 fr.

Les bases scientifiques de l'éducation physique, par G. DEMENY, professeur du cours d'éducation physique de la ville de Paris, et de physiologie appliquée à l'Ecole militaire de Joinville-le-Pont. 1 vol. in-8, avec gravures, 2° éd. 6 fr.

Les maladies de l'orientation et de l'équilibre, par J. GRASSET, professeur à la Faculté de médecine de Montpellier, associé de l'Académie de médecine. · 1 vol. in-8, avec gravures. . . . . 6 fr.

Les débuts de l'art, par E. GROSSE, professeur à l'Université de Fribourg-en-Brisgau. Traduit de l'allemand par A. Dirr ; introduction de M. *Léon Marillier.* 1 vol. in-8, avec 32 gravures dans le texte et 3 planches hors texte. . . 6 fr.

La nature tropicale, par J. COSTANTIN, professeur au Muséum d'histoire naturelle. 1 vol. in-8, avec 166 gravures dans le texte. . . . . 6 fr.

La géologie expérimentale, par STANISLAS MEUNIER, professeur au Muséum d'histoire naturelle. 1 vol. in-8 avec 56 gravures dans le texte. . . . . 6 fr.

L'audition et ses organes, par le Dr GELLÉ, membre de la Société de Biologie. 1 vol. in-8, avec 70 gravures dans le texte. . . . . 6 fr.

La céramique ancienne et moderne, par E. GUIGNET, directeur des teintures à la manufacture des Gobelins, et ED. GARNIER, conservateur du Musée de la manufacture de Sèvres. 1 vol. in-8, avec 100 gravures dans le texte. . . 6 fr.

L'évolution individuelle et l'hérédité, par F. LE DANTEC, chargé du cours d'embryologie générale à la Sorbonne. 1 vol. in-8. . . . . 6 fr.

Liste des Volumes par ordre de matières

I. — SCIENCES SOCIALES

Principes de colonisation, par J.-L. DE LANESSAN, professeur agrégé à la Faculté de médecine de Paris, ancien gouverneur général de l'Indo-Chine, député. 1 vol. in-8. . . . . 6 fr.

M. de Lanessan a résumé dans ce livre les leçons de son expérience. Les *Principes de colonisation* étudient, exposent et résolvent, sans en laisser un seul dans l'ombre, tous les problèmes si complexes soulevés par la colonisation moderne. Les premières migrations des hommes à travers le monde, l'expansion des races européennes au delà des mers, la substitution des races par le métissage, la colonisation par la propagande religieuse, la conduite à tenir envers les indigènes, envers les autorités locales, envers les colons, la défense militaire et maritime des colonies, les pouvoirs des gouverneurs, et mille autres questions y sont traitées à un point de vue tout moderne.

C'est un livre de doctrine appuyé sur des faits observés et vécus, un livre unique dans son genre, que tous ceux qui s'occupent de colonisation, aussi bien en France qu'à l'étranger, voudront lire et méditer et qui ne tardera pas à devenir classique.

Introduction à la science sociale, par HERBERT SPENCER. 1 vol. in-8, 13ᵉ éd. 6 fr.

L'auteur démontre d'abord la nécessité de cette science et en étudie la nature. Il prémunit ensuite celui qui veut se livrer à cette étude contre les difficultés qu'elle présente : difficultés objectives, difficultés subjectives, intellectuelles et émotionnelles. Ces dernières sont développées dans les chapitres intitulés : Préjugés de l'éducation, préjugés du patriotisme, préjugés de classes, préjugés politiques, préjugés théologiques.

Enfin il indique la discipline à observer dans la science sociale et montre comment les études biologiques et psychologiques en sont la préface nécessaire.

Les bases de la morale évolutionniste, par HERBERT SPENCER. 1 vol. in-8, 6ᵉ édit. . . . . 6 fr.

Aujourd'hui que les prescriptions morales perdent une partie de l'autorité qu'elles devaient à leur origine surnaturelle, la sécularisation de la morale s'impose.

Le changement que promet ou menace de produire parmi nous cet état de choses, désiré ou craint, fait de rapides progrès : ceux qui croient possible et nécessaire de remplir le vide sont donc appelés à agir en conformité avec leur foi. C'est cette pensée qui a décidé le célèbre philosophe anglais à détacher de ses *Études sociologiques* ce travail, dans lequel il montre la base scientifique des principes du bien et du mal qui dirigent la conduite des hommes.

Les conflits de la science et de la religion, par DRAPER, professeur à l'Université de New-York. 1 vol. in-8, 11ᵉ édit. . . . . 6 fr.

L'histoire de la science n'est pas seulement l'histoire de ses découvertes, c'est encore celle du conflit existant entre ces deux puissances contraires : d'une part, la force expansive de l'intelligence humaine; d'autre part, la compression exercée par la foi traditionnelle et par les intérêts humains. Personne, avant Draper, n'avait traité le sujet à ce point de vue où il apparaît comme un événement actuel on ne peut plus important. Aussi, cet ouvrage a-t-il eu un grand succès et est-il arrivé en peu d'années à sa 10ᵉ édition.

Lois scientifiques du développement des nations, dans leurs rapports avec les principes de l'hérédité et de la sélection naturelle, par W. BAGEHOT. 1 vol. in-8, 6ᵉ édit. . . . . 6 fr.

Un signe distinctif de notre époque est l'acquisition d'une grande somme de connaissances physiques. A peine y a-t-il un département de la science ou de l'art qui soit resté exactement ce qu'il était il y a cinquante ans. Un monde nouveau s'est développé autour de nous, et nous ne pouvons nous empêcher de le voir: un monde nouveau d'idées est dans l'air et nous fait subir son influence quoique nous ne le voyions pas.

L'auteur a cru pouvoir utilement, en quelques chapitres, montrer comment, sur un ou deux points, les idées nouvelles travaillent à modifier deux vieilles sciences, la politique et l'économie politique. Si sur ce point les idées sont encore un peu incomplètes, c'est que le sujet est nouveau; du moins, l'auteur met sur la voie de quelques conclusions et montre ainsi, en admettant qu'il ne le fasse pas lui-même, ce qui devrait être fait.

L'évolution des mondes et des sociétés, par F.-C. DREYFUS. 1 vol. in-8, 3ᵉ édit. . . . . 6 fr.

M. Dreyfus s'est spécialement proposé de descendre de la nature à l'histoire et d'essayer une synthèse générale des phénomènes naturels. Il a recueilli dans le champ des phénomènes scientifiques tous ceux qui lui paraissaient utiles pour donner une idée générale de l'origine des mondes, de leur formation et de leur fin, et montrer la terre à ses diverses époques, l'apparition de l'homme et la constitution des sociétés. Pour lui, la doctrine de l'évolution, que les progrès des sciences naturelles ont établie sur une base inébranlable, a renouvelé la conception générale de l'univers physique et social; elle a mis en lumière le trait d'union entre le présent et le passé, et, en joignant le point de vue dogmatique au point de vue historique, elle a démontré l'enchaînement des époques successives que l'on considérait jusqu'ici comme n'ayant entre elles aucun rapport immédiat.   (*Revue bleue.*)

La sociologie, par DE ROBERTY. 1 vol. in-8, 3ᵉ édit. . . . . 6 fr.

Ce volume n'est ni une œuvre de polémique ni un exposé dogmatique, c'est un essai de philosophie sociale où l'auteur a surtout cherché à définir la place, le caractère, la méthode et les tendances de la science toute nouvelle qui étudie les sociétés humaines avec les procédés précis des sciences naturelles. M. de Roberty se rattache à l'école positiviste d'Auguste Comte et de Littré, ce qui ne l'empêche pas de s'écarter, à l'occasion, des voies tracées par ses illustres maîtres et d'avouer une haute estime pour les doctrines de M. Herbert Spencer, même quand il les attaque un peu rudement.

La science de l'éducation, par ALEX. BAIN, professeur à l'Université d'Aberdeen (Écosse). 1 vol. in-8, 10ᵉ édit. . . . . : . . . . : . . . 6 fr.

Dans une première partie, M. Bain examine la nature de l'éducation et ses rapports avec la physiologie, l'éducation de l'intelligence, des sens, de la mémoire et de l'imagination, la discipline. La seconde partie est consacrée aux méthodes que l'auteur étudie dans toutes les sciences et dans les différentes branches de l'éducation littéraire. Enfin, dans une troisième partie, M. A. Bain trace le plan complet d'une *éducation moderne* en rapport avec les conditions particulières des sociétés contemporaines.

La vie du langage, par WHITNEY, professeur de philosophie comparée à Yale-College, Boston (États-Unis). 1 vol. in-8, 4ᵉ édit. . . . . 6 fr.

Les linguistes ont longtemps différé d'opinions sur la question de savoir si l'étude du langage est une branche de la physique ou de l'histoire. Ce différend est à peu près réglé maintenant : toute matière dans laquelle les circonstances, les habitudes et les actes des hommes constituent un élément prédominant, ne peut être que le sujet d'une science historique ou morale. C'est à ce point de vue que l'auteur s'est placé pour étudier la vie du langage.

La monnaie et le mécanisme de l'échange, par W. STANLEY JEVONS, professeur d'économie politique à l'Université de Londres. 1 vol. in-8, 5ᵉ édit. 6 fr.

L'auteur décrit les différents systèmes de monnaies anciennes ou modernes du monde entier, les matières premières employées à faire de la monnaie, la réglementation du monnayage et de la circulation, les lois naturelles qui régissent cette circulation et les divers moyens appliqués ou proposés pour la remplacer par de la monnaie de papier. Il termine par un exposé du système des chèques et des compensations, maintenant si étendu et si perfectionné, et qui a tant contribué à diminuer l'usage des espèces métalliques.

II. — PHILOSOPHIE SCIENTIFIQUE

Les maladies de l'orientation et de l'équilibre, par le Dʳ GRASSET, professeur de clinique médicale à l'Université de Montpellier, associé national de l'Académie de médecine. 1 vol. in-8, avec gravures. . . . . 6 fr.

L'importante et difficile question de *l'orientation* et de *l'équilibre* est de celles qui intéressent tous les biologistes. Cette fonction complexe ne peut être étudiée qu'avec les cas cliniques et par la méthode anatomoclinique. Car l'expérimentation chez les animaux ne suffit plus pour les fonctions élevées du système nerveux et la maladie est la seule vraie source d'expérimentation *chez l'homme*. C'est cette *étude physiopathologique de l'appareil nerveux de l'équilibration* chez l'homme que M. Grasset a voulu faire en décrivant les maladies de l'orientation et de l'équilibre. Il s'est efforcé d'expliquer par l'anatomophysiologie de cet appareil complexe les symptômes, nombreux et variés, que l'on rencontre fréquemment au lit du malade (vertiges, ataxies, troubles du sens musculaire...). On peut dire qu'il existe ainsi, pour la première fois, un chapitre de neuropathologie et de neuroséméiologie, qui intéressera particulièrement tous les médecins. Les éléments en étaient épars dans les chapitres du cervelet, du labyrinthe, des cordons postérieurs de la moelle, de l'écorce cérébrale. Faute de groupement synthétique, leur unité fonctionnelle et clinique n'avait pas jusqu'ici suffisamment frappé le pathologiste et le clinicien.

L'audition et ses organes, par le Dʳ GELLÉ, membre de la Société de Biologie. 1 vol. in-8, avec 70 gravures dans le texte. . . . . 6 fr.

Les *sourds* ont toujours été un sujet d'observations aussi intéressant pour les philosophes et les savants que curieux pour les gens du monde. Dans cet ouvrage, l'auteur examine successivement les caractères des vibrations sonores et les organes auditifs. Puis il arrive aux sensations auditives qu'il étudie dans toutes leurs variétés, dans leurs formes normales et dans leurs déformations morbides, si curieuses pour le public et si intéressantes pour ceux qui étudient les maladies de l'oreille. De nombreuses illustrations permettent de suivre les descriptions et reproduisent les phénomènes les plus importants. La signature dit ce que vaut l'œuvre, la richesse des matériaux qui y sont accumulés et le soin avec lequel ils ont été triés.   (*Mercure de France.*)

L'évolution régressive en biologie et en sociologie, par MM. DEMOOR, MASSART et VANDERVELDE, professeurs à l'Université de Bruxelles. 1 vol. in-8, avec 84 gravures dans le texte. 6 fr.

Les analogies qui existent, au point de vue de l'évolution, entre la biologie et la sociologie, résultent de ce que l'évolution des sociétés, aussi bien que des organismes, est le concours des deux facteurs : *la ressemblance* et *l'adaptation*. Sans pousser jusqu'à l'exagération l'assimilation entre les organismes sociaux et les organismes végétaux ou animaux, MM. Demoor, Massart et Vandervelde ont réussi à découvrir des analogies très curieuses dans l'étude de la régression dans ces trois ordres de phénomènes.

L'esprit et le corps, considérés au point de vue de leurs relations; suivi d'études sur les *Erreurs généralement répandues au sujet de l'esprit*, par ALEX. BAIN, professeur à l'Université d'Aberdeen (Écosse). 1 vol. in-8, 6e édit. . . . . . 6 fr.

Dans cet ouvrage, M. Bain examine le grand problème de l'âme, surtout au point de vue de son action sur le corps. Il fait l'histoire de toutes les théories émises sur la nature de l'âme et sur la nature du lien qui peut l'unir au corps. Il étudie ensuite les sentiments, l'intelligence et la volonté, ce qui lui donne l'occasion d'exposer des vues fort originales, et il est conduit à indiquer une solution nouvelle du grand problème qu'il a abordé.

Les illusions des sens et de l'esprit, par JAMES SULLY. 1 vol. in-8, 3e édit. 6 fr.

Cette étude embrasse le vaste domaine de l'erreur. L'auteur s'est constamment tenu au point de vue strictement scientifique, c'est-à-dire à la description, à la classification des erreurs reconnues telles, qu'il explique en les rapportant à leurs conditions psychiques et physiques. C'est ainsi qu'après les illusions de la perception, il étudie celles des rêves, de l'introspection, de la pénétration, de la croyance, de l'amour-propre, de l'attente, de la mémoire, les erreurs de l'esthétique et de la poésie, etc.

Le magnétisme animal, par MM. ALFRED BINET, directeur du laboratoire de psychologie physiologique de la Sorbonne, et CH. FÉRÉ, médecin de Bicêtre. 1 vol. in-8, 4e édit. . . . . 6 fr.

Les auteurs de ce livre sont deux des élèves de M. le professeur Charcot; ils furent ses collaborateurs les plus assidus, et ont pu expérimenter toutes les méthodes de magnétisme, reproduire toutes les expériences relatées par les magnétiseurs et les soumettre à une analyse critique et sévère.

Les altérations de la personnalité, par ALFRED BINET, directeur du laboratoire de psychologie physiologique de la Sorbonne. 1 vol. in-8, avec fig., 2e éd. 6 fr.

M. Binet montre que le fameux *moi* indivisible de la vieille philosophie peut se dédoubler en plusieurs personnalités coexistantes ou successives parfaitement distinctes, en un mot qu'un même homme peut être à la fois plusieurs personnes. Ces faits extraordinaires, constatés scientifiquement, conduisent M. Binet à expliquer d'une manière naturelle des faits réputés miracles ou impostures, comme les phénomènes du spiritisme.

Le cerveau et ses fonctions, par le Dr J. LUYS. 1 vol. in-8, avec gravures, 7e édit. . . . . 6 fr.

Dans une première partie purement anatomique, M. Luys expose d'abord l'ensemble des procédés techniques par lesquels il a obtenu des coupes régulières du tissu cérébral, qu'il a photographiées avec des grossissements successivement gradués, procédés qui lui ont permis de pénétrer plus avant dans les régions encore inexplorées des centres nerveux.

La seconde partie est physiologique; elle comprend la mise en valeur des appareils cérébraux préalablement analysés, et donne l'exposé physiologique des diverses propriétés fondamentales des éléments nerveux considérés comme unités histologiques vivantes. Enfin l'auteur montre comment, grâce à la combinaison, à la participation incessante, à la totalisation des énergies de tous ces éléments, le cerveau sent, se souvient et réagit.

Le cerveau et la pensée chez l'homme et chez les animaux, par CHARLTON BASTIAN, prof. à l'Univ. de Londres. 2 vol. in-8, avec 184 gravures, 2e édit. 12 fr.

M. Charlton Bastian examine successivement les différentes classes d'animaux, avant d'arriver au cerveau de l'homme, et montre la gradation de toutes les fonctions intellectuelles, au fur et à mesure qu'on monte dans l'échelle animale. Les chapitres consacrés aux singes supérieurs et à l'homme sont très curieux; dans l'intelligence humaine, l'auteur a fait une grande place à l'examen de toutes les déviations intellectuelles, et cite un grand nombre d'observations qui ne sont pas des moindres attraits du livre.

Théorie scientifique de la sensibilité, par LÉON DUMONT. 1 vol. in-8, 4ᵉ éd.   6 fr.

Dans une première partie, l'auteur s'occupe de l'analyse générale, et passe en revue les théories sur le plaisir et la peine; il examine le caractère essentiel de ces deux affections, ainsi que leur relativité.

Dans la seconde division, M. Dumont aborde la synthèse particulière; il classe les émotions, distingue les plaisirs et les peines en plaisirs et peines positifs et plaisirs et peines négatifs. Il traite de l'expression de l'émotion chez l'homme et les animaux, de la contagion des émotions, de l'influence des émotions sur la volonté, et termine par une intéressante étude sur la production volontaire des causes de plaisir et, en particulier, sur l'art.

Le crime et la folie, par H. MAUDSLEY, professeur à l'Université de Londres. 1 vol. in-8, 7ᵉ édit. . . . . 6 fr.

Il s'est opéré, depuis un siècle, un grand changement soit dans l'opinion, soit dans la pratique, en tout ce qui concerne les maladies mentales. Dans sa préface, M. Maudsley montre cette évolution; il fait sentir combien le moyen âge, durant lequel on traitait les fous comme des criminels ou des bêtes féroces, était en retard sur l'antiquité. Celle-ci comprenait qu'il fallait, dans la folie, soigner le corps et l'esprit, et les soignait avec charité. L'auteur procède ensuite à une démarcation précise de la zone mitoyenne entre la sanité et l'insanité; puis il traite des diverses formes de l'aliénation mentale, des rapports de la loi et de la folie, de la folie partielle, de la folie épileptique et de la folie sénile. Il termine sa savante étude par une détermination nette des moyens qui permettent de se préserver de la folie. Il montre les pernicieux effets de l'intempérance, et préconise une éducation solide, doublée de croyances fortes et éclairées.

III. — PHYSIOLOGIE

Les virus, par le Dʳ ARLOING, membre correspondant de l'Institut, directeur de l'École vétérinaire et professeur à la Faculté de médecine de Lyon. 1 vol. in-8, avec 47 gravures dans le texte. 6 fr.

La théorie des microbes a renouvelé la médecine tout entière en même temps que la physiologie, sous l'impulsion donnée par Pasteur et Chauveau. M. Arloing étudie l'organisme dans la lutte avec les microbes, éléments actifs des virus; il montre le malade succombant ou résistant et acquérant alors d'ordinaire une immunité spéciale contre le retour du mal qui l'a touché une première fois. Il étudie ensuite les différents moyens de produire chez l'homme cette immunité contre les terribles maladies qui sont le fléau de notre espèce, depuis la variole jusqu'à la rage et à la phtisie. Il termine par une critique des travaux de Koch sur la fameuse lymphe préservatrice de la tuberculose qui a tant passionné le monde.

Les sensations internes, par H. BEAUNIS, professeur de physiologie à la Faculté de médecine de Nancy, directeur du laboratoire de psychologie physiologique à l'École des hautes études (Sorbonne). 1 vol. in-8. . . . . 6 fr.

Sous ce nom, l'auteur comprend toutes les sensations qui arrivent à la conscience par une autre voie que les cinq sens spéciaux. Il est ainsi amené à examiner les manifestations suivantes : *la sensibilité organique*, c'est-à-dire la sensibilité des tissus et organes, à l'exclusion des organes des sens; *les besoins* (besoins d'activité musculaire ou psychique, des fonctions digestives, de sommeil, de repos, etc.); *les sensations fonctionnelles* (respiratoires, circulatoires, etc.); *le sentiment de l'existence*; *les sensations émotionnelles*; les sensations de nature indéterminée, comme le sens de l'orientation, de la pensée, de la durée; *la douleur* et *le plaisir*.

Physiologie des exercices du corps, par le docteur FERNAND LAGRANGE, lauréat de l'Institut. 1 vol. in-8, 8ᵉ édit. . . . . 6 fr.

M. Lagrange a écrit sous ce titre un livre tout à fait original dont on ne saurait trop recommander la lecture. Il examine avec de très grands détails le travail musculaire, la fatigue, la cause de l'essoufflement, de la courbature, le surmenage. L'accoutumance au travail, l'entraînement, les différents exercices et leurs influences, les exercices qui déforment et ne déforment pas le corps, le rôle du cerveau dans l'exercice, l'automatisme. Certains chapitres sur les dépôts uratiques, sur le rôle du travail musculaire dans la production des sédiments, sont très fouillés. M. Lagrange a observé par lui-même, et l'on voit qu'il s'est rendu maître d'un sujet peu exploré et difficile. Tous les faibles, les débilités par l'air et la vie des grandes villes, ont intérêt à méditer cet excellent traité de physiologie spéciale.   (*Les Débats.*)

Les sens, par BERNSTEIN, professeur à l'Université de Halle. 1 vol. in-8, avec 91 grav. dans le texte, 5ᵉ édit. . . . . 6 fr.

Cet ouvrage est divisé en quatre livres : le premier est consacré au sens du toucher sous ses différentes formes; le second, consacré au sens de la vue, contient une étude détaillée de la constitution et du fonctionnement de l'œil et de toutes les maladies qu'il peut subir; le troisième traite du sens de l'ouïe et le quatrième termine l'ouvrage par l'étude de l'odorat et du goût.

Les organes de la parole et leur emploi pour la formation des sons du langage, par H. DE MEYER, professeur à l'Université de Zurich; traduit de l'allemand et précédé d'une introduction sur l'*Enseignement de la parole aux sourds-muets,* par M. O. CLAVEAU, inspecteur général des établissements de bienfaisance. 1 vol. in-8, avec 51 gravures dans le texte. . . . . 6 fr.

L'étude de la structure et des dispositions des organes de la parole s'impose aux philosophes avec un caractère de nécessité qui devient de jour en jour plus marqué; chaque jour, en effet, on voit s'affermir cette conviction qu'une intelligence exacte des lois relatives à la modification des éléments du langage ne peut s'acquérir sans le secours des lois physiologiques de la production des sons.

La physionomie et l'expression des sentiments, par P. MANTEGAZZA, professeur au Muséum d'histoire naturelle de Florence. 1 vol. in-8, avec gravures et 8 planches hors texte. 3ᵉ édit. . . . . 6 fr.

Ce livre est une page de psychologie, une étude sur le visage et sur la mimique humaine. L'auteur s'est donné pour tâche de séparer nettement les observations positives de toutes les divinations hardies qui ont jusqu'ici encombré la voie de ces études.

Scientifique dans le fond, l'ouvrage de M. Mantegazza est cependant d'une lecture agréable; le psychologue et l'artiste y trouveront beaucoup de faits nouveaux et des interprétations ingénieuses d'observations que chacun pourra vérifier.

Théorie nouvelle de la vie, par FÉLIX LE DANTEC, docteur ès sciences, chargé du cours d'Embryologie générale à la Sorbonne. 1 vol. in-8, 2ᵉ édit. . . 6 fr.

Comment définir la vie? « Il n'y a pas de définition des choses naturelles, » a dit Claude Bernard. On ne définit pas la vie, parce que la définition serait trop complexe. M. Le Dantec l'a tenté, et je n'oserais pas affirmer qu'il n'ait pas réussi. Seulement il a posé de nombreux corollaires préliminaires. Il faut d'ailleurs, avec lui, se faire une conception tout autre que celle que l'on possédait autrefois sur la vie. La vie de l'individu n'est pas unique; elle se compose d'une multitude d'éléments qui vivent aussi. Et ce que nous appelons la vie est la résultante de toutes ces vies particulières. N'insistons pas. L'ouvrage de M. Le Dantec est extrêmement remarquable. Il mérite d'être médité, et celui qui le lira verra s'agrandir considérablement l'horizon de ses connaissances. C'est un des livres les plus saillants de l'année.   (*Journal des Débats.*)

La machine animale, par E.-J. MAREY, membre de l'Institut, professeur au Collège de France. 1 vol. in-8, avec 117 grav. dans le texte, 6ᵉ édit. augmentée. 6 fr.

L'adaptation des organes du mouvement chez les animaux à leurs diverses conditions d'existence, les allures chez l'homme et chez le cheval, l'analyse du mécanisme du vol des insectes et des oiseaux, l'appareil reproduisant les mouvements des ailes : tels sont les principaux sujets traités dans ce livre.

Il n'est pas besoin d'insister sur les applications utiles de ces recherches scientifiques, lesquelles ont d'ailleurs valu à leur auteur le grand prix de physiologie de dix mille francs, fondé par M. Lacaze.

La locomotion chez les animaux (*marche, natation* et *vol*), suivi d'une étude sur l'*Histoire de la navigation aérienne,* par J.-B. PETTIGREW, professeur au Collège royal de chirurgie d'Edimbourg (Ecosse). 1 vol. in-8, avec 140 gravures dans le texte, 2ᵉ édit. . . . . 6 fr.

Une partie de cet ouvrage est consacrée aux questions traitées dans la *Machine animale,* par M. Marey, avec qui l'auteur est en désaccord sur un certain nombre de points. Il se place d'ailleurs à un point de vue différent. Il étudie la locomotion dans et par l'eau, dont M. Marey ne s'est pas occupé, et donne de curieux détails sur la natation de l'homme.

Mais ce qu'il faut signaler tout particulièrement, c'est son histoire de toutes les machines et de tous les systèmes essayés pour arriver à naviguer dans l'air, depuis les montgolfières jusqu'aux machines actuelles.

La chaleur animale, par CH. RICHET, professeur à la Faculté de médecine de Paris. 1 vol. in-8, avec 47 graphiques dans le texte. . . . . 6 fr.

L'auteur s'est proposé de déterminer les lois principales qui dominent la physiologie des êtres vivants. Il justifie la théorie de Lavoisier, que la vie est une fonction chimique : les phénomènes de chaleur dont les êtres vivants sont le siège, sont phénomènes physico-chimiques. Tout phénomène est accompagné de chaleur: il y a en outre production d'énergie mécanique et mouvement.

Les bases scientifiques de l'éducation physique, par G. DEMENY, professeur du cours d'Éducation physique de la Ville de Paris, et de physiologie appliquée à l'École militaire de gymnastique de Joinville-le-Pont. 1 vol. in-8, avec gravures dans le texte, 2e édit. . . . . 6 fr.

Le livre de M. Demeny s'adresse particulièrement aux personnes qui veulent s'éclairer sur un sujet nouveau des plus importants. La division seule en indique l'étendue. Le rôle social de l'éducation, les préjugés courants sur l'éducation physique, les effets de l'éducation sur les fonctions de la vie, les conditions hygiéniques, esthétiques et économiques de l'exercice, y sont traités avec la méthode la plus positive.

L'auteur développe particulièrement l'éducation de la respiration, l'ampliation de la poitrine, la fatigue et l'entraînement, l'éducation des mouvements et des sens. Il relie l'éducation physique à l'éducation morale en montrant l'effet de la première sur le caractère et, dans une troisième partie, il indique les procédés techniques de mensuration pour contrôler les résultats obtenus.

Évolution individuelle et hérédité (*Théorie de la variation quantitative*), par F. LE DANTEC, chargé du cours d'Embryologie générale à la Sorbonne. 1 vol. in-8 . . . . 6 fr.

L'hérédité joue un rôle de plus en plus grand dans les théories scientifiques depuis la révolution amenée par le darwinisme. Mais si on en parle à tout propos, on n'explique pas jusqu'ici comment elle peut opérer, comment les formes et les caractères du père peuvent se transmettre aux enfants. C'est ce que vient de faire M. F. Le Dantec, dont le but, en écrivant cet ouvrage, a été d'arriver, par une méthode purement déductive, à la compréhension de l'hérédité des caractères acquis, et c'est par cette méthode que son livre diffère entièrement des autres ouvrages publiés sur la question si controversée de l'hérédité.

IV. — ANTHROPOLOGIE

Formation de la Nation française (*Textes, linguistique, paléthnologie, anthropologie*), par GABRIEL DE MORTILLET, professeur à l'École d'Anthropologie, ancien président de la Société d'Anthropologie. 1 vol. in-8, avec 153 gravures et 18 cartes dans le texte, 2e édit. . . . . -. 6 fr.

Critique chronologique des anciens textes. Populations sédentaires et populations mobiles. Gaulois et Germains formant un seul et même type. Langues parlées. Évolution de l'écriture en France. Précurseur de l'homme. Naissance et développement de l'industrie et de la civilisation. Absence de culte. Invasion et révolution sociologique. Protohistorique et métallurgie. Races humaines primitives de la France. Dolichocéphales et brachycéphales. Origine et variations des cultes. Les premiers habitants apparaissent il y a 230 à 240 mille ans. Races françaises pures pendant le paléolithique. Mélange des races envahissantes. Formation de la population française : telles sont les matières traitées dans cet ouvrage.

L'espèce humaine, par A. DE QUATREFAGES, membre de l'Institut, professeur au Muséum d'histoire naturelle. 1 vol. in-8, 13e édit. . . . . 6 fr.

« Ce livre m'a beaucoup intéressé, et il intéressera tous ceux qui le liront. Il expose avec une pleine compétence les faits et les questions. On peut n'être pas toujours de son avis, mais il fournit des éléments de discussion sur lesquels il est légitime de compter. Les diverses races humaines sont bien étudiées : l'homme fossile, cette découverte des temps modernes, n'est pas oublié. Des détails très instructifs sont donnés sur les influences du milieu et de la race, sur les acclimatations, sur les croisements et sur les curieux phénomènes de l'hybridité. Le livre est dogmatique en ce sens qu'il part de la thèse de la monogénie humaine et qu'il est destiné complètement à l'établir. Je ne suis pas monogéniste; mais je ne suis pas non plus polygéniste, du moins de la façon dont M. de Quatrefages est monogéniste.... »   *E. LITTRÉ, Philosophie positive.*

Darwin et ses précurseurs français, par A. DE QUATREFAGES. 1 vol., 2e édit. 6 fr.

Les émules de Darwin, par A. DE QUATREFAGES; précédé de notices sur la vie et les travaux de l'auteur, par MM. E. PERRIER et HAMY, de l'Institut. 2 vol. 12 fr.

Les idées évolutionnistes qui, depuis un tiers de siècle, ont renouvelé toutes les sciences et même la philosophie, ont reçu évidemment de Darwin leur impulsion décisive. Mais ce n'est pas à dire que le grand naturaliste anglais ait tout inventé d'emblée. M. de Quatrefages montre dans ces ouvrages que Darwin a eu des précurseurs et des émules de premier rang, en France même. Il analyse et critique les théories de Darwin à côté de celles de ses précurseurs, Lamarck, Et. Geoffroy Saint-Hilaire, Buffon et quelques autres comme Telliamed, Robinet, Bory de Saint-Vincent. Parmi les savants qu'il cite comme émules de Darwin, nous rappellerons Wallace, Naudin, Romanes, Carl Vogt, Haeckel, Huxley, d'Omalius d'Halloy, etc.

La France préhistorique, par E. CARTAILHAC. 1 vol. in-8, avec 150 gravures dans le texte, 2ᵉ édit. . . . . 6 fr.

Ce qui distingue le livre de M. Cartailhac de tant d'autres livres sur le même sujet, c'en est le caractère uniquement et rigoureusement scientifique. Ni les conjectures n'y sont données pour des vérités, ni les hypothèses pour des certitudes; au contraire, M. Cartailhac s'y fait un point d'honneur de distinguer soigneusement le certain d'avec le probable, et le probable d'avec le douteux. Rien de moins ordinaire aux anthropologistes, dont l'intrépidité d'affirmation n'a d'égale au monde que celle des métaphysiciens. Et c'est ce qui suffirait à recommander *la France préhistorique*, si d'ailleurs le nom de M. Cartailhac n'était assez connu pour ses heureuses découvertes, ses nombreux travaux, et sa rare compétence. (*Revue des Deux Mondes*.)

L'homme préhistorique, étudié d'après les monuments et les costumes retrouvés dans les différents pays d'Europe; suivi d'une *Étude sur les mœurs et coutumes des sauvages modernes*, par sir JOHN LUBBOCK, membre de la Société royale de Londres, 2 vol. in-8 avec 228 grav. dans le texte, 4ᵉ édit. . . . . . . 12 fr.

Rappeler les grandes divisions de l'ouvrage montrera suffisamment son importance, tant au point de vue scientifique qu'au point de vue historique. Les principaux chapitres traitent des questions suivantes : *De l'emploi du bronze dans l'antiquité, de l'âge du bronze, de l'emploi de la pierre dans l'antiquité, monuments mégalithiques, tumuli, les anciennes habitations lacustres de la Suisse, les amas de coquilles du Danemark, les graviers des rivières, de l'ancienneté de l'homme.*

La famille primitive, ses origines et son développement, par C. N. STARCKE, professeur à l'Université de Copenhague. 1 vol. in-8. . . . . 6 fr.

Dans une première partie, l'auteur examine l'organisation de la famille, de la propriété et de l'héritage chez tous les peuples primitifs ou anciens. Dans la seconde partie, il fait la théorie de la famille primitive, de son origine et de son évolution. Il étudie successivement la filiation, la polyandrie et la polygamie, le matriarcat et le patriarcat, le lévirat et le niyoga, l'hérédité et le droit d'aînesse, les formes différentes de famille dans les principales races, etc. L'origine et le régime du mariage attirent principalement son attention; il développe soigneusement le système de l'exogamie et l'évolution du mariage. Il termine enfin par la théorie du clan, de la tribu et de la famille qui a provoqué, comme celle du mariage, bien des controverses. Ce livre est donc comme un résumé des principales questions sociales.

L'homme dans la nature, par P. TOPINARD. 1 vol. in-8, avec 101 grav. 6 fr.

L'ouvrage de M. Topinard se divise en deux parties distinctes. Dans la première, il expose les résultats de ses recherches personnelles sur l'anthropologie, les questions que soulève cette science, les résultats positifs qu'elle a obtenus et aussi les déceptions qu'elle a rencontrées. Dans la seconde partie de son ouvrage, M. Topinard expose et discute, à la lumière des derniers progrès de la science, toutes les données du grand problème de l'origine de l'homme. Malgré l'abîme profond qui sépare aujourd'hui le genre humain du reste des animaux, M. Topinard montre avec détails que l'homme est le produit d'une longue évolution commencée dans les classes inférieures des vertébrés et dont il suit toutes les phases jusqu'à l'ordre des Primates où l'Espèce humaine forme un rameau distinct.

Les races et les langues, par ANDRÉ LEFÈVRE, professeur à l'École d'Anthropologie de Paris. 1 vol. in-8 . . . . 6 fr.

L'auteur ne sépare pas le langage de l'organisme qui l'a produit, des êtres qui l'ont façonné à leur usage. Le langage, contre-coup sonore de la sensation, a débuté par le cri animal, cri d'émotion, cri d'appel. Varié par l'onomatopée, enrichi par la métaphore, il a évolué dans la mesure même du développement cérébral et des aptitudes intellectuelles. Tous les groupes ethniques passés en revue par l'auteur ont su mettre la parole en exacte correspondance avec leurs facultés et leurs besoins. Une grande partie de l'ouvrage est, comme de juste, consacrée à la puissante famille indo-européenne dont les nombreux idiomes ont refoulé, pour ainsi dire, et rejeté en marge de la civilisation des langues moins souples et moins bien ordonnées. M. André Lefèvre a proposé des vues nouvelles et originales. Toujours il s'est inspiré de ces lignes qui terminent l'ouvrage : « Tout ensemble facteur et expression de nos progrès, créateur de la conscience et de la science, le langage relie la zoologie à l'histoire, l'anthropologie physiologique à l'anthropologie morale. »

Les singes anthropoïdes, et leur organisation comparée à celle de l'homme, par R. HARTMANN, professeur à l'Université de Berlin. 1 vol. in-8, avec 63 gravures dans le texte. . . . . 6 fr.

L'auteur déduit de son étude la confirmation de la proposition de Huxley qu'il y a plus de différence entre les singes les plus inférieurs et les singes les plus élevés, qu'il n'y en a entre ceux-ci et les hommes. Toutefois si, au point de vue corporel, il constate une parenté très proche entre l'homme et le singe anthropoïde, il résulte également de ses observations qu'au point de vue psychique l'abîme entre les deux est très considérable.

Le centre de l'Afrique ; *Autour du Tchad*, par P. BRUNACHE, administrateur de commune mixte en Algérie. 1 vol. in-8, avec 45 gravures dans le texte et une carte. . . . . 6 fr.

M. P. Brunache a été le second de MM. Dybowski et Maistre dans leurs missions célèbres de 1892 et de 1894. Il raconte ses impressions de voyage et constate les résultats acquis dans les explorations auxquelles il a pris part ; il expose en même temps ses idées sur l'influence que la France peut et doit exercer dans les régions si disputées de l'Afrique centrale. Des dessins, pris sur place par l'auteur, donnent à son travail un cachet particulier, et constituent des documents authentiques qui intéresseront tous ceux, et ils sont nombreux, qui suivent avec ardeur les progrès de notre développement en Afrique.

V. — ZOOLOGIE

La culture des mers en Europe (*piscifacture, pisciculture, ostréiculture*), par GEORGES ROCHÉ, inspecteur général des Pêches maritimes. 1 vol. in-8, avec 81 gravures dans le texte. . . . . 6 fr.

M. Roché n'a pas eu la prétention d'écrire un traité d'aquiculture, mais il a pensé qu'il était intéressant d'initier le public au fonctionnement des industries maritimes et à la technique des méthodes piscicoles et ostréicoles. Il expose d'abord les procédés de pêche modernes et les résultats qu'ils fournissent dans les mers d'Europe, puis il passe en revue les essais de piscifacture et de pisciculture pratiqués dans les divers pays, la reproduction des homards et des langoustes, l'ostréiculture si développée en France que ses débouchés actuels sont devenus insuffisants. Un dernier chapitre est consacré à la culture des éponges industrielles.

L'intelligence des animaux, par G.-J. ROMANES, secrétaire de la Société Linnéenne de Londres pour la zoologie ; précédé d'une préface sur l'*Evolution mentale*, par EDM. PERRIER, membre de l'Institut, directeur du Muséum d'histoire naturelle de Paris. 2 vol. in-8, 3ᵉ édit. . . . . 12 fr.

Cet ouvrage a été composé, presque sous les yeux de Darwin, par un des hommes qui se sont le plus scrupuleusement imprégnés de sa méthode : Georges-J. Romanes ; il étudie les manifestations de l'instinct ou de la raison chez les différentes espèces, depuis les plus inférieures jusqu'aux grands mammifères, et il rapporte, avec un luxe de détails vraiment remarquable, quantité de curieuses observations.

La philosophie zoologique avant Darwin, par EDMOND PERRIER, membre de l'Institut, directeur du Muséum d'histoire naturelle de Paris. 1 vol. in-8, 3ᵉ édit. . . . . 6 fr.

Le savant professeur du Jardin des plantes a traité une des parties les plus intéressantes des sciences naturelles : l'Histoire des doctrines des grands zoologistes depuis Aristote jusqu'aux hommes les plus marquants de l'époque contemporaine. Il y a abordé chacun des grands problèmes que cherchent à résoudre en ce moment les sciences naturelles et a fait de ce livre un véritable résumé de la zoologie actuelle.

Descendance et Darwinisme, par O. SCHMIDT, professeur à l'Université de Strasbourg. 1 vol. in-8, avec 26 gravures, 6ᵉ édit. . . . . 6 fr.

La théorie nouvelle de la parenté et de la descendance n'est pas uniquement soumise aux controverses de ses partisans ; elle est discutée par des adversaires dont la vue est troublée par l'image plus ou moins nette des dangers qu'elle prépare à leur science fondée sur le miracle. L'opposition a été grande en Angleterre contre l'homme éminent au nom duquel se rattache cette révolution, surtout depuis qu'il est notoire que, fidèle à lui-même. il veut comprendre l'homme dans ses recherches et lui appliquer les conséquences de ses théories. L'auteur s'est proposé de mettre le lecteur à même d'embrasser l'état de ce problème si compliqué de la théorie de la descendance; il a voulu débrouiller cette trame confuse, établir les points cardinaux rencontrés en Darwin. Le succès de cet ouvrage semble prouver que le but a été atteint.

Les mammifères dans leurs rapports avec leurs ancêtres géologiques, par O. SCHMIDT, professeur à l'Université de Strasbourg. 1 vol. in-8, avec 51 gravures dans le texte. . . . . 6 fr.

Quels ont été nos ancêtres et ceux des mammifères actuels? Il n'y a pas de question scientifique qui puisse intéresser davantage le public tout entier ni prêter à des découvertes plus piquantes. Le principe même des doctrines darwiniennes n'est plus contesté aujourd'hui. Il faut maintenant développer leurs consequences et tracer la généalogie des êtres vivants actuels au travers des temps géologiques. C'est ce que fait M. O. SCHMIDT pour toutes les catégories de mammifères, depuis les moins élevés jusqu'aux grands singes anthropoïdes et jusqu'à l'homme lui-même. Il termine en décrivant à grands traits l'homme de l'avenir.

L'écrevisse, *Introduction à l'étude de la zoologie,* par TH.-H. HUXLEY, membre de la Société royale de Londres et de l'Institut de France, prof[r] d'histoire naturelle à l'Ecole royale des mines de Londres. 1 vol. in-8, avec 82 grav., 2e éd. 6 fr.

L'auteur n'a pas voulu simplement écrire une monographie de l'écrevisse, mais montrer comment l'étude attentive de l'un des animaux les plus communs peut conduire aux généralisations les plus larges, aux problèmes les plus difficiles de la zoologie, et même de la science biologique en général. Avec ce livre, le lecteur se trouve amené à envisager face à face toutes les grandes questions zoologiques qui excitent aujourd'hui un si vif intérêt.

Les commensaux et les parasites dans le règne animal, par P.-J. VAN BENEDEN, professeur à l'Université de Louvain (Belgique). 1 vol. in-8, avec 82 grav. dans le texte, 3e édit. . . . . 6 fr.

Dans une première partie, l'auteur étudie les *Commensaux,* qu'il divise en commensaux libres et commensaux fixes; dans une deuxième partie, les *Mutualistes,* c'est-à-dire ceux qui vivent ensemble en se rendant de mutuels services.

Dans la troisième partie, sont traités les *Parasites,* ainsi divisés : parasites libres à tout âge, dans le jeune âge, pendant la vieillesse; parasites à transmigrations et à métamorphoses; parasites à toutes les époques de la vie.

Une table alphabétique contenant les noms de 450 animaux environ, cités dans le cours de l'ouvrage, le termine utilement pour les recherches.

Les sens et l'instinct chez les animaux et principalement chez les insectes, par SIR JOHN LUBBOCK. 1 vol. in-8, avec 150 grav. dans le texte. . . . . 6 fr.

La principale originalité de ce livre, ce sont les nombreuses expériences imaginées par l'auteur, avec une ingéniosité et une patience sans égales, pour mettre en lumière l'intelligence et les instincts moraux ou sociaux des bêtes de tout ordre. C'est ce qui rend la lecture de ce livre aussi attachante pour les gens du monde que pour les savants.

VI. — BOTANIQUE — GÉOLOGIE

Les végétaux et les milieux cosmiques *(adaptation, évolution),* par J. COSTANTIN, professeur au Muséum d'histoire naturelle. 1 vol. in-8. avec 171 gravures dans le texte. . . . . 6 fr.

Guidé par les idées profondes de Goethe, M. Costantin nous fait assister aux variations incessantes des êtres qu'on observe partout dans la nature; il établit. en outre, comment les caractères nouveaux ainsi produits se fixent peu à peu et deviennent héréditaires. Il élucide par des arguments probants le point capital et si ardemment débattu, dans ces dernières années, de la fixation des caractères acquis. La portée des questions ainsi discutées n'échappera pas à tous les esprits qu'intéressent la science et la philosophie.

Au point de vue de l'enseignement, ce livre mérite d'être recommandé, car il permet de grouper tous les faits épars en les enchaînant entre eux, en rendant leur étude aussi claire qu'attachante.

La géologie expérimentale, par STANISLAS MEUNIER, professeur au Muséum d'histoire naturelle. 1 vol. in-8, avec 52 gravures dans le texte. . . . . 6 fr.

Il est une branche d'études, la géologie, qui, jusqu'en ces derniers temps, ne demandait à l'expérience à peu près aucun contrôle. M. Stanislas Meunier, estimant que les phénomènes géologiques aussi bien que ceux de la physique, de la chimie ou de la biologie relèvent de l'expérimentation, s'est ingénié durant des années à créer des expériences propres à donner sur les circonstances des formations géologiques des lumières précises. Pour ces raisons, l'ouvrage qu'il vient de publier mérite tout particulièrement d'attirer l'attention. Il est en effet la première manifestation d'une orientation nouvelle et des plus fructueuses que vont subir les études géologiques.

G. VITOUX (le Rappel).

La nature tropicale, par J. COSTANTIN, professeur au Muséum d'histoire naturelle. 1 vol. in-8, avec 166 gravures dans le texte. . . . . 6 fr.

L'importance sans cesse croissante des questions coloniales vient ajouter un véritable intérêt d'actualité à l'intérêt scientifique de ce livre curieux. L'auteur nous révèle tous les secrets de la végétation puissante des forêts vierges, si différentes des petits bois de nos climats, et surtout les associations de vie qui s'établissent entre les plantes les plus différentes. Comme dans les sociétés humaines, on y voit toutes les formes de la charité, du parasitisme et de la solidarité. L'ouvrage se termine par l'étude scientifique des légendes sur le déluge qui existent dans toutes les religions, et montre à quels phénomènes réels on peut les rattacher.

Introduction à l'étude de la botanique (Le sapin), par J. DE LANESSAN, professeur agrégé à la Faculté de médecine de Paris, ancien gouverneur général de l'Indo-Chine, député. 1 vol. in-8, avec 103 grav. dans le texte, 2ᵉ édit. 6 fr.

L'auteur a écrit ce livre surtout pour faire connaître au grand public les principes et les traits généraux des sciences, mais il rendra aussi service à ceux qui débutent dans l'étude de la botanique, en leur montrant que cette science ne se compose pas seulement de détails arides et fastidieux. En prenant comme sujet l'étude du Sapin, M. de Lanessan n'a pas voulu faire une monographie de cet arbre; il s'est proposé seulement de développer par un exemple spécial les théories les plus importantes de la Botanique.

L'origine des plantes cultivées, par A. DE CANDOLLE, correspondant de l'Institut. 1 vol. in-8, 4ᵉ édit. . . . . 6 fr.

Le but de l'auteur, digne héritier d'un nom réputé en botanique, a été de chercher l'état et l'habitation de chaque espèce avant sa mise en culture. Il a dû, pour cela, distinguer parmi les innombrables variétés, celle qu'on peut estimer la plus ancienne, et voir de quelle région du globe elle est sortie. Il montre, en outre, comment la culture des diverses espèces s'est répandue dans différentes directions, à des époques successives.

Les champignons, par COOKE et BERKELEY. 1 vol. in-8, avec 110 grav., 4ᵉ éd. 6 fr.

Cet ouvrage, écrit pour les étudiants et les gens du monde, apporte des lumières sur un point de la botanique généralement ignoré. Dans la première partie, l'auteur donne d'intéressants détails sur la nature des champignons, sur leur structure et leur classification; il enseigne leurs divers usages. Il fait suivre aux lecteurs les phases successives du développement de ces cryptogames et insiste sur les phénomènes remarquables. La seconde partie, plus pratique, a trait à l'influence des champignons, à leurs habitats et à leur culture, aux procédés de récolte et de conservation généralement pratiqués. L'ouvrage est présenté aux lecteurs par M. Berkeley, dont les conseils éclairés ont encore ajouté à l'intérêt de ce livre.

L'évolution du règne végétal, par G. DE SAPORTA, correspondant de l'Institut, et MARION, professeur à la Faculté des sciences de Marseille.

    I. Les Cryptogames. 1 vol. in-8, avec 85 gravures dans le texte. . . . . 6 fr.
    II. Les Phanérogames. 2 vol. in-8, avec 136 gravures dans le texte. . . . . 12 fr.

Depuis vingt ans que la théorie de Darwin a bouleversé toutes les théories scientifiques, bien des livres ont été consacrés à sa défense. Mais c'est la première fois qu'on trace dans son cadre un tableau d'ensemble du monde végétal. MM. de Saporta et Marion montrent comment la flore actuelle tout entière s'est constituée peu à peu par la transformation d'un type primitif. C'est la généalogie du règne végétal.

Les régions invisibles du globe et des espaces célestes, par A. DAUBRÉE, membre de l'Institut. 1 vol. in-8, avec 89 gravures, 2ᵉ édit. . . . . . . 6 fr.

Livre écrit pour le grand public, dans lequel l'éminent professeur du Muséum fait l'étude des eaux souterraines, de la formation des roches sédimentaires ou cristallines, des tremblements de terre, des météorites ou pierres tombées du ciel, etc. Les sources, les eaux minérales, les cours d'eau souterrains, le rôle minéralisateur de l'eau aux époques géologiques constituent autant de chapitres d'un vif intérêt. Les tremblements de terre et les météorites conduisent M. Daubrée à l'examen de la constitution du globe. En un mot, c'est bien, comme l'indique le titre, une excursion dans les régions de l'invisible. *(Les Débats.)*

Les volcans et les tremblements de terre, par FUCHS, professeur à l'Université de Heidelberg. 1 vol. in-8, avec 30 gravures et une carte en couleurs, 6e édit.. . . . . 6 fr.

On trouve dans ce livre un historique détaillé des tremblements de terre connus, des études sur les tremblements de mer, les volcans boueux et les geysers, une description pétrographique des laves; enfin il se termine par une description géographique des volcans, comprenant une énumération complète et tenant compte de toutes les découvertes et de tous les événements récents.

Le pétrole, le bitume et l'asphalte, par A. JACCARD, professeur de géologie à l'Académie de Neuchâtel. 1 vol. in-8, avec 70 gravures dans le texte. . 6 fr.

M. Jaccard fait dans ce livre l'histoire critique de toutes les théories scientifiques relatives au pétrole, décrit son mode de formation, expose la découverte successive de ses gisements dans les deux mondes. Il fait ensuite l'histoire du bitume et de l'asphalte. Enfin il cherche à déterminer l'avenir industriel du pétrole. De nombreuses figures placées dans le texte permettent notamment de suivre les descriptions des principaux gisements géologiques.

La géologie comparée, par STANISLAS MEUNIER, professeur au Muséum d'histoire naturelle. 1 vol. in-8, avec 35 gravures dans le texte. . . . . . . 6 fr.

L'étude des météorites, qui sont des échantillons de masses extra-terrestres, et les renseignements de plus en plus abondants que nous fournit l'astronomie physique, aidée par l'analyse spectrale, sur la constitution des corps célestes, permettent d'entrevoir une géologie considérable, dont la géologie terrestre forme un cas particulier. C'est ce nouveau chapitre de la science que le savant professeur du Muséum s'attache, depuis des années, à développer et à constituer en corps de doctrine. Il en a donné un excellent résumé dans le volume que nous avons sous les yeux.
(Revue des Deux Mondes.)

La géologie générale, par *le même.* 1 vol. in-8, avec 43 grav. dans le texte. 6 fr.

L'auteur débute par un exposé de l'évolution des idées en géologie générale pendant le XIXe siècle et passe en revue les théories de Cuvier, de Lyell, de Constant Prévost et de leurs écoles, pour aboutir à l'activisme qui constitue à l'heure actuelle le dernier stade de cette évolution. Pour justifier cette doctrine qu'il a faite sienne, il étudie les principaux phénomènes actuels en essayant de retrouver pour chacun d'eux la cause prochaine d'où ils dérivent. Il recherche ensuite dans les dépôts des époques antérieures à la nôtre, des témoignages analogues à ceux qu'il a ainsi interprétés, puis il examine si toutes les actions actuelles se sont fait sentir alors et si, à leur influence, ne s'est pas ajoutée celle des causes qui n'agiraient plus maintenant.

Il établit ainsi, pour ainsi dire, la physiologie tellurique de l'époque actuelle et la physiologie comparée des époques précédentes, et fait enfin ressortir entre les unes et les autres les points communs et les contrastes dont se dégage, comme d'elle-même, toute la philosophie de la géologie.

VII. — PHYSIQUE

Les glaciers et les transformations de l'eau, par J. TYNDALL, professeur de chimie à l'Institution royale de Londres; suivi d'une étude sur le même sujet, par HELMHOLTZ, professeur à l'Université de Berlin. 1 vol. in-8, avec 27 gravures dans le texte et 8 planches tirées à part sur papier teinté, 6e édit. . . . 6 fr.

La conservation de l'énergie, par BALFOUR STEWART, professeur de physique au College Owen de Manchester (Angleterre); suivi d'une étude sur la *Nature de la force,* par P. DE SAINT-ROBERT (de Turin). 1 vol. in-8, 6e édit. 6 fr.

La matière et la physique moderne, par STALLO; précédé d'une préface par CH. FRIEDEL, de l'Institut, professeur à la Faculté des sciences de Paris. 1 vol. in-8, 3e édit. . . . . 6 fr.

L'auteur critique, au point de vue purement expérimental, les principales théories de la science contemporaine : la théorie mécanique de la chaleur, la théorie atomique, etc., enfin les surprenantes doctrines des géomètres allemands et italiens sur l'espace à quatre dimensions. M. Friedel a placé en tête de ce livre une préface où il prend la défense de l'Ecole atomique dont il est le chef incontesté en France depuis la mort de Wurtz.

VIII. — CHIMIE

La synthèse chimique, par M. BERTHELOT, membre de l'Institut, professeur de chimie organique au Collège de France. 1 vol. in-8, 9ᵉ édit. . . . . . 6 fr.

C'est en 1860 que M. Berthelot a exposé, pour la première fois, les méthodes et les résultats généraux de la synthèse chimique appliquée aux matériaux immédiats des êtres organisés, et qu'il a fait connaître au monde savant les procédés qu'il avait découverts pour réaliser les combinaisons de carbone et d'hydrogène.

Il était bon que ces principes de la synthèse organique qui ont pris une place si importante dans le domaine de la chimie et qui, chaque jour, produisent des découvertes nouvelles, fussent mis à la portée du grand public.

La théorie atomique, par AD. WURTZ, membre de l'Institut, professeur à la Faculté des sciences et à la Faculté de médecine de Paris. Précédé d'une introduction sur *la Vie et les travaux* de l'auteur, par CH. FRIEDEL, de l'Institut. 1 vol. in-8, 8ᵉ édit. . . . . 6 fr.

Dans cet ouvrage, le chef de l'École atomique française, Ad. Wurtz, résume l'ensemble des travaux et des théories qui ont rendu son nom célèbre dans toute l'Europe savante. Il expose le développement successif des théories chimiques depuis Dalton, Gay-Lussac, Berzélius et Proust, jusqu'à Dumas, Laurent et Gerhardt, Avogrado, Mendeleef, et termine par les études les plus curieuses et les plus nouvelles sur la constitution des corps et la nature de la matière.

Les fermentations, par P. SCHUTZENBERGER, membre de l'Institut, professeur de chimie au Collège de France. 1 vol. in-8, avec 28 grav., 6ᵉ édition refondue. 6 fr.

M. Schutzenberger a divisé son travail en deux parties : dans la première, il traite des fermentations attribuées à l'intervention d'un ferment organisé ou figuré, telles sont les fermentations alcoolique, visqueuse, lactique, ammoniacale, butyrique et par oxydation ; la seconde partie est consacrée aux fermentations provoquées par des produits solubles, élaborés par les organismes vivants.

Microbes, ferments ét moisissures, par le Dʳ L. TROUESSART. 1 vol. in-8, avec 107 gravures dans le texte, 2ᵉ édit. . . . . 6 fr.

Le rôle des microbes intéressant chacun de nous, il fallait un livre où l'avocat, forcé de traiter en face d'experts une question d'hygiène, l'ingénieur, l'architecte, l'industriel, l'agriculteur, l'administrateur, pussent trouver des notions claires et précises sur les questions d'hygiène pratique se rattachant à l'étude des microbes, notions qu'ils trouveraient difficilement, dispersées qu'elles sont dans les livres destinés aux médecins ou aux botanistes de profession. Bien qu'il ne soit pas écrit spécialement pour ces derniers, ce livre peut cependant leur être d'une grande utilité.

Il a été donné une large place à la partie botanique, trop souvent négligée dans les ouvrages de pathologie microbienne.

La révolution chimique. Lavoisier, par M. BERTHELOT. 1 vol. in-8, ill., 2ᵉ éd. 6 fr.

A côté de la Révolution politique de 1789, il y a donc eu une révolution chimique, personnifiée par Lavoisier, et qui sépare deux mondes scientifiques entièrement différents par leurs méthodes, leur esprit et leurs principes. C'est cette révolution que raconte M. Berthelot.

L'ouvrage se termine par des notices et extraits des registres inédits du laboratoire de Lavoisier qui offrent un intérêt particulier en mettant le lecteur en présence de la méthode de travail de l'illustre savant.

La photographie et la photochimie, par G.-H. NIEWENGLOWSKI, préparateur à la Faculté des sciences de Paris, directeur du journal *La Photographie*. 1 vol. in-8, avec 128 gravures dans le texte et 1 planche en phototypie hors texte. 6 fr.

Les principes de photochimie qui sont la base des procédés photographiques sont d'abord décrits aussi clairement que possible. L'auteur passe ensuite en revue les diverses phases des nombreuses recherches qui ont abouti à la fixation des images de la chambre noire, avec leur triple caractère de forme, de couleurs et de mouvement, et donne un aperçu des nombreuses applications de l'invention française la plus féconde de ce siècle. Les travaux les plus récents sont analysés dans cet ouvrage ; c'est ainsi que des chapitres ont été réservés à l'*art photographique*, à la *photographie directe et indirecte des couleurs*, à la *chromo-photographie* et au *cinématographe*, à la *photographie de l'invisible*, aux *rayons de Rœntgen* et aux radiations qui s'en rapprochent par leurs propriétés. Les applications de la photographie à l'*astronomie*, à l'*art militaire*, aux *sciences physiques, naturelles et médicales*, à la *décoration*, etc., font aussi l'objet de chapitres spéciaux.

L'eau dans l'alimentation, par le D' F. MALMÉJAC, pharmacien de l'armée, docteur en pharmacie. Préface de M. SCHLAGDENHAUFFEN, directeur honoraire de l'École supérieure de pharmacie de Nancy. 1 vol. in-8, avec gravures. . 6 fr.

La question de l'eau de boisson occupe aujourd'hui une place capitale en hygiène, et il n'est pas trop de la géologie, de la chimie et de la bactériologie pour la résoudre.

Ce sont les résultats de toutes les recherches entreprises depuis vingt ans que M. Malméjac expose; il a également consigné des travaux personnels encore inédits; ainsi composé, le livre résume fidèlement les connaissances que toute personne instruite doit posséder sur la matière. Nul n'oserait, en effet, se désintéresser d'une question qui a pour but de débarrasser à jamais le genre humain des redoutables épidémies d'origine hydrique et, comme conséquence, de faire diminuer dans de grandes proportions la mortalité.

IX. — ASTRONOMIE — MÉCANIQUE

Les étoiles. *Notions d'astronomie sidérale*, par le Père A. SECCHI, directeur de l'Observatoire du Collège romain. 2 vol. in-8, avec 68 gravures dans le texte et 16 planches en noir et en couleurs, 3° édit. . . . . 12 fr.

L'auteur, après avoir décrit l'aspect général du ciel, étudie toutes les questions qui se rattachent à la grandeur des étoiles, à la distance qui les sépare de nous, à leur couleur, à leurs changements d'éclat et de teinte. Un chapitre est consacré au soleil, qui appartient à la classe des étoiles variables. Il aborde ensuite l'histoire des nébuleuses, l'étude et la détermination des mouvements propres des étoiles. Il est ainsi conduit à traiter de l'immensité de l'espace stellaire, du nombre des étoiles, des distances qui les séparent de nous et de celles qui les séparent les unes des autres. Enfin, dans un dernier chapitre, le P. Secchi expose ses vues sur la constitution de l'univers.

Histoire de la machine à vapeur, de la locomotive et des bateaux à vapeur, par R. THURSTON, professeur de mécanique à l'Institut technique de Hoboken, près New-York; revue, annotée et augmentée d'une Introduction, par M. HIRSCH, ingénieur en chef des ponts et chaussées, professeur de machines à vapeur à l'École des ponts et chaussées de Paris. 2 vol. in-8, avec 160 gravures dans le texte et 16 planches à part, 3° édit. . . . . 12 fr.

On peut dire que l'industrie moderne tout entière dérive de la machine à vapeur, et cependant l'histoire de ce merveilleux engin n'avait pas encore été écrite d'une manière complète. M. Thurston a comblé cette lacune. Cet ouvrage est orné de 16 planches, d'une foule de portraits d'inventeurs, et d'une immense figure représentant tous les types de machines à vapeur, de bateaux à vapeur ou de locomotives, depuis les premières tentatives de l'antiquité jusqu'aux perfectionnements les plus récents.

Les aurores polaires, par A. ANGOT, météorologiste titulaire au Bureau météorologique de France. 1 vol. in-8, avec 15 gravures dans le texte et hors texte. 6 fr.

Les aurores boréales, que M. Angot appelle avec raison aurores polaires, puisqu'elles se produisent aussi bien au pôle sud qu'au pôle nord, et descendent même de temps à autre dans les latitudes tempérées, forment l'un des sujets les plus curieux des sciences physiques. M. Angot les décrit, en fait l'histoire, en discute la théorie, avec la clarté de style et l'élégance d'exposition qui lui ont donné une place éminente dans la littérature scientifique comme dans la science technique. Des gravures, exécutées avec le plus grand soin, représentent les plus belles aurores boréales observées.

X. — BEAUX-ARTS

Les débuts de l'art, par E. GROSSE, professeur à l'Université de Fribourg-en-Brisgau. Traduit de l'allemand par A. Dirr. Introduction de M. L. Marillier. 1 vol. in-8, avec 32 gravures dans le texte et 3 planches hors texte. . 6 fr.

L'art, à ses débuts, a été nettement réaliste, visant seulement à représenter, de façon exacte, les principaux faits de la vie courante. Ce sont des facteurs secondaires qui ont fait naître la tendance à la simplification, au choix entre les détails, au *style*. Rien de tout cela n'a existé dans les reproductions premières des objets que l'homme voyait tous les jours. L'ouvrage de M. Grosse est conçu sur un plan des plus simples :

après une étude préliminaire sur *le but et la voie de la science de l'art*, sur *les peuples primitifs*, et sur *l'art* en général, l'auteur examine *la parure*, *l'art ornementaire*, *la sculpture et la peinture*, *la danse*, *la poésie*, *la musique*; une *conclusion* rapide permet de mesurer l'étendue du champ parcouru.

Les idées maîtresses de l'ouvrage, inséparablement unies les unes aux autres, consistent essentiellement en cette notion que, pour s'élever à la dignité de science, la connaissance d'un ensemble de faits ou d'individus doit être surtout explicative; or, nulle part cette méthode ne trouve de plus utiles applications que dans le domaine de l'art. Écrit en une langue alerte, le livre de M. Grosse est accessible à tous : il intéressera les savants, et les hommes les moins initiés aux recherches et aux méthodes de l'ethnographie comparée pourront le lire sans un instant d'ennui, sans un effort d'attention.

La céramique ancienne et moderne, par E. GUIGNET, directeur des teintures à la manufacture des Gobelins, et E. GARNIER, conservateur du Musée de la manufacture de Sèvres. 1 vol. in-8, avec 100 gravures dans le texte. . . . . 6 fr.

Ce gros livre est formé de deux parties distinctes : un manuel des procédés de fabrication employés par les céramistes, et une histoire rétrospective de la céramique. La première de ces deux parties est l'œuvre de M. Guignet, directeur des teintures aux manufactures des Gobelins, et c'est M. Garnier, l'éminent conservateur du Musée de Sèvres, qui s'est chargé d'écrire la seconde. Tous deux se sont, comme on pouvait le prévoir, acquittés de leur tâche avec beaucoup de conscience. L'ensemble de l'ouvrage est d'un extrême intérêt, aussi bien pour les fabricants que pour les collectionneurs.

(Illustration.)

Le son et la musique, par P. BLASERNA, professeur à l'Université de Rome; suivi des *Causes physiologiques de l'harmonie musicale*, par H. HELMHOLTZ, prof. à l'Univ. de Berlin. 1 vol. in-8, avec 41 gravures dans le texte, 5e édit. 6 fr.

Ce livre n'a pas la prétention de donner une description complète des phénomènes sonores, ni d'exposer toute l'histoire des lois musicales; l'auteur a cherché seulement à réunir deux sujets qui jusqu'alors avaient été traités séparément. Exposer brièvement les principes fondamentaux de l'acoustique et en montrer les plus importantes applications, tel est le but de cet ouvrage. Il se trouve présenter ainsi un grand intérêt pour ceux qui aiment à la fois l'art et la science.

Principes scientifiques des beaux-arts, par E. BRUCKE, professeur à l'Université de Vienne; suivi de *l'Optique et les Arts*, par H. HELMHOLTZ, professeur à l'Université de Berlin. 1 vol. in-8, avec 39 gravures, 4e édit. . . . . . . 6 fr.

Dans ce volume sont réunies les recherches principales de deux savants, MM. Brucke et Helmholtz, et les matériaux qui y sont contenus montrent, par leur diversité et leur importance, que la peinture et la sculpture ne perdent rien à devenir savantes tout en demeurant artistiques. *La perspective*, *la distribution de la lumière et des ombres*, *la couleur avec ses harmonies et ses contrastes*, sont autant de sujets scientifiques que les peintres ne sauraient se dispenser d'étudier. Les auteurs donnent également d'intelligents conseils sur le mode *d'éclairement des modèles* qui est déterminé par des lois rigoureuses et dont on ne s'écarte qu'au détriment de la vérité des effets; ils traitent également la question connexe de *l'éclairement des galeries de tableaux*.

Théorie scientifique des couleurs et leurs applications aux arts et à l'industrie, par O.-N. ROOD, professeur de physique à Columbia-College de New-York (États-Unis). 1 vol. in-8, avec 130 gravures dans le texte et une planche en couleurs, 2e édit. . . . . 6 fr.

Ce livre convient à la fois, grâce aux aptitudes variées de son auteur, aux artistes et aux gens du monde. On y trouve, sous une forme accessible, l'exposé des diverses théories sur les couleurs et sur leur perception dans l'œil humain, ainsi que les applications si variées et si curieuses de beaucoup de ces théories dans l'industrie. Enfin le rôle des couleurs dans la peinture, les moyens de les employer et l'étude des divers genres, forment une partie importante de l'ouvrage.

LISTE GÉNÉRALE PAR ORDRE D'APPARITION DES 98 VOLUMES

DE LA

BIBLIOTHÈQUE SCIENTIFIQUE INTERNATIONALE

1. Tyndall. Les Glaciers et les Transformations de l'eau, *illustré*. 7e éd.
2. Bagehot. Lois scientifiques du développement des nations. 6e éd.
3. Marey. La Machine animale, *illustré*. 6e éd.
4. Bain. L'Esprit et le Corps. 6e éd.
5. Pettigrew. La Locomotion chez les animaux, *illustré*. 2e éd.
6. Herbert Spencer. Introduction à la science sociale. 13e éd.
7. Schmidt. Descendance et Darwinisme, *ill.* 6e éd.
8. Maudsley. Le Crime et la Folie. 7e éd.
9. Van Beneden. Les Commensaux et les Parasites du règne animal, *illustré*. 4e éd.
10. Balfour Stewart. La Conservation de l'énergie, *illustré*. 6e éd.
11. Draper. Les Conflits de la science et de la religion. 11e éd.
12. Léon Dumont. Théorie scientifique de la sensibilité. 4e éd.
13. Schutzenberger. Les Fermentations, *illustré*. 6e éd. refondue.
14. Whitney. La vie du langage. 4e éd.
15. Cooke et Berkeley. Les Champignons, *ill.* 4e éd.
16. Bernstein. Les Sens, *illustré*. 5e éd.
17. Berthelot. La Synthèse chimique. 9e éd.
18. Niewenglowski. La Photographie et la Photochimie, *illustré*.
19. Luys. Le Cerveau et ses Fonctions, *illustré*. 7e éd.
20. Stanley Jevons. La Monnaie et le Mécanisme de l'échange. 5e éd.
21. Fuchs. Volcans et Tremblements de terre, *illustré*. 6e éd.
22. Brialmont (le général). La Défense des États et les Camps retranchés. (*Epuisé*.)
23. De Quatrefages. L'Espèce humaine. 13e éd.
24. P. Blaserna et Helmholtz. Le Son et la Musique, *illustré*. 5e éd.
25. Rosenthal. Les Nerfs et les Muscles. (*Epuisé*.)
26. Brucke et Helmholtz. Principes scientifiques des Beaux-Arts, *illustré*. 4e éd.
27. Wurtz. La Théorie atomique. 8e éd.
28-29. Secchi (le Père). Les Etoiles, 2 vol. *illustrés*. 3e éd.
30. Joly. L'Homme avant les métaux. (*Epuisé*.)
31. A. Bain. La Science de l'éducation. 10e éd.
32-33. Thurston. Histoire de la machine à vapeur, 2 vol. *illustrés*. 3e éd.
34. Hartmann. Les Peuples de l'Afrique. (*Epuisé*.)
35. Herbert Spencer. Les Bases de la morale évolutionniste. 6e éd.
36. Huxley. L'Ecrevisse (Introduction à la zoologie), *illustré*. 2e éd.
37. De Roberty. La Sociologie. 3e éd.
38. Rood. Théorie scientifique des couleurs, *ill.* 2e éd.
39. De Saporta et Marion. L'Evolution du règne végétal (les Cryptogames), *illustré*.
40-41. Charlton Bastian. Le Cerveau et la Pensée chez l'homme et les animaux, 2 vol. *illustrés*. 2e éd.
42. James Sully. Les Illusions des sens et de l'esprit, *illustré*. 3e éd.
43. Young. Le Soleil. (*Epuisé*.)
44. De Candolle. Origine des plantes cultivées. 4e éd.
45-46. Lubbock. Fourmis, Abeilles et Guêpes. (*Ep.*)
47. Perrier. La Philosophie zoologique avant Darwin. 3e éd.

48. Stallo. Matière et Physique moderne. 3e éd.
49. Mantegazza. La Physionomie et l'Expression des sentiments, *illustré*. 3e éd.
50. De Meyer. Les Organes de la parole et leur emploi pour la formation des sons du langage, *ill.*
51. De Lanessan. Le Sapin, *illustré*. 2e éd.
52-53. De Saporta et Marion. L'Evolution du règne végétal (les Phanérogames), 2 vol. *illustrés*.
54. Trocessart. Les Microbes, les Ferments et les Moisissures, *illustré*. 2e éd.
55. Hartmann. Les Singes anthropoïdes, leur organisation comparée à celle de l'homme, *illustré*.
56. Schmidt. Les Mammifères dans leurs rapports avec leurs ancêtres géologiques, *illustré*.
57. Binet et Féré. Le Magnetisme animal, *ill.* 4e éd.
58-59. Romanes. L'Intelligence des animaux, 2 vol. *illustrés*. 3e éd.
60. Lagrange. Physiologie des exercices du corps. 8e éd.
61. Dreyfus. L'Evolution des mondes et des sociétés.
62. Daubrée. Les Régions invisibles du globe et des espaces célestes, *illustré*. 2e éd.
63-64. Lubbock. L'Homme préhistorique, 2 vol. *illustrés*. 4e éd.
65. Richet. La Chaleur animale, *illustré*.
66. Falsan. La Période glaciaire. (*Epuisé*.)
67. Beaunis. Les Sensations internes.
68. Cartailhac. La France préhistorique. *ill.* 2e éd.
69. Berthelot. La Révolution chimique. 2e éd.
70. Lubbock. Sens et instincts des animaux, *illustré*.
71. Starcke. La Famille primitive.
72. Arloing. Les Virus, *illustré*.
73. Topinard. L'Homme dans la nature, *illustré*.
74. Binet (Alf.). Les Altérations de la personnalité. 2e éd.
75. De Quatrefages. Darwin et ses précurseurs français. 2e éd.
76. André Lefèvre. Les Races et les Langues.
77-78. De Quatrefages. Les Emules de Darwin.
79. Brunache. Le Centre de l'Afrique, *illustré*.
80. Angot. Les Aurores polaires, *illustré*.
81. Jaccard. Le Pétrole, l'Asphalte et le Bitume, *ill.*
82. Stanislas Meunier. La Géologie comparée, *ill.*
83. Le Dantec. Théorie nouvelle de la vie, *ill.* 2e éd.
84. De Lanessan. Principes de colonisation.
85. Demoor, Massart et Vandervelde. L'Evolution régressive, *illustré*.
86. De Mortillet. Formation de la nation française, *illustré*. 2e éd.
87. G. Roché. La culture des mers, *illustré*.
88. Costantin. Les végétaux et les milieux cosmiques (adaptation, évolution), *illustré*.
89. Le Dantec. L'Evolution individuelle et l'hérédité.
90. E. Guignet et E. Garnier. La Céramique ancienne et moderne, *illustré*.
91. E. Gellé. L'audition et ses organes, *illustré*.
92. Stan. Meunier. La Géologie expérimentale, *ill.*
93. Costantin. La Nature tropicale, *illustré*.
94. Grosse. Les débuts de l'art. *illustré*.
95. Grasset. Les maladies de l'orientation et de l'équilibre. *illustré*.
96. Demeny. Les bases scientifiques de l'éducation physique. *illustré*. 2e éd.
97. Malmejac. L'eau dans l'alimentation.
98. Stanislas Meunier. La géologie générale, *ill.*

Prix de chaque volume, cartonné à l'anglaise . . . . **6 fr.**

ENVOI FRANCO CONTRE MANDAT-POSTE OU VALEUR SUR PARIS

1229-02. — Coulommiers. Imp. Paul BRODARD. — 1-03.

www.ingramcontent.com/pod-product-compliance
Lightning Source LLC
Chambersburg PA
CBHW060420200326
41518CB00009B/1431